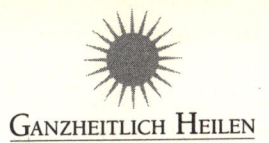

GANZHEITLICH HEILEN

Buch

Nahezu eine Million Kinder in Deutschland, davon achtzig Prozent Jungen, leidet unter Hyperaktivität. Sie sind insbesondere im Schulunterricht zappelig, unkonzentriert und unaufmerksam. Viele von ihnen bekommen Ritalin, ein Psychopharmakon, das wegen seines Suchtpotenzials unter das Betäubungsmittelgesetz fällt und in Drogenkreisen als Speed gehandelt wird. Die Nebenwirkungen, die es bei Kindern auslöst, sind fatal. Sie reichen von Schlafstörungen über Appetitlosigkeit bis zu Depressionen und können sogar zu einer Behinderung des Körper- und Gehirnwachstums führen.

Barbara Simonsohn zeigt in ihrem Buch auf, was Eltern und Lehrer tun können, um den betroffenen Kindern zu helfen. Sie erläutert, wie durch eine Ernährungsumstellung die für die Hyperaktivität verantwortlichen Vitalstoffdefizite im Gehirn ausgeglichen werden können und wirbt für mehr »quality time« mit Kindern.

Autorin

Barbara Simonsohn, geboren 1954 in Hamburg, studierte Sozialwissenschaften und erwarb ein Diplom in Politologie. Sie gab Umweltkurse an der Hamburger Volkshochschule, lernte biologischen Land- und Gartenbau und beschäftigte sich intensiv mit dem Thema Ernährung. Zu ihren Veröffentlichungen gehören: »Papaya – heilen mit der Wunderfrucht«, »Gerstengras«, »Stevia« und »Die Heilkraft der Afa-Alge«.

Bei Goldmann ist von Barbara Simonsohn
bereits erschienen:

Die Heilkraft der Afa-Alge (14189)
Das authentische Reiki (14210)

BARBARA SIMONSOHN

Hyperaktivität

Warum Ritalin keine Lösung ist

Gesunde Strategien, die wirklich helfen

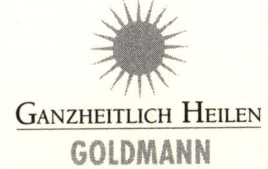

GANZHEITLICH HEILEN

GOLDMANN

Umwelthinweis:
Alle bedruckten Materialien dieses Taschenbuches
sind chlorfrei und umweltschonend.

Originalausgabe Mai 2001
© 2001 Wilhelm Goldmann Verlag, München
in der Verlagsgruppe Random House GmbH
Umschlaggestaltung: Design Team München
Umschlagfoto: IFA-Bilderteam/TT-tpl
Satz: Barbara Rabus, Sonthofen
Druck: Elsnerdruck, Berlin
Verlagsnummer: 14204
Redaktion: Ralf Lay
WL · Herstellung: WM
Made in Germany
ISBN 3-442-14204-0
www.goldmann-verlag.de

2. Auflage

Inhalt

Einführung

Von den Kindern

»Und eine Frau, die einen Säugling an der Brust
  hielt, sagte: Sprich uns von den Kindern.
Und er sagte:
Eure Kinder sind nicht eure Kinder.
Sie sind die Söhne und Töchter der Sehnsucht
  des Lebens nach sich selber.
Sie kommen durch euch, aber nicht von euch,
Und obwohl sie mit euch sind, gehören sie euch
  doch nicht.
Ihr dürft ihnen eure Liebe geben, aber nicht
  eure Gedanken,
Denn sie haben ihre eigenen Gedanken.
Ihr dürft ihren Körpern ein Haus geben, aber
  nicht ihren Seelen,
Denn ihre Seelen wohnen im Haus von morgen,
  das ihr nicht besuchen könnt, nicht einmal
  in euren Träumen.
Ihr dürft euch bemühen, wie sie zu sein,
  aber versucht nicht, sie euch ähnlich zu
  machen.
Denn das Leben läuft nicht rückwärts, noch
  verweilt es im Gestern.
Ihr seid die Bogen, von denen eure Kinder als
  lebende Pfeile ausgeschickt werden.

*Der Schütze sieht das Ziel auf dem Pfad der
    Unendlichkeit, und
Er spannt euch mit Seiner Macht, damit Seine
    Pfeile schnell und weit fliegen.
Lasst euren Bogen von der Hand des Schützen
    auf Freude gerichtet sein;
Denn so wie Er den Pfeil liebt, der fliegt, so
    liebt Er auch den Bogen, der fest ist.«*

Khalil Gibran, *Der Prophet*

Einleitung

Beethoven, Einstein, Churchill und Edison galten in ihrer Jugend als hoffnungslose Fälle und schwer von Begriff, und auch Mozart soll ein hyperaktives Kind mit labilem Gemüt und Neigung zu Wutanfällen gewesen sein. Vielleicht hätte sich ihr Genie nicht entfalten können, wenn sie, wie viele »schwierige« Kinder heute, mit Psychopharmaka wie Ritalin behandelt worden wären. Während man früher Kinder als böse, dumm, blöde oder faul titulierte, haben sich jetzt die Etiketten gewandelt, und man spricht von ADS (Aufmerksamkeits-Defizit-Syndrom), hyperkinetischem Syndrom, Aufmerksamkeitsstörungen, minimaler zerebraler Dysfunktion oder Lernstörungen. Während Eigenschaften wie Zappeligkeit, Unaufmerksamkeit, Tagträumereien oder Wutausbrüche früher zur Kindheit dazugehörten, fügt man heute betroffenen Kindern mit den oben genannten Bezeichnungen Wunden zu, deren Narben oft ein Leben lang bleiben.

Was wir als Lern- oder Verhaltensproblem ansehen, kann, von anderer Seite betrachtet, einen besonders kreativen Ausdruck von Intelligenz darstellen. Wir aber sehen Kinder durch die Brille »krank«, »defizitär« oder »gestört«. Wer sich an die eigene Kindheit und an besondere Situationen seines Lebens erinnert, wird feststellen, dass auch wir viele Talente nicht ausleben konnten, weil die häusliche oder schulische Umgebung kein geeignetes Klima dafür schuf, sondern Kinder einschüchterte, unterdrückte und damit blockierte. Heute sind zwar die Methoden subtiler geworden, aber nicht weniger effektiv. Jedes Kind möchte bedingungslos geliebt und anerkannt werden, auch oder gerade wenn es Verhaltensauffälligkeiten aufweist. Wenn wir es somatisieren und damit stigmatisieren, erreichen wir jedoch das Gegenteil dessen, was es braucht.

Allmählich spricht es sich herum, dass es viele verschiedene Formen von Intelligenz gibt. »Am seltensten ist vielleicht gerade die, um die sich unser Erziehungssystem vorrangig bemüht.«[1] Ein Kind muss schon ein sehr stabiles Selbstbewusstsein haben, um die ständigen Tests ohne Schaden und persönliche Verletzungen zu ertragen, denen es wegen einer so genannten Lern- oder Verhaltensstörung ausgesetzt sein wird. Wie demütigend müssen diese Untersuchungen für ein Kind sein mit dem Ziel, herauszufinden, was mit ihm nicht stimmt. In den USA bekommen bis zu 40 Prozent der Schüler in Klassen Ritalin, davon sind 80 Prozent Jungen. Haben wirklich alle diese Kinder Lernstörungen, sind sie gar »krank«, wie viele Ärzte besorgten Eltern weismachen wollen, und ist nicht vielmehr eine Gesellschaft »krank«, die mit Kindern, mit ihrer Zukunft, so umgeht?

Es ist nicht immer einfach, dem »Bösen« ins Auge zu blicken. Und doch muss das, was unseren Kindern heute vielfach angetan wird, erkannt und gestoppt werden. Wenn Ritalin, das Psychopharmakon, mit dem auch in Deutschland Tausende von Kindern behandelt werden, eine so beeinträchtigende Wirkung auf die geistige und körperliche Gesundheit unserer Kinder hat, wie ich in meinem Buch aufzeigen werde, hat dies auch eine negative Wirkung auf die Gesellschaft, in der Sie heute leben und auch morgen leben werden. Kinder sind unsere Zukunft, ob Sie nun selbst Kinder haben oder nicht.

Im Jahr 1999 wurden in der Bundesrepublik 31 Millionen Tabletten Ritalin abgesetzt, 1995 waren es noch 0,7 Millionen![2] Das ist eine Steigerung um mehr als das Vierzigfache innerhalb von fünf Jahren. Ein Großteil dieses suchterzeugenden, die Psyche und den Körper negativ beeinflussenden und hirnschädigenden Medikaments wird Kindern unter elf Jahren verabreicht.[3]

Wie ist es um eine Gesellschaft bestellt, die die sensiblen Gehirne von Kindern in Chemie badet, sich aber keine Gedanken darüber zu machen scheint, was die wirklichen Ursachen der dramatischen Zunahme von Verhaltens- und Aufmerksamkeitsstörungen bei Kindern sind? Kann es sein, dass die Hektik, der steigende Leistungsdruck, die Zeitnot und der Stress in Familie, Kindergarten und Schule auf die Kinder abfärben und nur die empfindlichsten von ihnen durch ihr Verhalten zeigen wollen: »Stopp, das ist nicht gesund!«? Hinzu kommen immer gravierendere Vitalstoffdefizite in unserer Nahrung und eine weiter steigende Umweltbelastung – beides »Gift« für das optimale Funktionieren des Gehirns nicht nur von Kindern.

Zunächst geht es in diesem Buch um das Thema ADS mit und ohne Hyperaktivität und die zunehmende Verschreibungspraxis von Ritalin auch in Deutschland und ihre Problematik. Wenn Sie erwägen, Ihrem Kind Ritalin zu geben, und dieses Buch gelesen haben, werden Sie die Entscheidung sicher gründlich überdenken. Falls Ihr Kind bereits Ritalin nimmt, setzen

Sie das Medikament keineswegs plötzlich ab. Suchen Sie sich einen erfahrenen und ritalinkritisch eingestellten Arzt, der Ihnen hilft, das Mittel langsam auszuschleichen, und der die teilweise gravierenden Entzugserscheinungen auffangen kann.

Anschließend beschreibe ich den Einfluss der Ernährung auf die ADS-Symptomatik. Dieser Aspekt wird von den meisten Ärzten vernachlässigt oder ganz übersehen. Zur Ernährung gehört auch das Thema »Allergien« und »Trinkwasser«.

Die einzigartige Hilfe, welche die wild wachsende Afa-Alge aus Oregon für ADS-Kinder sein kann, habe ich in meinem Buch *Die Heilkraft der Afa-Alge* anhand von amerikanischen, kanadischen und österreichischen Studien belegt. Um eigene authentische Erfahrungen zu sammeln, führte ich selbst eine kleine Afa-Algen-Studie durch. Es gab nicht eine beteiligte Familie, die mit der Afa-Alge keine Verbesserungen im Verhalten und in den schulischen Leistungen wahrnahm. Dies ist für mich ein Zeichen dafür, wie vitalstoffarm die übliche Ernährung geworden ist und dass sie nicht mehr die optimale körperliche Entwicklung und Gehirnfunktion von Heranwachsenden gewährleistet. Und es beweist für mich auch, dass die Afa-Alge diesen Mangel optimal auszugleichen in der Lage ist. Ich bedanke mich an dieser Stelle bei den Firmen, die kostenlos im Verkaufswert von vielen tausend Mark Afa-Algen zur Verfügung gestellt haben: »Sanacell« in Berlin, »Algavital« in Österreich und »Bluegreen Algenprodukte« in Hamburg.

Danach zeige ich weitere erfolgreiche Strategien auf, Kindern mit ADHD (Attention Deficit Hyperactivity Disorder/ Aufmerksamkeitsdefizite und Hyperaktivität) wirksam zu helfen. Die erprobten Vorschläge sind bunt wie der Regenbogen. Sie können irgendwo beginnen und werden Verbesserungen erleben. Zum Beispiel mit Vollspektrumleuchten: Bei allen hyperaktiven Kindern wurde eine Beruhigung erzielt, bei

75 Prozent der Versuchsgruppen wurde eine Verbesserung der schulischen Leistung beobachtet, und die Teilnehmer, die Medikamente nahmen, brauchten kein Ritalin mehr zur Fokussierung. Und dies ist nur *eine* der zahlreichen Erfolg versprechenden Strategien, die ich Ihnen vorschlage.

Ich danke allen, die mir beim Zustandekommen dieses Buches geholfen haben. Wenn Sie diese Zeilen lesen, wissen Sie, dass Sie gemeint sind. Beim Recherchieren und Schreiben des Manuskripts wurde mir deutlich, dass es viele Menschen mit dem unterschiedlichsten Hintergrund gibt, die sich bemühen, Kindern, Menschen und Tieren auf eine nebenwirkungsfreie, respektvolle, ganzheitliche und gesunde Art und Weise zu helfen. Dies sind Menschen, die sich durch eine tiefe Liebe zu allen Kreaturen auszeichnen. Diese Liebe scheint ihnen die Kraft und den Mut zu geben, sich in einer Welt zu behaupten, die dem Materiellen hörig zu sein scheint und in der »gutes Funktionieren« ein Wert an sich ist, auch bei Kindern. Mit diesen Menschen, so unterschiedlich sie auch sind, fühle ich mich geistig verbunden wie mit Brüdern und Schwestern.

Manchmal hat mich das Lesen und das Schreiben über die negativen Wirkungen von Psychopharmaka und Ritalin auf Körper, Seele und Geist belastet; ich konnte dann nicht mehr weiterlesen und musste mich zwischendurch mit etwas Positivem beschäftigen. Zuweilen ist mir beim Lesen sogar körperlich übel geworden, und ein Gefühl des Grauens beschlich mich, begleitet von dem Gedanken »Das kann doch nicht wahr sein!«. Ich liebe Kinder; ich habe selbst zwei, von denen eins vermutlich Ritalin nehmen würde, wenn ich nicht besser über dieses Thema aufgeklärt wäre als die meisten Eltern. Es geht mir nahe, zu lesen, welche Persönlichkeitsveränderungen in Kindern durch Psychopharmaka wie Ritalin auftreten können, von Apathie, Depressionen bis zu Mordgelüsten. Ich habe in meinem engsten Verwandtenkreis zusehen müssen, wie sehr sich liebe Angehörige unter dem jahrelangen Einfluss von Psychopharmaka gefühlsmäßig veränderten.

Aber grundsätzlich spürte ich beim Schreiben dieses Buches viel Kraft, Energie und Unterstützung, als ob ich »Werkzeug oder Mittel zum Zweck« sei. Auch dieser göttlichen Kraft, der Kraft der Liebe und des Lebens, der Mutter Natur und des Schöpferischen, möchte ich zutiefst danken.

Ihnen, lieber Leser, wünsche ich viele Erkenntnisse und Gedankenanstöße sowie Anregungen, die sich im Alltag Ihrer Familie, Ihres Kindergartens oder Ihrer Schule umsetzen lassen.

Jedes Kind ist einzigartig, daher lade ich Sie ein, auf eine spannende und lohnende Entdeckungsreise zu gehen. Das Ergebnis wird Gesundheit, mehr Lebensfreude und mehr Erfolg für alle Beteiligten sein.

Unsere Kinder sind das Kostbarste, was wir haben. Fangen wir an, sie auch so zu sehen und in diesem Sinne zu behandeln.

Persönliche Erfahrungen

Mein Sohn Michael, jetzt zwölf, brachte es in der Grundschule fertig, ohne Schultasche zum Unterricht zu erscheinen. Beim Aufräumen seines Zimmers half ihm seine dreijährige Schwester, die ihr Zimmer locker in fünfzehn Minuten aufgeräumt hatte. Michael war dazu nicht in der Lage, weil er sich immer wieder »verspielte«. Irgendein Spielzeug reichte, um ihn vergessen zu lassen, dass er eigentlich dabei war, sein Zimmer aufzuräumen.

Michael ist nicht dumm, sondern mit einem Intelligenzquotienten von 122 sogar überdurchschnittlich intelligent. Scherzhaft nannten wir ihn »zerstreuter Professor«, und manchmal sagte ich im Spaß zu ihm: »Vergiss nur nicht mal dich selbst!« Wenn er Schularbeiten machte, dauerten sie oft Stunden, und er war ständig dabei, auf seinem Stuhl zu kippen oder Radiergummis in der Hand zu zerbröseln.

Von seinen Lehrern wurde Michael als »Tagträumer« und »Klassenclown« erlebt. Er bereicherte den Unterricht zwar oft durch witzige Ideen und phantasievolle Beiträge, folgte ihm aber häufig auch nicht, meistens aus Langeweile. Vielfach hieß es in seinem Zeugnis: »Michael könnte wesentlich mehr leisten, wenn er sich besser konzentrierte und kontinuierlicher mitarbeitete.« Vielleicht kommt Ihnen dieser Satz bekannt vor, wenn Sie selbst ein hyperaktives oder ein Kind mit Aufmerksamkeitsstörungen haben.

Auf dem Gymnasium hatte Michael Probleme mit einem Lehrer sowie mit dem Lerntempo, in dem der Unterricht ablief, und er versuchte, als Klassenclown die Aufmerksamkeit zu erregen, die andere Kinder aufgrund guter schulischer Leistungen bekamen. Wenn es eine Rauferei gab oder irgendein Schuldiger für eine Missetat gesucht wurde, verdächtigte man erst einmal Michael. Mein Sohn hatte dann irgendwann nicht mehr die Kraft, sich gegen oft ungerechte Vorwürfe zu wehren, sondern versuchte, die negativen Erwartungen zu erfüllen, die man in ihn setzte. Er war das »schwarze Schaf« der Klasse.

Michaels Schulleistungen und Verhalten verbesserten sich dramatisch innerhalb von etwa zehn Tagen, als er anfing, täglich 2 Gramm Afa-Algen zu nehmen. Es gibt jetzt ganze Tage, an denen er sich nicht mehr mit seiner kleinen Schwester streitet. Früher waren »Kabbeleien«, etwa auf längeren Autofahrten, an der Tagesordnung. Nach einem Wechsel auf eine Privatschule hat er endlich Lehrer, die willens sind, ihn zu motivieren, und er zählt jetzt auf dem Gymnasium zu den besten Schülern. Noch immer ist Michael ein manchmal frecher Junge und nicht gerade »pflegeleicht«, aber wer problemlose Kinder will, sollte sich lieber Puppen anschaffen. Gerade heute musste er zum Beispiel nachsitzen, weil er gestern mit Papierkügelchen im Unterricht geworfen hatte.

Michaels Energie und Kreativität sind jetzt meistens in konstruktiven Bahnen kanalisiert. Er verwendet viel Zeit für das Zeichnen origineller Bilder und sein Training in verschiedenen Sportarten. Er ist stolz darauf, sich mit einem Bettler angefreundet zu haben, und schmust und spielt hingebungsvoll mit seinem kleinen Kater.

Wenn es nach einem bekannten Hamburger Kinderneurologen gegangen wäre, würde Michael jetzt schon ein Jahr lang Ritalin nehmen. Seit über einem Jahr bekommen wir alle zwei Monate ein neues Rezept, und nicht einmal wollte der Arzt mich sprechen oder meinen Sohn sehen, um zu beurteilen, wie Ritalin bei ihm wirkt oder ob er es überhaupt noch braucht. Von einer weiteren Maßnahme war sowieso nie die Rede, weil alle anderen Therapien, einschließlich Ernährung, angeblich nichts brächten. Ritalin sei »harmlos wie Aspirin«.

Es macht mich sprachlos, dass Kinder dieses Medikament von einigen Ärzten so leichtfertig verschrieben bekommen und dass so lange ständig Rezepte nachgeliefert werden, obwohl in Psychiatrie-Lehrbüchern ausdrücklich vor einer Dauerbehandlung und einer Suchtgefahr gewarnt wird.[4]

Ich bin dankbar dafür, dass ich dieses Buch schreiben und dabei so viel lernen durfte, was jetzt auch meinen Kindern zugute kommt. Statt blind den »Halbgöttern in Weiß« zu vertrauen, haben wir viele von meinen mir dargebrachten Vorschlägen in unseren Alltag integriert, wie die Afa-Alge, »Daily Bio-Basics« von LifePlus, mehr sportliche Betätigung, Familienkonferenzen, Bachblüten, ein Trinkwasser-Reinigungs- und -Energetisierungsgerät sowie Vollspektrum- und Salzkristalllampen. Einige der bewährten Strategien wie das authentische Reiki, Meditation und »Die Fünf ›Tibeter‹« haben wir schon vorher praktiziert. Ich bin dankbar, weil ich mich ohne dieses Buchprojekt wohl nicht so gründlich informiert und nicht so viele gute Ideen in die Tat umgesetzt hätte, wovon wir alle profitieren, nicht nur Michael. Unser Familienleben und unsere Atmosphäre zu Hause sind dadurch wesentlich schöner und harmonischer geworden. Das Gleiche wünsche ich Ihnen und Ihren Kindern.

Hyperaktivität und Aufmerksamkeitsstörungen – die Fakten

Das ADS-Syndrom: Situation und Ursachen

Wer den *Struwwelpeter* liest, muss beim »Zappelphilipp« schmunzeln. Das Lachen vergeht allerdings den betroffenen Eltern: Etwa eine halbe bis eine Million Kinder in Deutschland, davon zirka 80 bis 90 Prozent Jungen, sind vom ADS-Syndrom betroffen – Aufmerksamkeitsstörungen mit und ohne Hyperaktivität.

Allein im Jahr 1999 erschienen hierzulande neunzehn Bücher zum Thema ADS. Schätzungen gehen davon aus, dass zwischen 12 und 20 Prozent aller Schulkinder betroffen sind. Das Leben dieser Kinder und ihrer Familien ist hart. Der Schulerfolg bleibt aus, die Kinder werden kaum zu Geburtstagen eingeladen und haben so gut wie keine Spielgefährten. Ihr Selbstbewusstsein ist folglich nur schwach ausgeprägt, und die Eltern machen sich oft Vorwürfe und fühlen sich als Versager.

Symptome sind unter anderem kurze Aufmerksamkeitsspanne, Konzentrationsprobleme, Zerstreutheit, Vergesslichkeit, Nervosität, Impulsivität, manchmal Neigung zu Aggressivität und Gewalt gegen Sachen und Personen. »Überaktivität und Aufmerksamkeitsstörungen scheinen zu einer Zeitkrankheit geworden zu sein«, so der Psychologe Peter Schlottke.[5] Keine psychische Auffälligkeit ist bei Kindern und Jugendlichen häufiger als ADS. Auch Erwachsene sind betroffen. Oft erleben Erwachsene mit ADS Probleme in Partnerschaft und Ehe und auch in Beruf und Ausbildung.

Schon Vorschulkinder leiden heutzutage unter Leistungsdruck. In der Schule wird der Stress noch größer. Etwa die Hälfte der Eltern möchte, dass ihr Kind das Abitur macht. Schon Neunjährige entwickeln morgens Spannungskopfschmerzen aus Angst, den schulischen Leistungen nicht gerecht werden zu können. Viele Kinder reagieren mit Verhaltens- und Lernstörungen. Das Gehirn wird ständig gefordert, ohne dass ihm dazu immer die notwendigen Nährstoffe zur Verfügung stehen. Bei Energiemangel reagiert das Gehirn sofort, weil es das Organ mit dem größten Energiebedarf ist. Fehlen die notwendigen Nährstoffe, laufen einige der Hirnfunktionen verlangsamt oder nicht mehr ausreichend ab. Hochwertige Nährstoffe wie Spurenelemente, Omega-3- und -6-Fettsäuren und hochwertige Proteine werden für die Bildung von Botenstoffen im Gehirn, den Neurotransmittern, benötigt.

Durch den zunehmenden Stress werden mehr Vitalstoffe verbraucht und benötigt. In unseren heutigen Lebensmitteln sind leider nicht mehr alle Stoffe in dem Umfang vorhanden, den Körper und Gehirn brauchen. Besonders betroffen sind Kinder und Jugendliche, deren Körper und Gehirn im Wachstum begriffen sind. Oft stammt die Nahrung auch in Schul-Cafeterias und Mensen von überdüngten, übersäuerten und ausgelaugten Böden. Colagetränke, Weißmehlprodukte und Zucker entmineralisieren den Körper. Schwermetalle wie Aluminium, Cadmium und Blei im Trinkwasser, in der Atemluft und in Lebensmitteln wirken sich zusätzlich negativ auf Gehirnfunktionen aus und können zu Konzentrations- und Lernschwächen sowie zu Verhaltensstörungen wie Stimmungsschwankungen, Aggressionen, Antriebsschwäche bzw. Lethargie führen. Bei vielen Kindern mit ADS wurde eine Schwermetallbelastung nachgewiesen.

Das »hyperkinetische Syndrom«, früher »minimale zerebrale Dysfunktion« genannt, wird zunehmend als Folge eines Energiemangels im Gehirn diskutiert und mit einem Mangel an Neurotransmittern wie Dopamin und Serotonin in Zusammenhang gebracht.[6] Allerdings wird nur selten die »Frage nach den Ursachen der Ursachen« gestellt. Wie kommt es, dass ein Syndrom, das früher selten war, heute so verbreitet ist, dass Kinder mit ADS in jeder Kindergartengruppe und Schulklasse zu finden sind? Als Ursache der Störung gilt ein neurobiologisches Defizit im Gehirnstoffwechsel. Durch einen Mangel an Neurotransmittern werden Informationsverarbeitung, Weiterleitung von Nervenimpulsen und die damit zusammenhängende Fähigkeit zur Aufmerksamkeit geschwächt. Die Frustrationstoleranz ist niedriger als normal und die Gewaltbereitschaft höher. Doch was sind die wirklichen Ursachen?

Die Ursachen des hyperkinetischen Syndroms oder von ADS sind vermutlich vielfältig. Offenbar wird ADS durch zu viel Fernsehen, zu viele Computerspiele und eine Laissez-faire-Erziehung verstärkt, darüber hinaus auch durch bestimmte Zusatzstoffe in Lebensmitteln, durch Weißmehlprodukte und Süßigkeiten. Mehr als 6000 wissenschaftliche Publikationen sind bisher zu diesem Thema erschienen, die Seiten im Internet würden mehrere große Aktenordner füllen.

Untersuchungen an betroffenen Kindern und Erwachsenen zeigen, dass der Zuckerstoffwechsel verlangsamt ist und Teile des Gehirns, die für Aufmerksamkeit zuständig sind, mit zu wenig Glukose versorgt werden. Einige Forscher machen dafür Schwermetalle wie Blei und PCBs verantwortlich, andere Hypoglykämie durch den Verzehr von Zucker und anderen einfachen Kohlenhydraten. Etwa drei von vier Kindern, die unter dem hyperkinetischen Syndrom leiden, sind gegen Pollen, Hausstaub und Allergene in Nahrungsmitteln allergisch, was auf ein geschwächtes Immunsystem hinweist. Allergien, Schwermetalle und Antibiotika werden mit dem Syndrom in Zusammenhang gebracht.

Mehrere Studien haben gezeigt, dass eine konsequente Ernährungsumstellung auf »Vollwert«- und »Bio«-Nahrungsmittel oft den entscheidenden Durchbruch bringt. Hans Krautstein schreibt: »Hierzu gehört nicht nur das vorübergehende Meiden der ermittelten Allergene, sondern auch eine vitalstoffreiche, vollwertige Kost.«[7] Klaus Dietrich Runow, ärztlicher Leiter des Instituts für Umweltkrankheiten in Bad Emstal, fordert: »Die Lebensmittel sollten möglichst naturbelassen sein und aus ökologischem Anbau stammen.«[8] Es geht nicht nur darum, bestimmte Substanzen zu meiden, sondern um das Zufügen von Stoffen, ohne die das Gehirn nicht optimal arbeiten kann! Angesichts der Vitalstoffarmut unserer Lebensmittel selbst aus biologischem Land- und Gartenbau – wenn auch nicht so gravierend wie aus der industrialisierten Landwirtschaft – ergibt sich die Notwendigkeit der Ergänzung unserer Nahrung mit *natürlichen,* konzentrierten Lebensmitteln wie der besonders vitalstoffreichen Afa-Alge. Die sehr positiven Erfahrungen mit natürlichen, hochwertigen Nahrungsergänzungen wie der Afa-Alge vom Klamath-See zeigen, dass eine ausreichende Vitalstoffversorgung von Kindern viel wichtiger bei der ursächlichen Behandlung von ADS ist, als bisher angenommen wurde.

Ritalin und andere Medikamente

»Eine aggressiv werbende Pharmaindustrie, eine große Gruppe bedenkenlos verschreibender Ärzte, eine steigende Zahl von Eltern und Lehrern, die mit Medikamenten Leistung und/oder Anpassung ihrer Kinder sichern wollen, und ein mehr und mehr schwindendes Gesundheitswissen in unserer Bevölkerung fördern den Arzneimittelge- und -missbrauch der Kinder im Schulalter.«

Professor Dr. R. Voß,
Universität Koblenz-Landau

Im Jahr 1998 nahmen in den USA mehr als vier Millionen Kinder regelmäßig Ritalin, im Jahr 2000 hat sich die Zahl verdoppelt.[9] Es handelt sich um ein Psychostimulans, das über eine Stimulierung der Adrenalindrüsen das Adrenalin- und Serotoninniveau im Körper hebt. In Deutschland fällt Ritalin unter das Betäubungsmittelgesetz und wird in Drogenkreisen als Aufputschmittel »Speed«, »Rita« oder »Vitamin R« gehandelt. Nebenwirkungen sind unter anderem erhöhter Blutdruck, Salzansammlungen im Körper, Appetitmangel, Wachstumsstörungen, Übelkeit, Schlafstörungen und Depressionen. Dr. Peter R. Breggin[10] hat Studien angeführt, wonach die Hälfte der Erwachsenen, die als Kinder Ritalin bekamen, im Mittel ein um 4 Prozent geringeres Gehirngewicht haben als der Durchschnitt der Bevölkerung. Offenbar wird nicht nur das Körper-, sondern auch das Gehirnwachstum reduziert – durch eine verminderte Ausschüttung von Wachstumshormonen wie Prolaktin.

Ratgeber-Bücher für Eltern und Lehrer mit hyperaktiven Kindern betonen in der Regel, dass Ritalin nur in schweren Fällen – bei aggressivem und gewalttätigem Verhalten – und nur in Zusammenhang mit einer Psychotherapie eingesetzt werden darf. Die Wirklichkeit sieht wie gesagt anders aus. Die medikamentöse Behandlung, meist mit Ritalin, ist für viele Ärzte das Mittel der Wahl und wird oft viel zu leichtfertig praktiziert. Dr. Klaus-Dietrich Runow[11] und andere verantwortungsvolle Ärzte warnen vor dieser Entwicklung und empfehlen Ritalin in nur wirklich extremen Fällen nach gründlicher Anamnese. »Sonst bewerte ich die Verschreibung von Ritalin als ärztlichen Kunstfehler.« Der Nutzen von Ritalin? »Nur die Umgebung hat etwas davon, doch das Kind ist dann ein Zombie, nicht mehr es selbst.« Studien über Langzeitfolgen gibt es kaum, und seit einigen Jahren formieren sich in den USA, neuerdings auch hier, Initiativen von ritalinkritischen Eltern und Ärzten wie »Parents against Ritalin« in Oklahoma. Es ist wohl nur eine Frage der Zeit, dass wie in den USA auch hier Eltern den Hersteller wegen Nebenwirkungen wie Tics – die zum Teil irreversibel sind – oder Hirnblutungen verklagen.

Immer mehr Lehrer, Schulpsychologen und Kindergärtnerinnen üben Druck auf Eltern aus, nach dem Motto: »Wenn Ihr Kind kein Ritalin bekommt, fliegt es aus der Schule/Gruppe.« Mir sind selbst einige solcher Fälle bekannt. Um sich die aufwendige Überwachung der Einnahme von Ritalin sparen zu können, entwickelt der Hersteller Ritalin-Pflaster, die auf der Haut angebracht werden und somit permanent wirken.

Obwohl Ritalin erst ab dem sechsten Lebensjahr verschrieben werden darf, bekommen schon Zwei- und Dreijährige, in den USA sogar Einjährige, das Stimulans. Welche Denkweise steht dahinter, Kinder mit Psychopharmaka ruhig zu stellen? Warum denkt man nicht darüber nach, was Kindern, die solche Probleme haben, fehlt? Außer vitalstoffreichen und giftfreien Lebensmitteln vielleicht ein spannenderer Unterricht, kleinere Klassen, mehr Bewegung und eine liebevollere Atmosphäre in Kindergarten, Schule und natürlich auch im Elternhaus? Die erste Schule für ADS-Kinder in Deutschland – von Hans Biegert in Bonn – mit nur zwölf bzw. dreizehn Kindern pro Klasse ist jedenfalls ein voller Erfolg. Genauso viele Kinder wie im Durchschnitt der Bevölkerung schaffen dort das Abitur.

Medikamente erhöhen den Bedarf an Vitalstoffen. Wenn Aufmerksamkeitsstörungen und Hyperaktivität mit einem Vitalstoffmangel in Verbindung stehen, ist dies fatal. Zumal Ritalin den Appetit dämpft und Kinder unter Ritalin weniger essen und damit noch weniger Nährstoffe aufnehmen. Besteht hierin der Grund, dass sie Untersuchungen zufolge nach dem Absetzen von Ritalin noch reizbarer sind und noch mehr unter Hyperaktivität leiden? Hinzu kommen Depressionen und bei einigen die Neigung, Selbstmord zu verüben.[12]

ADS/ADHD: ein Mythos?

Peter Schrag und Diane Divoky deckten einen in meinen Augen ungeheuren Skandal auf.[13] Weil man in den vierziger Jahren bei einigen Kindern, welche eine Hirnhautentzündung und damit zusammenhängend Hirnschäden davongetragen hatten, Unruhe und impulsives Verhalten beobachtete, schloss man daraus, dass alle Kinder, die ein solches Verhalten an den Tag legten, einen Gehirnschaden haben müssten, egal, ob sie eine Gehirnhautentzündung gehabt hatten oder nicht. »Hyperkinetisches Syndrom« wurde zum »minimalen Hirnschaden« oder »Minimal Brain Damage« (MBD), und als man trotz intensiver Bemühungen einen solchen »Schaden« physiologisch nicht nachweisen konnte, wurde daraus eine »minimale zerebrale Dysfunktion«, wobei man der unbewiesenen Vorstellung eines »Defektes« treu blieb. Mit dieser »Diagnose« wuchs der

Einflussbereich der Psychiatrie um eine neue Dimension und erstreckte sich jetzt nicht mehr nur auf sozial benachteiligte, sondern auch auf »Mittelschicht-Kinder«, die einfach nicht die Schulleistungen brachten, die ihre Lehrer oder Eltern von ihnen erwarteten.

Das »Statistische Nachschlagewerk der Geistesstörungen« (DSM = Diagnostic Statistical Manual for Mental Disorders) legt den Kanon der angeblichen Geistesstörungen fest und fasst darunter neben anderem »Stottern, Rechtschreibstörung, Störung des schriftlichen Ausdrucks, mathematische Störung, Koffeinberauschung und -entzug, Geschwisterstreit-Störung« und »Lebensphasen-Krankheit«. Bis 1973 war »Homosexualität« unter »Geistesstörungen« im DSM-III aufgeführt! Die Ausgabe der DSM-III von 1980 fügte dem Abschnitt über »frühe Kindheit, Kindesalter und Jugend« 32 »geistige Störungen« hinzu, und 1987 wurde das Handbuch erneut revidiert und um weitere 27 Störungen ergänzt einschließlich einer Erweiterung des Abschnittes über »Störungen, die üblicherweise in der frühen oder späteren Kindheit und Jugend erstmalig offenbar werden«. Ein Bestand von verhaltensgestörten Kindern war so geschaffen, und zurzeit werden allein in den USA weit mehr als 300 000 Jugendliche und Kinder in die Psychiatrie gebracht. Von 1980 bis 1987 stieg die Zahl der Kinder zwischen zehn und neunzehn Jahren, die in psychiatrische Anstalten eingeliefert wurden, um 43 Prozent. Im Jahr 1987 schloss die amerikanische psychiatrische Vereinigung APS das »Aufmerksamkeitsdefizit-Hyperaktivitäts-Syndrom« (ADHD) in das DSM-III-R mit ein. Innerhalb eines Jahres wurde in den Vereinigten Staaten bei einer halben Million Kindern dieses Scheinleiden diagnostiziert.

In vielen deutschsprachigen Büchern über hyperaktive Kinder findet sich die Hypothese von ADS als einer Krankheit oder körperlichen Störung. So heißt es im Buch *Wenn ich doch aufmerksam sein könnte!* von Felix Dietz[14]: »ADS hat auch eine körperliche Ursache, nämlich eine angeborene Stoffwechselstörung, die sich bei Reizüberflutung auswirkt. Sie wird durch Ritalin ausgeglichen. Genauso wenig, wie eine Brille jemandem das Lesen beibringt, kann man durch das Medikament besser rechnen. Aber wenn ich etwas lernen will, dann hilft bei Weitsichtigkeit eine Brille und bei ADS das Medikament.« Für Eltern und Lehrer stellt diese Ansicht natürlich ein ungeheure Entlastung dar: Nicht sie seien (mit)verantwortlich für die Probleme von Kindern, sondern die Kinder seien einfach von Geburt an »krank« und müssten daher mit dem »Medikament« Ritalin behandelt werden. Welcher Erwachsene würde bei Diabetes Kindern Insulin und bei einer Sehschwäche Kindern eine Brille vorenthalten?[15]

Susan Aldridge hingegen schreibt in ihrem Buch *Zaubermoleküle – Wie Medikamente, Heilkräuter, Drogen und Alltagsdrogen wirken*[16], dass »sowohl die Existenz von ADHD als Krankheit wie auch der Einsatz von Ritalin höchst umstritten sind«. Kritiker sehen als Ursache für Lernschwierigkeiten von Kindern schlechten Unterricht, Erziehungsdefizite im Elternhaus und andere Umweltbedingungen. »Allein die Vorstellung, Kinder massenhaft und womöglich über Jahre hinweg mit Medikamenten zu behandeln, die in den Gehirnstoffwechsel eingreifen, hinterlässt bei vielen ein ungutes Gefühl.« Immerhin sind nach Aldridge Tests angekündigt, mit deren Hilfe Ärzte durch Messungen der Hirnströme in einem Elektroenzephalogramm (EEG) ADHD diagnostizieren können sollen. »Sollte sich herausstellen, dass keine organische Ursache wie eine Hirnschädigung feststellbar ist, könnten die Experten sich daranmachen, die wahren Ursachen für die Lernschwierigkeiten herauszufinden.«

Professor Dr. G. E. Trott, einer der vehementesten Ritalin-Befürworter in Deutschland, schreibt in seiner Broschüre *Informationen für Eltern: Die medikamentöse Behandlung des Aufmerksamkeitsdefizit-Syndrom (ADS)*[17], dass es sich bei ADS »um eine Erkrankung mit biologischen Ursachen handelt, die durch Störungen im Bereich der chemischen Überträgerstoffe des Gehirns verursacht wird«. Auch behauptet Professor Trott, »Stimulanzien können die hyperkinetischen Kinder nicht süchtig machen«, es sei »noch kein einziger Fall einer Abhängigkeit aufgetreten«. Trott geht sogar so weit, zu behaupten, dass »unbehandelte hyperkinetische Kinder ein sehr viel höheres Risiko als gesunde Kinder haben, später einmal krankheitsbedingt alkohol- oder drogenabhängig zu werden«. Genau das Gegenteil wurde in wissenschaftlichen Studien belegt, wie ich im Kapitel über Ritalin darlege.

Die lebendigsten Kinder werden als Kranke behandelt, und Auffälligkeiten werden weggedoktert, aus Angst, Kinder könnten in der Erfolgsgesellschaft der USA versagen und vielleicht in der Sonderschule landen. Nicht nur amerikanische Eltern haben oft keine Zeit oder Lust, sich intensiv um ihre Kinder zu kümmern. Wenn Ärzte Eltern sagen, ihr Kind müsse sich mehr draußen austoben, werden sie oft gefragt: »Ja, haben Sie dafür nicht auch eine Pille?«[18]

Dr. Fred Baughman[19] schreibt: »Unsere ›Diagnose‹ bezüglich ADHD ist nicht ›übertrieben‹ oder ›falsch‹ – ADHD ist ein totaler, 100-prozentiger Schwindel. Die Millionen von Schulkindern in der ganzen Welt, denen man Drogen gibt, haben keine Krankheit.« Da er keinerlei Abnormität – überhaupt kein Zeichen von Krankheit – bei Kindern fand, die angeblich ADS/ADHD und »Lernstörungen« hatten, bezeichnet er diese als »Phantasieprodukte, Erfindungen und Betrug«: »Es war mir nicht möglich, irgendwelche Abnormitäten zu finden.«

Gerald Coles[20] schreibt: »Aufmerksamkeitsdefizit wurde die ›offizielle‹ medizinische Kategorie, um Lerndefizite zu diagnostizieren.« Obwohl die Verschreiber von Drogen für Kinder in seinen Augen nur ärmliche und vage Definitionen zur Verfügung haben und ihr Klassifizierungssystem auf wackeligen Füßen steht – wenn die Diagnose beliebig ist, wird das Verschreiben von Medikamenten fragwürdig –, hat das ihrer Verschreibungswut bisher keinerlei Abbruch getan.

Mein Sohn wurde als »hyperaktiv« diagnostiziert. Drei Tage später machte sich ein anderer Arzt über diese Diagnose lustig: »Wenn Ihr Kind hyperaktiv sein soll, sind alle Kinder hyperaktiv!« Er empfand sein Verhalten als völlig normal, wobei er mich beglückwünschte, dass ich angefangen hatte, seine Konzentrationsschwierigkeiten mit vitalstoffreichen Algen zu bessern.

In den USA wurden im Jahr 1996 fünfzehn Millionen Dollar ausgegeben für die Diagnose, Behandlung und Erforschung dieser so genannten »Krankheit« bei Schülern. Dr. Baughman: »Die Häufigkeit der in Schulen diagnostizierten ›Lernstörungen‹ und ›ADHD‹ ist der Anwesenheit und dem Einfluss von Verstand/Gehirn-Verhaltens-Diagnostikern, Testern und Therapeuten in den Schulen direkt proportional.« Seit 1991 bekommen amerikanische Schulen einen jährlichen Zuschuss von 400 Dollar für jedes Kind, bei dem ADHD diagnostiziert wurde. ADHD wurde im selben Jahr offiziell als »Behinderung« anerkannt und die Schulen angewiesen, Verfahren zum Sichten und Identifizieren von »ADHD«-Kindern einzuführen und ihnen besondere Behandlungen und Förderunterricht anzubieten. Sozial schwache Familien bekamen ab 1990 für jedes »ADHD«-Kind monatlich mehr als 450 Dollar. Die Zahl der Kinder mit dieser »Behinderung« stieg daraufhin von 5 Prozent im Jahr 1989 auf 25 Prozent im Jahr 1995. Viele

Kinder wurden von ihren Eltern angehalten, sich in der Schule auffällig zu benehmen und schlechte Leistungen zu bringen, um an diesem Bargeld-Wohlfahrtsprogramm des Staates partizipieren zu können.

Louise Armstrong[21] kritisiert, dass sich um die wirklichen Ursachen von »Lernstörungen« oder »Aufmerksamkeitsstörungen« nicht gekümmert wird. Die Wurzel dieser »Störungen« wird in einem genetischen biologischen bzw. neurologischen Defekt gesehen, ohne dass ein solcher bisher jemals nachgewiesen werden konnte. Damit war das Thema »Armut« als eine Ursache ausgeschieden, ebenfalls soziale Ungerechtigkeiten, das Verhalten der Eltern, »lausige Schulen und dysfunktionale Lehrer«. Schon 1971 hatte William M. Cruikshank von der Universität von Michigan, eine bekannte Autorität als Sonderschulpädagoge, »sich beschwert, dass das LD-Etikett (Learning Deficit = Lernstörungen) auf Kinder angewandt wurde, die stotterten, die Familienkatze quälten, Albträume hatten, nicht schwimmen konnten, masturbierten, nicht mit Mädchen spielen wollten, Fingernägel kauten, schlechte Esser waren, ihr Zimmer nicht aufgeräumt hielten, sich weigerten, ein Bad zu nehmen oder ihre Zähne zu putzen«.[22]

Einer der frühesten und vehementesten Gegner einer Somatisierung und medikamentösen Behandlung von Kindern wegen Aufmerksamkeitsstörungen mit und ohne Hyperaktivität ist Dr. Peter Breggin. Er schreibt in seinem Aufsehen erregenden Buch *Talking Back to Ritalin:* »ADHD scheint im Auge des Betrachters zu liegen. Es wurde nie nachgewiesen, dass es sich bei ADHD um eine Krankheit im Gehirn handelt.«[23] Er greift die typische Haltung vieler Eltern an, die keine andere Hilfe für ihre Kinder suchen, weil sie erwarten, dass die medikamentöse Behandlung alle Probleme lösen werde.

Durch Placebos würden bei 40 bis 70 Prozent der Kinder Verhaltensverbesserungen erzielt, und bei Ritalin liegt die Erfolgsquote mit 70 Prozent ähnlich hoch. »Es gibt keinen Test auf der körperlichen Ebene, um ADHD nachzuweisen.« Es gibt nach Breggin »wenig Objektives an den Diagnosekriterien«, und ADHD stellt keine offizielle Diagnose dar, sondern öffnet Willkür Tür und Tor. »ADHD hat keine neurologische Ursache, Ritalin ist nicht ›sicher‹, und Stimulanzien helfen Kindern nicht, besser zu lernen.«

Indigo-Kinder: Die Kinder von morgen sind unter uns!

Haben Sie schon einmal von den so genannten Indigo-Kindern gehört? Wahrscheinlich nicht. Bei uns gibt es erst ein Buch zu diesem Thema, während sich in den USA bereits zahlreiche Elterngruppen mit solchen Kindern gebildet haben, es Workshops für Eltern mit Indigo-Kindern gibt und sich Psychologen auf diese »Boten einer Welt von morgen« spezialisiert haben.

Dass wir nicht so weitermachen können wie bisher, ist vielen klar. Die Folgen des »unbegrenzten Wachstums« und die Konsequenzen der weltweiten kriegerischen Auseinandersetzungen sind hinlänglich bekannt. Wenn wir unsere Zielrichtung nicht grundlegend ändern, steuern wir in die Katastrophe. Es ist »fünf vor zwölf«, wenn nicht noch später.

Eine neue, bessere Welt braucht neue Menschen. Vor diesem Hintergrund wird verständlich, warum sich jetzt ganz besondere Kinder inkarnieren. Nancy Ann Tappe, die »Entdeckerin« der Indigo-Kinder, brachte ihre Erkenntnisse über diese neue Art von Kindern in dem Buch *Understanding your Life through Color* zu Papier. Sie sagt: »Diese Kinder sind furchtlos, weil sie wissen, wer sie sind. Sie glauben fest an sich.«[24] Indigo-Kinder leben im Hier und Jetzt, sind voller Mitgefühl und Liebe, sie haben weise und ausdrucksstarke Augen, sind sehr lebhaft und haben eigene Pläne. Sie lassen sich nicht herumkommandieren und wollen von Erwachsenen als gleichwertige Menschen, nicht als Kinder behandelt werden, mit Respekt und Liebe.

Die Aufgabe der Indigo-Kinder soll es sein, die Menschheit auf eine neue Zeit des Friedens und der Liebe vorzubereiten. »Im Geist und Herzen der Kinder sind ihre Phantasien und Visionen zum Planeten Erde.« Sie werden auch »Kinder des Lichts« oder »Millenniumkinder« genannt. Diese Kinder sind medial veranlagt, haben eine hochentwickelte Wahrnehmung und tolerieren Unehrlichkeit und Unechtheit überhaupt nicht. Sie inkarnieren sich in dieser Zeit, um eine neue Gesellschaft zu prägen, die auf Ehrlichkeit, Zusammenarbeit und Liebe basiert und die keine Gewalt und kein Konkurrenzdenken mehr kennt. Indigo-Kinder wissen meist, warum sie hier sind. Nancy Tappe hat vier Typen von Indigo-Kindern identifiziert, die »Humanisten«, meist hyperaktiv, die »Ideenorientierten«, meist impulsiv, sportlich und computerbegeistert, die »Künstler«, kreativ und sensibel, und die »Interdimensionalen«, groß, unabhängig und die geborenen Weltverbesserer.[25]

Haben Sie vielleicht auch eines dieser »Powerkids« zu Hause? Oder in der Schule – oder auch im Kindergarten? Indigo-Kinder sind nicht gerade selten. Nancy Ann Tappe schätzt, dass 90 Prozent (!) der Kinder unter elf Indigos sind. Ist das der Grund, warum ADS als »Epidemie« betrachtet wird und es immer mehr »schwierige« Kinder gibt? Wie können Sie beurteilen, ob es sich um ein »Indigo-Kind« handelt? »Ein Indigo-Kind ist ein Kind, das psychologische Merkmale an den Tag legt, die neu und ungewöhnlich sind, und das Verhaltensmuster aufweist, die im Allgemeinen nicht von früheren Zeitpunkten belegt sind ... Diese Muster zu ignorieren, bedeutet möglicherweise, dass im Geist dieses kostbaren neuen Lebens Ungleichgewicht und Frustration entstehen.«[26]

Indigo-Kinder haben meist das Gefühl, königliche Hoheiten zu sein, und sie verhalten sich oft dementsprechend. Sie strotzen vor Selbstwertgefühl. Sie haben oft Probleme mit Autoritäten, die ihnen keine Wahlmöglichkeit zubilligen oder keine Erklärungen machen. Sie sind alles andere als schüchtern und setzen sich für ihre Interessen ein. Wenn sie ihre Kreativität nicht ausleben können, sind sie frustriert.

Indigo-Kinder verblüffen uns schon im zarten Kleinkindalter durch die Weisheit ihrer Aussagen. Meine Tochter Freya, jetzt fünf Jahre alt, ist ein solches Kind, ich würde sie dem interdimensionalen Typ zuordnen. Gott sei Dank weiß ich durch meine spirituelle Arbeit und meine Tätigkeit als Lehrerin des authentischen Reiki, dass unsere Kinder alte Seelen in kleinen Körpern sind, und habe sie und ihren jetzt zwölfjährigen Bruder immer als Persönlichkeiten behandelt, die Erwachsenen gleichwertig sind, auch schon als Baby. Bereits im Alter von zwei Jahren wollte Freya alles allein machen: »Das weiß ich doch. Lass mich, ich kann das allein!« Sie hat sich mit vier Jahren Schwimmen und das Springen vom Ein-Meter-Brett beigebracht und mit fünf Jahren das Alphabet und Zahlen. Ihr Selbstbewusstsein ist atemberaubend. Kürzlich sagte sie mit einem strahlenden Lächeln zu mir: »Ich bin deine Tochter, deshalb musst du machen, was ich will. Ich bin die Bestimmerin.«

Freya ist mit ihren fünf Jahren sehr sportlich, sie fährt Ski und Rollerblades, hat demnächst ihre erste Ballettvorführung, reitet und springt hingebungsvoll auf unserem großen Gartentrampolin. Sie kann schon das kleine Einmaleins und viele Worte schreiben. Seit kurzem geht sie zum Flötenunterricht. Auf die Frage, was ihr die Lehrer in der Schule noch beibringen sollen, kam die prompte Antwort: »Dann komm ich eben schon in die zweite Klasse.« Ihr Lieblingsspiel auf Autofahrten ist es, sich Rätsel auszudenken, die ich lösen muss. Beispiel: »Was hat eine Krone, ist aber kein König?« – »Ein Baum.«

Freya reagiert wie die allermeisten Indigo-Kinder sehr sensibel auf Ungerechtigkeiten, ist sehr hilfsbereit, mütterlich und tierlieb. Hingebungsvoll betreut sie unsere Katzen und ihr eigenes Gemüsebeet. Anweisungen ohne Begründung akzeptiert sie nicht, ist aber bei Erklärungen sehr kooperativ. Auf Inkonsequenz reagiert sie allergisch und konfrontiert ihre Eltern damit: »Du hast doch gesagt, dass . . .« Ein Ausspruch ihrer 78-jährigen Großmutter, »Kinder mit Willen kriegen was auf die Brillen«, amüsiert sie. Freyas Vorbild ist Pippi Langstrumpf, deren Filme sie hingebungsvoll anschaut und die ihr nie langweilig werden.

Selbstverständlich kommuniziert Freya mit ihren Engeln und betrachtet sich als Kind Gottes. Wenn ich ihr sage, wie wundervoll sie ist, sagt Freya oft: »Mama, das weiß ich doch.« Wenn ich traurig war, hat sie mich schon als Kleinkind getröstet. Freya ist ein unabhängiges und selbstbewusstes Kind voller Urvertrauen. Ein Beispiel: Als ich sie im Alter von vier Jahren einmal im Kaufhaus verloren hatte, blieb sie völlig gelassen und sprach eine Verkäuferin an, sie solle mir Bescheid sagen. Als ich sie im Verwaltungsbüro in die Arme schloss, spielte sie hingebungsvoll mit Büroklammern. Wenn ich für einige Tage wegfahren muss, um Seminare zu geben, und mir der Abschied von ihr schwer fällt, beruhigt sie mich: »Ist doch nicht schlimm, Mama, du kommst doch wieder!«

Ich schätze, dass mein Sohn Michael, jetzt zwölf, ein Indigo-

Kind vom Typ »ideenorientiert« ist. Wenn ich ihm sage, er solle sein Zimmer aufräumen, wird er durch alles Mögliche abgelenkt. Er ist sehr gesellig und unterhält sich freundlich mit jedem. Er reagiert auf jede noch so kleine Ungerechtigkeit. Michael ist ein Computerfreak, bastelt stundenlang an komplizierten Modellflugzeugen, früher mit Lego, und ist sehr sportlich. Er hat Probleme mit der Kontrolle seines Verhaltens und ist oft impulsiv. Ideenorientierte Indigos können gut manipulieren, und Jungen versuchen am meisten, ihre Mutter zu beeinflussen – und das bin ich. Mädchen versuchen, ihre Väter zu manipulieren. Wer das durchgehen lässt, hat ein großes Problem. In der Schule spielte er früher den Klassenclown, und auf dem Gymnasium malte er die Schulmauer mit Haarlack an oder zündete einen Feuerwerkskörper neben der Turnhalle, um (negative) Aufmerksamkeit zu gewinnen. Seitdem er auf eine Privatschule geht mit nur knapp zwanzig Kindern in der Klasse, eine Lehrerin hat, die ihn mag und wertschätzt, und er die Afa-Alge nimmt, spielt er diese Rolle wie gesagt kaum noch, sondern fühlt sich seit einem knappen Jahr wie andere Kinder durch seine Leistungen bestätigt, nicht durch Herumkaspern oder Stören im Unterricht.

Vielfach haben Indigo-Kinder trotz überdurchschnittlicher Intelligenz Probleme in der Schule, eine kurze Aufmerksamkeitsspanne, oder sie sind hyperaktiv. Ihre Umwelt – Familie, Kindergarten, Schule – ist nicht auf diesen neuen Typ Kind vorbereitet. Sie werden häufig mit Ritalin oder anderen Stimulanzien behandelt, oft ohne Erfolg. Häufig landen sie auf Sonderschulen, obwohl sie meist überdurchschnittlich intelligent sind. Sie sind »weise, alte Seelen«, was aber oft von ihrer Umgebung nicht erkannt wird, nur von ihnen selbst. »Indigo-Kindern wird das Etikett ›hyperaktiver Störenfried‹, der ›nicht hören‹ will, angeheftet, da der althergebrachte Umgang mit Kindern, wie etwa direkte Aufforderungen, bei ihnen nicht funktioniert.«[27]

Ärzte und Psychiater beziehen die spirituelle Dimension nicht mit ein, wenn sie Kinder mit ADS diagnostizieren, und auch viele Eltern und Lehrer missverstehen sie und werden ihnen dadurch nicht gerecht. Im Waldorf-Kindergarten weiß man offenbar zwar auch nichts von Indigo-Kindern, aber man behandelt Kinder dort mit Liebe und Respekt, und meine Tochter lernt Lieder, in denen es um ihre unsterbliche Seele geht. Indigo-Kinder haben oft keine dauerhafte Verbindung zu linearem Denken und linearen Zielen. Robert Gerard bezeichnet dies aber nicht als Defizit, sondern als »wertvolles Charakteristikum« von Indigo-Kindern, und er nennt sie »Sendboten des Vater-Mutter-Schöpfers«.[28]

Nicht alle Indigo-Kinder haben Aufmerksamkeitsstörungen mit und ohne Hyperaktivität, und nicht alle ADS-Kinder sind Indigos. Viele ganzheitlich arbeitende Psychologen und Psychiater in den USA, die sich der Unterstützung von Indigo-Kindern verschrieben haben, betrachten es als Verbrechen oder als »große karmische Schuld«, wenn wir diese Kinder mit fragwürdigen Medikamenten ruhig stellen, ihre Kreativität beschneiden und »uns in die göttliche Mission der Kinder einmischen«.[29] Sie plädieren dafür, diese Kinder so aufzuziehen, dass sie ihre Mission erfüllen können und ihr spirituelles Streben von Erfolg gekrönt sein wird. Dazu gehört, sie gleichwertig und vertrauensvoll zu betrachten, und nicht zu versuchen, diese hochgradig intuitiv veranlagten Kinder durch Machtkämpfe oder durch Medikamente willfährig zu machen und zu kontrollieren. Wenn man Indigo-Kindern Druck macht, werden sie unsicher und ängstlich. Wichtig ist, Prioritäten zu setzen; denn im Rückblick wird es für Eltern keine Rolle spielen, ob die Küche oder das Wohnzimmer immer tipptopp aufgeräumt waren oder das Kind gute Noten hatte, sondern allein die Liebe, die wir unseren Kindern entgegengebracht haben.

Wichtig ist, dass wir sie in keiner Weise als »kaputt« oder »krank« oder »fehlerhaft« betrachten und abstempeln, was natürlich bei der Diagnose »Aufmerksamkeitsstörungen mit und ohne Hyperaktivität« nahe liegt. Wichtig ist, die Kraft der Visualisierung zu nutzen, die im Positiven wie im Negativen wirkt. Das Bild, das wir von unseren Kindern haben, hat die Tendenz, sich zu verwirklichen. Wir erleben das, was wir denken, als wahr. Wenn wir auf unserer Wahrheit bestehen, werden wir genau dies erleben. Falls wir uns darüber beklagen, wie »schlecht« sich unsere Kinder benehmen, sollten wir es einmal mit dem Kontrastprogramm versuchen, indem wir sie uns als gesunde, strahlende, schöne und vollkommene Kinder Gottes betrachten. Dann ist es nur natürlich, dass sie diese Qualitäten ausstrahlen. Wohin wir unsere Aufmerksamkeit lenken, das wird verstärkt.

Wir sollten Kinder von unserer höchsten Warte aus betrachten, als göttliche Wesen wie wir selbst und andere Menschen auch! Nicht umsonst habe ich das berühmte Gedicht von Khalil Gibran, »Von den Kindern«, diesem Buch vorangestellt. Lesen Sie es am besten immer wieder, um es im Bewusstsein zu verankern. Hilfreich zum Verständnis unserer Kinder als spirituelle Wesen und eine ihnen angemessene Erziehung sind auch die Bücher *Gespräche mit Gott*[30] von Neale Donald Walsch, die vielen Indigo-Kindern und ihren Eltern eine große Unterstützung und gute Orientierung waren. Einen Extrakt der Botschaft dieser Bücher gibt es auch als Kinderbuch.

Jungen – warum sie besonders betroffen sind

Schätzungen gehen davon aus, dass viermal so viel Jungen wie Mädchen von Aufmerksamkeitsstörungen mit und ohne Hyperaktivität betroffen sind, andere Schätzungen sprechen sogar davon, dass Jungen 90 Prozent der ADS-Kinder ausmachen.

Bei den im Folgenden genannten Unterschieden im Verhalten handelt es sich natürlich um Verallgemeinerungen – jeder Mensch ist einzigartig –, dennoch beschreiben sie wichtige Merkmale, die eher Jungen zu Eigen sind und Mädchen eben nicht.

Verhaltensunterschiede zwischen Mädchen und Jungen sind nicht nur erziehungsbedingt. Jungen haben mehr rote Blutkörperchen und einen höheren Bedarf an ungesättigten Fettsäuren als Mädchen. Vielleicht ist Letzteres der Grund, warum eine Therapie mit der Afa-Alge und Omega-3-Fettsäuren so erfolgreich bei Jungen mit ADS ist. Jungen sind in der Regel kräftiger als Mädchen und körperlich aktiver. Daher sollte ihnen zu Hause und in der Schule reichlich Gelegenheit gegeben werden, sich auszutoben. Die Gehirnentwicklung ist bei Jungen und Mädchen anders. Dadurch werden auch Denk- und Verhaltensmuster beeinflusst.

Das männliche Gehirn ist nicht so gut geeignet, sich sprachlich auszudrücken, wie das weibliche. Rechte Gehirnhälfte (der Sitz von Intuition, Kreativität und ganzheitlichem Denken) und linke Gehirnhälfte (der Sitz von analytischem, rationalem und intellektuellem Denken) sind nicht so gut verknüpft wie bei Mädchen. Daher fällt es Jungen im Allgemeinen schwerer, über Gefühle zu sprechen und Probleme durch ruhige Betrachtung zu lösen, weil hierfür beide Gehirnhälften benötigt werden. Es ist deshalb zum Beispiel wichtig, ihre Sprachkompetenz durch ausführliche Erklärungen und vollständige Sätze sowie durch den Umgang mit älteren Kindern bewusst zu fördern.

Jungen benötigen besonders in den ersten Lebensjahren sehr viel Zuwendung und Zärtlichkeit, um später liebevoll und zärtlich sein zu können. Sie brauchen viel Lob! Viele Eltern denken, dass ihre Kinder schon wissen, dass sie sie lieben, und kritisieren sie fast ständig. Jungen leiden mehr als Mädchen unter Trennungsangst. Wenn zwischen dem 16. und 24. Monat im Leben eines Jungen eine längere Trennung von der Mutter erfolgte, kann dies zu einer sozial gestörten Persönlichkeit führen.[31]

Während die Mutter in der ersten Lebensphase sehr wichtig für die seelische Entwicklung von Jungen ist, spielt auch der Vater von Anfang an eine große Rolle. Zahlreiche engagierte Ärzte sind der Ansicht, dass Vaterlosigkeit erheblich zu den Problemen beiträgt, die das ADS-Syndrom begünstigen. Der Vater meines Sohnes spielt leider in der Erziehung von Michael keine Rolle. Er lebt mit Frau und Kind in Süddeutschland. Da ich wusste, dass er sich um seinen Sprössling nicht kümmern würde, habe ich mich rechtzeitig nach »Ersatzvätern«, männlichen Mentoren, umgesehen und sie auch gefunden, damit Michael nicht nur von Frauen erzogen wird.

Jungen sind durch ihre Testosteronschübe manchmal gereizt und impulsiv. Mit fünfzehn Jahren erreicht der Testosteronspiegel das Niveau eines erwachsenen Mannes. Jungen dürfen niemals physischer Gewalt ausgesetzt werden, man darf auch nicht damit drohen. Schläge und Einschüchterungsversuche ermutigen Jungen lediglich, sich gegenüber Dritten gemein und brutal zu verhalten. Ironische Bemerkungen sollten tabu sein. Durch Ihr eigenes gutes Beispiel zeigen Sie dem Jungen, dass andere weder geschlagen noch verletzt oder gedemütigt werden dürfen. Argumentieren Sie stattdessen mit ihnen, und zeigen Sie ihnen, wie sie ihre Bedürfnisse verbal ausdrücken können. Meiden Sie Schulen, an denen Gewalt an der Tagesordnung ist.[32] Nur so haben wir eine Chance, Jungen zu mutigen und entschlossenen, aber auch einfühlsamen und mitfühlenden Menschen zu erziehen.

Schon mit vier Jahren sorgt Testosteron für das Verhalten eines »typischen Jungen«. Jungen brauchen unsere volle Unterstützung, um ihre manchmal überschäumenden Energien positiv einzusetzen. Das Testosteron ist die Ursache ihrer Lebendigkeit und Lebenskraft, die wir anerkennen und fördern und in die richtigen Bahnen lenken sollten.

Der australische Familientherapeut und Psychologe Steve Biddulph schreibt in seinem lesenswerten Ratgeber *Jungen! Wie sie glücklich heranwachsen*: »Nach meiner persönlichen Einschätzung brauchen diese Jungen und ihre Eltern unbedingt unser aller Hilfe – doch erfüllen Psychopharmaka diesen Zweck nur äußerst unzureichend.«[33]

Welche gesunden Alternativen gibt es? Biddulph empfiehlt, den betreffenden Jungen Entspannungs- und Konzentrationstechniken beizubringen (siehe auch das Kapitel »Meditation, authentisches Reiki …« in diesem Buch). Eltern sollten sich darüber hinaus nicht schämen, den fachkundigen Rat von Psychologen, Kinderärzten, Lehrern oder Kinesiologen einzuholen, um Strategien zu lernen, wie man seinem Kind helfen kann, sich besser zu entspannen und sich besser zu konzentrieren. Manchmal praktizieren Lehrer und Kindergärtnerinnen solche Übungen bereits mit den Kindern, wie Meditation, »Die Fünf ›Tibeter‹«, Phantasiereisen und Konzentrationsübungen.

Biddulph wehrt sich gegen den Vorwurf, hyperaktive Kinder

seien gewalttätig. »Sie sind lediglich ablenkbar und sehr sprunghaft in ihrem Verhalten.« Dies hat auch die Befragung der Familien ergeben, die an meiner Afa-Algen-Studie für dieses Buch beteiligt waren. Kindliche Gewaltbereitschaft hat ihren Ursprung nach den Erfahrungen von Biddulph und anderen Psychologen vielmehr in den häuslichen Verhältnissen der Familie, in der das Kind lebt. Einige Ärzte und viele Autoren propagieren die Verabreichung von Ritalin nur in solchen Fällen, wo Kinder massiv Gewalt gegen Sachen, sich selbst oder andere ausüben. Aber auch hierbei handelt es sich um eine fragwürdige »Zudeckmethode«, keine ganzheitliche Ursachentherapie. Kurzfristig verabreichte Medikamente können höchstens als Möglichkeit toleriert werden, dem Kind und den Eltern die Zeit zu geben, ihre Ernährung umzustellen und neue, hilfreiche Verhaltensweisen zu lernen und so aus dem Teufelskreis von Überforderung und Enttäuschung herauszukommen.

Oft haben die Eltern zu wenig Zeit für ihre Kinder, und besonders trifft dies für die Väter zu. Ich kenne mehrere Familien, in denen die Söhne ihren Vater die ganze Woche lang nicht sehen, weil er regelmäßig spätabends aus dem Büro kommt, und auch am Wochenende ist der Vater höchstens einen Tag zu Hause, weil er als Selbständiger entweder samstags oder sonntags arbeiten muss. In den Ferien – ich war mit der betreffenden Familie zwei Wochen verreist – ist der Vater so erschöpft und auf Weiterbildung fixiert, dass er den größten Teil des Tages damit verbringt, im Liegestuhl die Zeitschriften *Wirtschaftswoche* oder *Capital* zu lesen. Seine Söhne machten in der Zeit den hoteleigenen Fahrstuhl kaputt. Man könnte fast sagen, dass *dieser Vater,* wie viele andere auch, Anzeichen von *Hyperaktivität* zeigt: Er war dauernd unterwegs und hatte kaum Zeit für sein Familienleben.

Ein Vater mit einem Sohn, Peter, der unter ADS litt und deswegen Ritalin bekam, änderte sein Verhalten, als ihm bewusst wurde, dass seine mangelnde väterliche Zuwendung zum Problem seines Sohnes beigetragen hatte. Vorher hatte er Erziehung als Frauensache betrachtet. Er nahm jetzt seinen Sohn in der Freizeit und am Wochenende mit zu seinen Freunden und auf seine ausgedehnten Motorradfahrten, und auch manchmal in der Woche, wenn er als Taxifahrer unterwegs war. Schon nach einigen Wochen wirkte Peter entspannter, ruhiger und aufmerksamer und konnte sich wesentlich besser konzentrieren. Ritalin konnte abgesetzt werden. Der Vater erlebt jetzt, wie viel Spaß es macht, mit seinem Jungen zusammen zu sein. Viele, natürlich längst nicht alle Fälle von ADS bei Jungen sind tatsächlich auf mangelnde väterliche Zuwendung zurückzuführen.

Biddulph sagt, dass Jungen in jedem Lebensalter väterliche Präsenz und Zuwendung benötigten und es gut wäre, wenn ab dem zwölften Lebensjahr sogar mehrere männliche Bezugspersonen, »Mentoren«, zur Verfügung stünden. Die Kleinfamilie gibt es noch nicht sehr lange, und sie erfüllt nur unzureichend die Bedürfnisse von Kindern und Heranwachsenden. In Großfamilien, wie sie bei uns noch vor wenigen Generationen üblich waren, existierten immer mehrere Bezugspersonen. Frauen können Männer in der Erziehung von Jungen nicht ersetzen, ebensowenig gelingt dies umgekehrt. Vielmehr können sich beide nur gegenseitig ergänzen! Als jahrelang allein erziehende Mutter weiß ich, wie wichtig männliche Bezugspersonen gerade für Jungen zur Identitätsfindung sind.

Umweltgifte und Verhaltensauffälligkeiten

» Wenn wir die Umwelt weiter verschmutzen, werden wir immer mehr und jüngere Kranke haben. Ich denke, wir sind dabei, eine Generation von Menschen zu erschaffen, die sich nicht wohl fühlen, sich nicht richtig verhalten und die nicht so lernen können, wie es ihren Fähigkeiten entspricht. «

Prof. Dr. Doris Rapp

Bereits vor über dreißig Jahren wiesen klinische Ökologen auf den Zusammenhang zwischen Umweltfaktoren wie Lebensmitteln, Farb- und Zusatzstoffen und kindlichem Verhalten hin.[34] Dr. Rapp teilte schon 1984 ihre Besorgnis über den Zusammenhang zwischen Hyperaktivität und Umweltbelastung Professor Runow mit: »Im Laufe der Jahre sind extrem viele Kinder falsch behandelt worden, möglicherweise in psychiatrischer Behandlung, möglicherweise für den Rest ihres Lebens stigmatisiert, möglicherweise ohne angemessene Berufsausbildung. Besonders katastrophal ist der Umstand, dass hyperaktive Kinder überaus intelligent sind und auf keinen Fall in die Sonderschule gehören, was momentan leider noch der übliche Weg ist.«[35]

Umwelteinflüsse wie Luftverschmutzung und Belastung der Nahrungsmittel mit Pestiziden geraten immer mehr in Verdacht, am Entstehen des hyperkinetischen Syndroms beteiligt zu sein. Kinder atmen, essen und bewegen sich dreimal so viel wie Erwachsene. Kleinkinder haben keine Blut-Hirn-Schranke; das heißt, Umweltgifte gehen direkt ins Gehirn und wirken neurotoxisch. Die Hautoberfläche von Kindern ist, bezogen auf das Körpergewicht, 2,7-mal größer als beim Erwachsenen, und damit ist die Schadstoffaufnahme entsprechend höher. Pestizide sind hormonähnlich wirkende Substanzen, die sich in

Luft, Wasser, Nahrung und im Körper des Menschen anreichern und zu gravierenden Entwicklungsstörungen bei Kindern wie Einschränkungen der Lernfähigkeit, Ausdauer und Geschicklichkeit führen können.[36]

»Neurotoxine« sind Gifte, die auf das Gehirn einwirken und Gehirnfunktionen beeinflussen. Früher hat man für psychologische Probleme von Kindern häufig allein unfähige Eltern oder Traumen in der frühen Kindheit verantwortlich gemacht. Heute gerät die wachsende Belastung mit Umweltgiften in den Mittelpunkt, wenn Entwicklungs- und Verhaltensstörungen von Kindern untersucht werden. Ab den fünfziger Jahren entdeckten Toxikologen, dass Gifte nicht nur Nieren, Leber und Herz schädigen, sondern auch in das fein abgestimmte Verhalten von Mensch und Tier eingreifen können. Man stellte fest, dass Chemikalien oft schon in Dosen die Gehirnfunktion beeinträchtigen können, die man bisher als harmlos angesehen hatte. Kliniker fanden heraus, dass einige Neurotoxine eindeutig Auswirkungen auf die Intelligenz, auf die sprachlichen Fähigkeiten und die Aufmerksamkeit haben oder sich im emotionalen oder sozialen Verhalten bemerkbar machen.[37]

Neurotoxine sind zum Beispiel Blei, Quecksilber, Kadmium, Zinn, Mangan und Aluminium, Alkohol, Benzin und seine Derivate sowie verschiedene Lösemittel und Pestizide. Man hat festgestellt, dass Giftstoffe Psychosen oder Demenz verursachen können und auch Depressionen, Wut und Angstzustände. Neurotoxine beeinträchtigen das Urteilsvermögen und können zu überschießenden Reaktionen oder zu einer fehlenden Entschlussfähigkeit führen. Die häufigsten Probleme, die Kinder aufgrund von Neurotoxinen haben können, sind mangelnde Intelligenzentwicklung, Konzentrationsstörungen und Hyperaktivität. »Zahlreiche Untersuchungen legen den Schluss nahe, dass Neurotoxine eine Rolle in der Steuerung von Aufmerksamkeit und Verhalten spielen.«[38] So zeigte eine Studie, dass hyperaktive Kinder mehr Blei als andere ausschieden, wenn man ihnen ein Mittel gab, das die Bleiausscheidung fördert. Bei einer Untersuchung des Bleigehaltes von Zähnen fand man in einer amerikanischen Studie heraus, dass Kinder mit höherem Bleigehalt in den Zähnen erregbarer und weniger aufmerksam waren als andere Kinder.

Seit mehr als 2000 Jahren ist bekannt, dass Blei das Gehirn schädigt, und seit mehr als hundert Jahren wird dieses Phänomen untersucht. Britische Forscher fanden heraus, dass Blei auf viele empfindliche Hirnbereiche wirkt, die das Verhalten steuern. Blei beeinflusst die Produktion von Botenstoffen, die Bildung der Myelinhülle um die Nerven und hemmt die Verzweigung der Dendriten. Viele Belastungen durch Blei treten bereits vor der Geburt auf, da Blei die Plazenta passieren kann. Quecksilber, Lösemittel, Alkohol, Kohlenmonoxid und auch noch andere Substanzen haben ähnliche Eigenschaften wie Blei. »Wir müssen herausfinden, in welchem Umfang sich Hyperaktivität und Konzentrationsstörungen auf hirnwirksame Gifte zurückführen lassen, um dann Vorsorge treffen zu können.«[39]

Kinder, die bleibelastet sind, haben ein signifikant anderes Verhalten als nichtbelastete Kinder. Untersuchungen in den Vereinigten Staaten, Westeuropa und Skandinavien ergaben, dass bleibelastete Kinder mit einem Bleigehalt von mehr als 27 ppm in den Milchzähnen doppelt so häufig »leicht abzulenken« waren, doppelt so häufig »keine Ausdauer« hatten, mehr als doppelt so häufig »unselbständig«, doppelt so häufig »unorganisiert«, dreimal so häufig »hyperaktiv« waren, wesentlich häufiger »impulsives Verhalten« zeigten, doppelt so häufig »frustriert« waren, sich doppelt so häufig »verträumt« verhielten, öfter »einfachen Anweisungen nicht folgen« konnten, doppelt so häufig »längeren Sätzen nicht folgen« konnten und dreimal so häufig »insgesamt langsam« waren. In jeder Kategorie nimmt das Fehlverhalten mit steigender Bleikonzentration zu.[40]

Die Auswirkung der Bleibelastung auf den Intelligenzquotienten von Kindern ist signifikant. Sie haben öfter Probleme mit dem Lesen und fehlen im letzten Schuljahr häufiger. Mädchen, die in jungen Jahren große Mengen Blei aufnehmen, speichern es in den Knochen. Wenn sie schwanger werden, geben sie Blei aus den Knochen ab. Blei passiert die Plazenta und kann beim Ungeborenen zu einem Risiko für Fehlbildungen sowie Frühgeburten führen und die Entwicklung des Gehirns und der Intelligenz beeinträchtigen.

Bestimmte Tomatenmark- und Ölsardinenkonserven-Dosen können Blei an Nahrungsmittel abgeben. Kalziumpräparate aus gemahlenen Tierknochen können viel Blei enthalten. Keramikgeschirr aus südlichen Ländern kann mit einer bleihaltigen Glasur versehen sein. Einige Haarfärbemittel enthalten Blei, das auf die Kinder übertragen werden kann, wenn sie die Haare ihrer Eltern anfassen oder wenn sie selbst solche Haarfärbemittel verwenden.

Die Belastung von Kindern mit Blei und mit anderen Schadstoffen ist größer, wenn Kinder in der Nähe von verkehrsreichen Straßen wohnen oder auf Spielplätzen spielen, die näher als 100 Meter entfernt von Hauptverkehrsstraßen liegen.

Needleman und andere Wissenschaftler sind der Überzeugung, »dass die Bleivergiftung eine der bedeutendsten Erkrankungen im Kindesalter ist und eine Hauptursache für Verhaltensstörungen und Schulversagen darstellt«.[41] Hohe Bleidosen schädigen viele Organe, am schlimmsten ist aber eindeutig die Wirkung auf das kindliche Gehirn. Hirnschäden durch Bleivergiftung sind irreparabel.

Wie können Sie Ihr Kind vor Umweltgiften schützen?

Wenn es Ihnen und Ihren Kindern zu Hause schlechter geht als in den Ferien, sollten Sie sich folgende Fragen stellen: Mit welchem Material (künstliche Mineralfasern, Asbest, Formaldehyd?) ist Ihre Wohnung/Ihr Haus isoliert? Sind Ihre Teppichböden eventuell mit giftigen Klebern verklebt oder mit Pyrethroiden und anderen Giften behandelt? Ist in Ihrer Wohnung schon einmal ein Quecksilberthermometer zerbrochen? Haben Sie furnierte Möbel, und enthalten die Pressspanplatten Formaldehyd? Achten Sie beim Kauf von Möbeln, am besten aus Vollholz oder Bambus, auf das Umweltzeichen »Blauer Engel«! Wie sieht es mit Holzschutzmitteln (Lindan?) aus? Verwenden Sie stattdessen Bienenwachs und Leinöl!

Beim Blei- und Zinngießen zu Silvester werden erhebliche Bleimengen freigesetzt. Verwenden Sie stattdessen Gips oder verzichten Sie ganz darauf! Waschen Sie Obst und Gemüse aus dem Freiland sorgfältig und kaufen Sie am besten nur Lebensmittel aus Bio-Anbau, die es heute preiswert auch schon im Supermarkt gibt. Achten Sie darauf, dass Ihr Kind nur umweltverträgliche Farbstifte und Bastelmaterialien verwendet. Verzichten Sie auf Duftsteine für Toiletten, Raumsprays, Mottenschutzmittel und Möbelpolitur. Sind die Reinigungsmittel im Haushalt umweltverträglich, einschließlich Wasch- und Spülmittel? Wenn Sie Haustiere haben: Verzichten Sie auf Flohhalsbänder, die neurotoxische Substanzen enthalten können! Stattdessen können Sie den Schlafplatz Ihres Hundes oder Ihrer Katze mit Nussbaumblättern auslegen.

Raucht jemand in Ihrer Wohnung oder im Auto, wenn Kinder dabei sind? Eine rauchfreie Umgebung sorgt für gesündere und aufgewecktere Kinder. Passivrauchen ist für Kinder so gefährlich, dass man von »Körperverletzung« sprechen kann.

Verzichten Sie auf Insektenschutzmittel, die DEET enthalten, was zu Verhaltensänderungen und krankhaften Hirnveränderungen führen kann. Haben Sie im Schlafbereich elektrische Geräte wie Computer, Stereoanlagen usw.? Stecken Sie abends nicht benötigte Geräte aus und benutzen Sie einen Netzfreischalter. Verzichten Sie auf Mikrowellenherde und Handys. Befinden sich Sendemasten oder Hochspannungsleitungen in unmittelbarer Nähe? Sie können eine starke Quelle von Elektrosmog sein. Wohnen Sie an einer Hauptverkehrsstraße oder in der Nähe einer Autobahn, oder liegt ein Spielplatz, auf dem Ihr Kind häufig spielt, näher als 100 Meter an einer viel befahrenen Straße? Erkundigen Sie sich bei Stadt oder Gemeinde nach der Luftbelastung in Ihrem Wohngebiet und setzen Sie sich gegebenenfalls für Maßnahmen zur Luftreinhaltung ein.

Hat Ihr Kind Amalgamplomben im Mund? Lassen Sie die Zähne fachmännisch sanieren, wobei der Quecksilberstaub mit einem Spezialabsauger oder Kofferdam abgesaugt werden muss, und wechseln Sie eventuell den Zahnarzt (eine umfangreiche Ausleitung, wie sie von vielen Heilpraktikern durchgeführt wird, ist auch nötig). Durch sauren Speichel löst sich ständig Quecksilber aus Amalgamplomben, was gehirnschädigend sein kann. In Schweden und Österreich sind Amalgamfüllungen für Kinder und Erwachsene verboten. Enthält Ihr Mineralwasser Nitrat, radioaktives Radion aus Urangestein oder Kochsalz? Wenn ja, in welcher Menge? Der Bleigehalt sollte deklariert sein und den Wert von 0,01 Milligramm pro Liter nicht überschreiten.

Wechseln Sie die Marke, wenn Sie feststellen, dass sich darin gesundheitsgefährdende Stoffe in einer bedenklichen Konzentration befinden. Wie viel Nitrat, Blei oder Pestizide enthält Ihr Trinkwasser? Lassen Sie es analysieren und schaffen Sie sich ein Wasserreinigungs- und Energetisierungsgerät an.

Lassen Sie Ihr Blut und das Blut Ihrer Kinder einmal jährlich auf Bleibelastung hin untersuchen. Kinder nehmen fünfmal so viel Blei auf wie Erwachsene. Ein erhöhter Bleiwert bei Kindern liegt bei über 10 Mikrogramm/dl vor. Bei Verdacht auf Schwermetallbelastung wird geraten, eine fraktionierte Vollblut-/Serumanalyse zu machen, weil Blei, Quecksilber und Kadmium sich zum großen Teil an den Zellmembranen ablagern und daher im reinen Serum nur in geringer Konzentration zu finden sind. Haarmineralstoffanalysen sind wenig aussagekräftig, weil sich das Blei aus der Luft direkt im Haar einlagert und diese Analysen daher falsche Werte für die Körperbelastung liefern. Das Blei, das im Blut zu finden ist, zeigt nur die aktuelle Belastung an. Die Untersuchung eines ausgefallenen Milchzahnes zeigt, ob das Kind vielleicht schon vor der Geburt zu viel Blei aufgenommen hat, da sich ein hoher Prozentsatz des Bleis im Zahnbein einlagert.

Schon in der Schwangerschaft sollte sich die werdende Mutter auf Bleibelastung hin untersuchen lassen und dafür sorgen, dass genug Kalzium, Eisen, Zink, Kupfer und Selen aufgenommen wird, daneben auch die B-Vitamine und Vitamin C sowie hochwertige Proteine. Diese Vitalstoffe verringern die Aufnahme von Blei und anderen Schwermetallen und wirken ihrer Giftigkeit entgegen. Sie sind alle in ausgewogenem Verhältnis in der vitalstoffreichen, wild wachsenden Afa-Alge vorhanden, die außerdem noch den Vorteil besitzt, Umweltgifte zu chelatieren, zu binden, und über die Ausscheidungsorgane auszuscheiden. Sie sollte daher schon in der Schwangerschaft und Stillzeit, aber auch von gefährdeten Kindern täglich verzehrt werden.

Entgiftung von Schwermetallen

Zur Entgiftung von Quecksilber empfiehlt Johannes Holler in seinem Buch *Das neue Gehirn* schwefelhaltige Aminosäuren wie Methionin, Vitamin C und Selen; zur Therapie von Kadmiumbelastung Zink, Kalzium, Vitamin C und schwefelhaltige Aminosäuren; zur Ausleitung von Blei Kalzium, Vitamin C und schwefelhaltige Aminosäuren; zur Therapie bei Aluminiumbelastung Magnesium und Vitamin B$_6$; zur Therapie bei Nickelbelastung Vitamin C und schwefelhaltige Aminosäuren.[42] Alle diese Stoffe sind in der Afa-Alge vorhanden, und daher ist diese Alge in therapeutischen Dosen von bis zu 10 Gramm täglich das ideale Entgiftungsmittel für Schwermetalle und andere Umweltgifte.[43]

Trinkwasser und ADS-Syndrom

Wasser ist Leben

Der Mensch besteht zu etwa 75 Prozent aus Wasser, unser Gehirn und der Körper eines Säuglings sogar aus zirka 85 Prozent. Rund zwei Drittel der Erde sind mit Wasser bedeckt. Jeden Tag brauchen wir mindestens 2,5 Liter Trinkwasser zum Leben. Einen Teil davon nehmen wir mit der Nahrung auf. Aber wenigstens 1,5 Liter müssen wir täglich trinken. Daher sollte das Trinkwasser so klar und frisch wie Quellwasser sein und angenehm schmecken. Wasser ist kein fester Bestandteil unseres Organismus, sondern muss in relativ kurzen Zeitabständen ausgetauscht werden. »Vergiftetes« Wasser wird in Form von Urin und Schweiß ausgeschieden und durch unvergiftetes ersetzt. Innerhalb von etwa zwanzig Tagen findet im menschlichen Körper ein kompletter Austausch des Wassers statt.

Wasser ist offenbar mehr als H_2O, mehr als Materie. Dr. med. Ivan Engler, Leiter der Ärzteforschung in Salzburg, bezeichnet Wasser als »Informationsträger«, weil es ein Gedächtnis besitze. Nur deswegen sei das Leben auf der Erde überhaupt möglich. Wasser stellt nicht nur ein ausgezeichnetes Lösungsmittel dar, sondern leistet durch seine Fließeigenschaften auch hervorragende Dienste im Körper als Transportmedium für Nährstoffe und Entgiftung. Nur Wasser kann belastende Schlacken und Feststoffe aus unserem Körper lösen und abtransportieren, im Gegensatz zu Kaffee, Tees und Säften. Wasser kann nach Dr. Engler sowohl biologisch fördernde als auch biologisch schädigende Informationen enthalten und diese auf biologische Systeme übertragen.

In allen Kulturen und Religionen galt Wasser als heilig und Quell des Lebens. Große Ärzte des Altertums wie Paracelsus lobten das wertvolle Nass als Heilmittel. In unserer Zeit hat sich unter anderem der persische Arzt Faridun Batmanghelidj das Verdienst erworben, auf den Zusammenhang zwischen Austrocknung und Krankheiten fast jeder Art hinzuweisen. Er heilte in persischen Gefängnissen etwa 3000 Insassen mit der »Wassertherapie« – 2 bis 3 Liter Wasser täglich – von Beschwerden jeder Art. Batmanghelidj weist nach, dass die Schulleistungen von Kindern steigen, wenn sie mehr Wasser trinken.[44]

Kinder – und Erwachsene –, die viel trinken, verbessern ihre Konzentration und Aufmerksamkeit. Das Gehirn besteht wie gesagt zu 85 Prozent aus Wasser, und die Übertragung von Nervenimpulsen hängt von einer ausreichenden Flüssigkeitszufuhr ab. Es wird geschätzt, dass die Hälfte von Demenz-Erkrankungen bei alten Menschen auf Dehydrierung, Austrocknung, zurückzuführen ist. Sowohl bei Kindern als auch bei alten Menschen ist der Durstreflex nur schwach ausgeprägt.

Werden Kinder oder alte Menschen durstig, hat der Körper, und vor allem das Gehirn, schon viel zu wenig Flüssigkeit. Wenn der Urin eine dunkle Farbe – Gelb oder Orange – aufweist, ist der Körper bereits ebenfalls dehydriert. Der Urin sollte farblos bis hellgelb sein. Ein trockener Mund ist ein Warnsignal, auf das man nicht warten sollte.

Der Sportwissenschaftler Dr. Elmar Wienecke sagt dazu: »Lehrer können die Aufmerksamkeit ihrer Schüler deutlich erhöhen, wenn sie darauf achten, dass während des Unterrichts und längerer Klassenarbeiten genug getrunken wird.«[45] Stresshormonanalysen haben gezeigt, dass sich eine zu geringe Flüssigkeitszufuhr negativ auf die Konzentrationsfähigkeit auswirkt. Bei Stress – in der Schule oder zu Hause – trocknet der Körper noch schneller aus als sonst, der Wasserbedarf steigt.

Es wird empfohlen, dass Schulkinder und Erwachsene täglich 2,5 Liter Flüssigkeit zu sich nehmen, vorzugsweise Wasser oder Saftschorle mit hohem Wasseranteil. Milch ist kein Getränk, sondern ein flüssiges Nahrungsmittel mit hohem allergischem Potenzial.

Wasser ist durch kein Getränk zu ersetzen. Der Experte plädiert dafür, regelmäßig »über den Durst« zu trinken, »denn das Durstverlangen ist bei Frauen und Kindern zu schwach ausgeprägt«. Es nütze auch nichts, Versäumtes am Abend nachzuholen. Eine Überdosierung mit Wasser ist nicht möglich: Überschüssiges Wasser wird einfach als Urin ausgeschieden.

Mit dem Heilmittel Wasser und Lebensmittel Nummer eins gehen wir heute leider nicht mehr pfleglich um. Die rücksichtslose Vergeudung und Verschmutzung des Wassers hat bedrohliche Ausmaße angenommen. Vielleicht werden einmal Kriege um Wasser geführt werden. Die industrialisierte Landwirtschaft mit ihrer Verwendung von Nitratdüngern, Pestiziden, Herbiziden und Fungiziden, die intensive Massentierhaltung und die Industrie belasten unser Grundwasser immer mehr. Selbst Regenwasser ist mit Industriegiften und Säuren kontaminiert.

Problem Leitungswasser

»Hamburger Wasser hat Trinkwasserqualität und ist besser als Mineralwasser.« Mit dieser Propaganda versuchen die Hamburger Wasserwerke ihre Kunden zu beruhigen. Aber die steigenden Absätze der Mineralwasserindustrie und der Hersteller von Wasseraufbereitungsanlagen zeigen, dass eine zunehmende Zahl von Verbrauchern der Qualität des Wassers misstraut, das aus dem häuslichen Wasserhahn fließt. Instinktiv lehnen die meisten Wasser aus der Leitung ab. Es schmeckt einfach nicht so, dass man freiwillig auf die empfohlenen 1,5 bis 2 Liter Wasser pro Tag kommt. Daher haben Geräte, die dem Wasser Kohlensäure zufügen, Hochkonjunktur. Diese überlisten allerdings nur die Geschmacksknospen, verbessern aber nicht die Qualität, sondern belasten im Gegenteil den Körper noch zusätzlich mit Kohlensäure und tragen zur Azidose bzw. Übersäuerung bei. Besonders bei Kindern ist »Blubberwasser« sehr beliebt.

Es handelt sich beim Trinkwasser aus der Wasserleitung lediglich um »giftarmes« Wasser, das so weit aufbereitet wurde, dass es den örtlichen Vorschriften entspricht. In letzter Zeit ist besonders die Belastung unseres Trinkwassers mit Schwermetallen wie Blei und Kupfer, aber auch Stoffen wie Östrogenen durch die Antibabypille und Hormonpräparate für die Wechseljahre sowie cholesterinhemmende Mittel und Antibiotika bekannt geworden. Östrogene, cholesterinhemmende Mittel, Antibiotika und Asbest werden von den Untersuchungsmethoden nach der deutschen Trinkwasserverordnung noch nicht erfasst, und natürlich gibt es auch keine entsprechenden Filter.

Bei den Messungen der Wasserwerke wird das elektrophysikalische Verhalten des Wassers völlig vernachlässigt. Es gibt mittlerweile aufwendige Messverfahren, die beweisen, dass »giftarm« nicht das Gleiche wie »gesund« ist. Aber es gibt Hoffnung: Durch spezielle Verfahren lässt sich der Geschmack und die Verträglichkeit des Wassers verbessern.

Unser Trinkwasser ist in die Schlagzeilen gekommen. Ein paar Titelzeilen aus der letzten Zeit: »Kupfer im Wasser schädigt Babys – siebzehn Todesfälle, besonders im Raum München, sind bereits zu beklagen!«, »Gift im Trinkwasser«, »Trinkwasserqualität ist bedenklich«, »Blei im Trinkwasser gefährlich«. Viele wissen nicht, dass der Staat an Haushalte mit Kindern im Raum Aschaffenburg kostenlos Mineralwasser verteilt, weil dort das Trinkwasser aus der Leitung zu stark mit Nitrat belastet ist.

In einem unlängst im *Deutschen Ärzteblatt* erschienenen Artikel heißt es als Resümee: »Der Nachweis zahlreicher anthropogener Fremdstoffe im Rohwasser und im Trinkwasser rechtfertigt Besorgnisse um die chemische Qualität des Trinkwassers.«[46]

Schadstoffe im Trinkwasser reichern sich im Körper an. Dazu zählen Blei und Kupfer aus Rohrleitungen der Hausinstallation, Asbestfasern aus den Hauptleitungen ab Wasserwerk, Pestizide und Nitrate aus der Landwirtschaft sowie Medikamentenrückstände.

Probleme bereitet den Wasserwerken auch der sinkende pH-Wert des Wassers durch den sauren Regen. Dadurch werden verstärkt Rohre angegriffen, und insbesondere Blei, Kupfer und Asbestfasern können sich aus ihnen lösen. Auch im Boden enthaltene Schadstoffe werden durch den sauren Regen vermehrt gelöst und ins Grund- und Oberflächenwasser ausgeschwemmt. Dr. med. Arndt Dohmen in *Wasser in Gefahr*:[47]

»Die Bilanz ist klar. In den letzten Jahrzehnten hat die Qualität unseres Trinkwassers rapide abgenommen.«

Die Trinkwasserbelastung mit Blei

Wie schon weiter oben ausgeführt wurde, ist die Belastung mit Blei für Kinder so fatal, weil sie Blei mindestens fünfmal so stark resorbieren wie Erwachsene. Unter der Überschrift »Blei macht unsere Kinder dumm« steht in der Zeitschrift *Brigitte,* dass der Umweltschadstoff Blei die geistige Entwicklung von Kindern beeinträchtigen kann. Die Symptome: »Die Kinder wirken unaufmerksam, unkonzentriert und reagieren langsam.«[48] Blei gehört zu den am meisten unterschätzten Schadstoffen der Vergangenheit. »Je höher die Bleibelastung, desto langsamer reagieren die Kinder.« Eine Bleibelastung macht sich auch in schlechteren Schulleistungen bemerkbar. Blei stört die Sauerstoffversorgung der empfindlichen Hirnzellen. Es gibt bei diesem Schwermetall keinen wirklich »unbedenklichen« oder »ungefährlichen« Wert! Der Psychologe Gerhard Winnecker dazu: »Vermutlich sind Schäden, die durch Blei in den ersten beiden Lebensjahren angerichtet werden, auch nicht mehr rückgängig zu machen.«[49] Drei Viertel des Bleis werden über die Nahrung und über das Trinkwasser aufgenommen, und ein mit der Flasche ernährter Säugling erhält etwa 50 Prozent seiner Bleiaufnahme aus dem Wasser.

Auch eine geringe Bleibelastung verursacht nach Auskunft der Bundesregierung IQ-Defizite sowie Lern- und Verhaltensprobleme. Eine Bleibelastung im Mutterleib wirkt sich auf die Entwicklung der kognitiven Fähigkeiten noch stärker aus als eine im Säuglings- und Kleinkindalter.[50] »Blei ist ein allgemeiner Giftstoff, der im Knochengerüst akkumuliert. Am anfälligsten für seine nachteiligen gesundheitlichen Wirkungen sind Säuglinge, Kleinkinder bis zu 6 Jahren sowie Schwangere.«[51]

Aufgrund der höheren Empfindlichkeit von Kindern gegenüber Blei wird eine Senkung des Bleigrenzwertes für Trinkwasser auf 0,01 Milligramm pro Liter von Umweltmedizinern als notwendig betrachtet.[52] Dr. Procházka, Umweltmedizinerin auf Sylt: »Blei in geringer Konzentration hängt deutlich mit Hyperaktivität zusammen. Es ist neurotoxisch – nervengiftig – und reduziert den IQ. Man spricht geradezu von Bleikindern.«[53] Außer im Trinkwasser sind Kinder auch durch Blei in der Nahrung gefährdet, wie Blattgemüse, Innereien, Kondensmilch und Fischkonserven aus Weißblechdosen.

Das »Bundesministerium für Gesundheit« schreibt: »In Bleileitungen überschreitet die Bleikonzentration den Grenzwert der Trinkwasserverordnung, und zwar bei den meisten Wässern schon nach sehr kurzer Verweilzeit (Stagnation) von weniger als einer Stunde.« Weiter: »Akute Bleivergiftungen sind bei sauren Wässern, insbesondere nach einer Verweilzeit (Stagnation) des Wassers in Rohren aus Blei, nicht auszuschließen. Ein Gesundheitsrisiko durch chronische Belastung besteht regelmäßig in Häusern mit Bleiinstallationen durch die ständige Aufnahme kleiner Bleimengen.«[54] Eine unschädliche Dosis von Blei, ein so genannter Schwellenwert, existiert nicht.

Schon kleine Mengen Blei können zu Verhaltens- und Lernstörungen wie Apathie und Hyperaktivität bei Kindern führen und den Intelligenzquotienten herabsetzen. Der Heilpraktiker Thomas Blasig aus Berlin macht die Erfahrung, dass 80 Prozent der Kinder mit ADS in seiner Praxis zu hohe Bleiwerte aufweisen. Hyperaktive Kinder haben in der Regel höhere Bleikonzentrationen im Urin als nichthyperaktive Kinder.[55] Selbst kleinste Mengen von Blei sind daher nicht tolerabel und haben im Trinkwasser oder in Lebensmitteln, natürlich auch in der Atemluft, nichts verloren!

Die deutsche Trinkwasserverordnung toleriert 40 Mikrogramm Blei pro Liter Trinkwasser. Der neue EU-Grenzwert liegt bei 10 Mikrogramm pro Liter! Umweltmediziner betrachten auch diesen Wert als noch um das Zehnfache zu hoch und plädieren für einen Grenzwert von einem Mikrogramm. Deutschland hat eine Übergangsfrist von fünfzehn Jahren erstritten, in denen die EU-Grenzwerte erreicht werden. In Deutschland liegen im Schnitt 5 Prozent der Wasserproben über dem Grenzwert von 40 Mikrogramm pro Liter, in einigen Regionen wie der Hamburger Innenstadt sogar um 35 Prozent.[56] Die rund hundert speziell für Umweltanalytik ausgebildeten Apotheker in Deutschland, die so genannten Umwelt-Apotheker, bestätigen einen Bericht des ARD-Magazins »Panorama«, wonach Kupfer und Blei im Trinkwasser immer mehr zu Erkrankungen und sogar schon zu Todesfällen bei Kindern geführt haben.[57]

In Hamburg gibt es insgesamt noch 41 000 Haushalte mit Wasserrohren aus Blei, im gesamten Bundesgebiet noch etwa vier Millionen. Kein Wunder, dass dieses Thema »unter den Tisch gekehrt« wird. Wollte man alle Bleileitungen ersetzen, würde dies ein Investitionsvolumen von vier bis acht Milliarden Mark bedeuten, EU-weit sogar das Zehnfache.[58] Ein Großteil der betroffenen Wohnungen befindet sich im Besitz der öffentlichen Hand. In der Bundeshauptstadt Berlin werden bei jeder fünften Haarmineralstoffanalyse hohe Bleiwerte festgestellt. Auch in Nürnberg, Bamberg, Aachen und anderen Regionen sind die Werte viel zu hoch.[59] Günter Klein vom Berliner Institut für Wasser-, Boden- und Lufthygiene sagt: »Jeder weiß inzwischen, wie gefährlich Bleileitungen sind. Dass es sie trotzdem noch in so großer Zahl gibt, ist eigentlich ein unhaltbarer Zustand.«[60]

Schicken Sie als Mieter eine Wasserprobe an die Wasserwerke ein, um sie auf Bleibelastung zu überprüfen. Wenn der

Wert zu hoch ist, *muss* der Hausbesitzer die Leitungen ersetzen. Die Mietervereine in 350 Städten helfen Ratsuchenden beim Durchsetzen ihrer Interessen. Schützen Sie sich durch ein Wasserreinigungsgerät.

Die Trinkwasserbelastung mit Kupfer

Kupfer ist ein Spurenelement, das, wie der Name schon sagt, in *Spuren* vom Körper gebraucht wird, in größeren Mengen jedoch toxisch wirkt und Gehirnfunktionen stören kann. Kupfer kann Neurotransmitter-Systeme direkt beeinflussen und in zu hoher Konzentration neben Hyperaktivität sogar zu schizophrenen Symptomen führen.[61] Zu *wenig* führt im Tierversuch auch zu hyperaktivem Verhalten.[62] Kupfer ist ein Bestandteil des Metalloenzyms Dopamin-Beta-Hydroxilase, ein Enzym, das für die Herstellung von Adrenalin benötigt wird und von dem hyperaktive Kinder in der Regel eine höhere Konzentration aufweisen. Kupferkonzentration und die Aktivität von Dopamin hängen zusammen. Viele hyperaktive Kinder mit Aufmerksamkeitsstörungen weisen erhöhte Kupferwerte im Blut und in den Haaren auf.

Angesichts der Problematik von Bleirohren ist Kupfer inzwischen das Rohrmaterial der Wahl. Die Vorteile: Kupferrohrleitungen sind relativ preiswert und leicht zu verlegen. Viele Verbraucher kommen aber mit Kupferleitungen »vom Regen in die Traufe«. Der Grund: Besonders bei saurem Wasser werden Kupferionen ans Trinkwasser abgegeben. Bei saurem Wasser kann die Kupferkonzentration auf bis zu 17,4 Miligramm pro Liter ansteigen.[63] Michael Otto schreibt in seinem Buch *Chronische Kupferintoxikationen durch Trinkwasser:*[64] »Wird mit einem derart belasteten Wasser Säuglingsnahrung zubereitet, überschreitet das die Ausscheidungskapazität des Säuglings um ein Vielfaches.« Professor Rudolf Eife vom Haunerschen

Kinderhospital München warnt, dass der Richtwert von 3 Milligramm pro Liter für einen Säugling »durchaus eine letale (tödliche) Dosis sein kann«.[65]

Die Folge bei länger andauernder Exposition kann der Tod des Säuglings durch Leberzirrhose sein. Im *Wasserbuch* des Katalyse e. V. Instituts für angewandte Umweltforschung wird dokumentiert, dass bis 1991 22 Fälle von Leberzirrhose durch Kupfervergiftung bei Säuglingen bekannt wurden, wobei dreizehn von ihnen starben. »Die Dunkelziffer dürfte erheblich höher liegen.«[66] Gefährlich ist bei einer Vergiftung mit Kupfer, dass die Laborwerte lange Zeit normal bleiben, bis es zu spät ist und die Kinder an Leberzirrhose sterben. Die Arbeitsgemeinschaft Aktiver Umwelt-Apotheker hat festgestellt, dass bei 20 Prozent der Haarmineralstoffanalysen von Kindern Kupfervergiftungen diagnostiziert wurden, und fordert angesichts dessen »vernünftige Richtwerte«. Die Weltgesundheitsorganisation WHO gibt einen Grenzwert von 1,0 Milligramm Kupfer pro Liter Trinkwasser an, »der aber für Säuglinge viel zu hoch ist«. Die Bundesregierung hat einen Richtwert von 3 Milligramm festgelegt! Der deutsche Richtwert ist außerdem völlig unverbindlich. Unter Umweltmedizinern gilt bereits eine Einnahme von mehr als 0,1 Milligramm als deutlich zu hoher Wert.

Weitere Schadstoffe im Trinkwasser

Im Trinkwasser finden sich wie gesagt einmal Östrogene aus Antibabypillen. Bedenken Sie, dass unser Trinkwasser im Durchschnitt siebenmal aufbereitetes Gebrauchtwasser darstellt. Es gibt dafür bei den Wasserwerken weder Filter noch Möglichkeiten, diese Stoffe herauszufiltern. Zusätzlich ist das Trinkwasser mit einer Reihe von Stoffen belastet, welche ähnlich wie weibliche Hormone wirken, etwa Pestiziden, PCBs und Phtalaten. Die Überschwemmung der Gewässer mit hormonähnlichen Substanzen ist der Grund dafür, dass in vielen Flüssen hauptsächlich weibliche Fische geboren werden, in der Havel sind es bereits 70 Prozent. Die Klär- und Wasserwerke können diese Stoffe gar nicht oder nur unvollständig herausfiltern. Inwieweit diese Substanzen auch auf den menschlichen Körper und auf das Gehirn als Neurotoxin wirken, hängt nach der Zeitschrift *Umweltmedizin in Forschung und Praxis*[67] vom Einzelstoff ab.

Um Keime abzutöten, wird in den meisten deutschen Städten dem Wasser Chlor zugesetzt. Die Gefahr besteht, dass Menschen empfindlich auf Chlor reagieren, was bei einem Teil der Kinder mit ADS-Symptomen zutrifft. Sie sind zum Beispiel »außer sich«, wenn sie Leitungswasser trinken oder in öffentlichen Schwimmbädern baden. Als gesundheitliche Gefahr kommt hinzu, dass sich Chlor im Wasser mit organischen Substanzen zu krebserregenden Trihalomethanen verbindet und Chlor selbst nach amerikanischen Metaanalysen ein gehäuftes Risiko, an Blasen- und Rektumkrebs zu erkranken, mit sich bringt.[68]

Weitere potenziell gesundheitsgefährdende Stoffe, die im Trinkwasser vorkommen können, sind unter anderem Hormone, Arsen, Nitrat, Hundekotbakterien und Legionellen. Wichtig ist, sich klar zu machen, dass Schadstoffanalysen immer nur einen kleinen Teil der tatsächlich enthaltenen Stoffe erfassen und dass diese Analysen grundsätzlich nur stichprobenhaft durchgeführt werden. Viele Belastungen treten erst ein, *nachdem* das Wasser die Wasserwerke verlassen hat.

Beispiel Pestizide: Seit 1989 gilt europaweit ein Grenzwert von 0,1 Mikrogramm pro Liter. »Dennoch findet man Pestizide im Trinkwasser, auch solche, die schon seit Jahren verboten sind, wie zum Beispiel Atrazin, und zum Teil in Mengen, die deutlich über dem Grenzwert liegen.«[69] Atrazin ist ein Herbizid, das vor allem im Maisanbau verwendet wird und schwer abbaubar ist, aber sehr mobil. Zwar ist die Anwendung von Atrazin in Deutschland seit 1991 verboten, es findet sich aber fast überall im Grundwasser. Erkundigen Sie sich bei Ihren Wasserversorgungsunternehmen oder bei Ihrer Umweltbehörde nach den Herbizidkonzentrationen in Ihrem Trinkwasser. Kochen zerstört Chemikalien nur zu einem Teil. Ein mit Herbiziden belastetes Trinkwasser ist daher für die Zubereitung von Babynahrung, zum Verdünnen von Fruchtsäften und anderen Getränken für Kinder ungeeignet.

Viele Wasserwerke sind nicht in der Lage, die Grenzwerte für Pestizide einzuhalten, weil das Grundwasser zu stark belastet ist und die Beseitigung der Schadstoffe teuer ist. Daher gibt es eine Reihe von Ausnahme- und Übergangsregelungen.

Oft ist das Trinkwasser durch Lösemittel wie Benzol, Trichlorethylen oder Tetrachlorkohlenstoff belastet. Lösemittel wirken neurotoxisch, das heißt, giftig für das zentrale Nervensystem und können in höheren Konzentrationen zu Benommenheit, Übelkeit und Halluzinationen führen. Wenn das Gehirn über längere Zeit Lösungsmitteln ausgesetzt war, kann dies zu Konzentrations- und Gedächtnisstörungen und zu einer Schrumpfung des Gehirns führen. Kinder zeigen oft zusätzlich Reizbarkeit und aggressives Verhalten. Schädigungen des Gehirns sind nicht reparabel.[70] Seit 1990 gibt es in der Bundesrepublik Grenzwerte für einige Lösemittel aus der Gruppe der Chlorkohlenwasserstoffe. Doch selbst bei der Chlorung von Trinkwasser können kleine Mengen von chlorierten Kohlenwasserstoffen entstehen.

Natürlich haben sich Menschen Gedanken gemacht über die schlechte Qualität unseres Leitungswassers und auch über gesündere Alternativen. Aus Kostengründen ist es unrealistisch, von den Wasserwerken die Lösung zu erwarten. Außerdem ist jedes noch so reine Wasser energetisch »tot«, wenn es kilometerlang durch Rohre geführt wird.

Noch immer wird empfohlen, das Leitungswasser vor der Verwendung erst einmal ablaufen zu lassen. Dies ist jedoch wenig sinnvoll, da, je nach der Länge der Leitungen, oft unzumutbare Zeiträume dafür erforderlich wären. Ein weiterer Nachteil: nach kurzer Stagnation können die Werte nach Auskunft von Professor Hermann Dieter vom Umweltbundesamt erneut erhöht sein. Vor der Wasserentnahme zu duschen hilft auch nicht, da die Küche meist eine andere Steigleitung hat. Die frühere Annahme, dass Kalkablagerungen in den Rohren vor Blei schützen, hat sich als »folgenschwerer Irrtum« herausgestellt.[71]

Zur Ausleitung von Umweltgiften im Trinkwasser empfehlen sich Afa-Alge, Bärlauch, Knoblauch, Korianderöl und reines Wasser.[72] Noch besser als Ausleitung ist es natürlich, sich möglichst wenig Wasser direkt aus der Leitung zuzuführen.

Neben der stofflichen Seite des Trinkwassers gibt es auch eine energetische. Wie gesagt lässt sich Wasser nicht auf die Formel H_2O reduzieren, weil es keineswegs nur Lösungsmittel von Schadstoffen und Lebensmittel Nummer eins ist, sondern auch Informationsträger. Wasser kann feinstoffliche Informationen speichern und auch wieder abgeben. Es geht also nicht nur um die physikalische Reinigung von Schadstoffen, sondern auch um die energetische Lösung der Information ebendieser Schadstoffe! Bewegtes Quellwasser hat eine hohe Energie oder Schwingung, die zum Beispiel durch Biophotonenmessung messbar ist, während biologisch totes Wasser aus Wasserrohren eine niedrige Schwingung hat.

Mineralwasser – die Lösung?

Mineralwasser unterliegt nicht der Trinkwasser-, sondern der Mineralwasserverordnung. Die Letztere schreibt die Kontrolle von erheblich weniger Werten vor. So sind die Untersuchungen auf Pestizide und Nitrat gar nicht vorgeschrieben. Außerdem sind zum Teil höhere Grenzwerte als bei Trinkwasser erlaubt. Trinkwasser darf höchstens 10 Mikrogramm Blei und krebserzeugendes Arsen pro Liter enthalten, während Mineralwasser bis zu 50 Mikrogramm Arsen und 40 Mikrogramm Blei pro Liter enthalten darf. Achten Sie also besonders bei der Herstellung von Säuglingsnahrung mit Mineralwasser darauf, dass Blei deklariert ist und den Wert von 10 Mikrogramm pro Liter nicht überschreitet! Bei stillen Flaschenwässern kann es, besonders bei Kunststoffflaschen, zu einer erheblichen Verkeimung kommen.

Mineralwasser ist von der Qualität her Leitungswasser nicht immer überlegen, im Gegenteil. Das Magazin *Natur* ließ 240 Mineralwassermarken auf Nitrat, Nitrit, Natrium und Arsen testen. 121 Marken lagen dabei oberhalb der Grenzwerte der Trinkwasserverordnung![73] Viele Mineralwässer sind radioaktiv mit Radium und Strontium belastet, wie aus einer Untersuchung des Bundesgesundheitsamtes[74] hervorgeht. Die Werte lagen bei weniger als 1 mBq bis zu 1780 mBq pro Liter.

Eine Untersuchung im Auftrag von RTL-Extra vom Oktober 1995 ergab nach Professor F. Daschner vom Institut für Umweltmedizin und Krankenhaushygiene in Freiburg bei 30 Prozent der getesteten stillen Wasser pathogene Keime. Bei den Keimen handelte es sich unter anderem um Erreger von Hirnhaut-, Harnwegs- und Lungenentzündungen.[75] Die Verbraucherzentrale rät daher: »Kochen Sie das Wasser unmittelbar vor der Zubereitung von Säuglingsnahrung ab.«[76]

Bei Mineralwasser kommt der Umweltaspekt hinzu. Die

verwendeten Flaschen werden mit großer Wasser- und Energiebelastung hergestellt und gereinigt und oft über sehr lange Wege transportiert. Dies ist aus ökologischen Gesichtspunkten nicht wünschenswert.

Flaschenwasser nutzt man zum Durstlöschen. Viele übersehen aber, dass sie belastetes Trinkwasser aus der Leitung weiterhin für die Zubereitung von Getränken wie Kaffee, Tee, Säften, Sprudelgetränken usw. verwenden. Thomas Blasig: »In Bleiwasser gekochte Spaghetti liegen schwer im Magen.«[77]

Welche Möglichkeiten gibt es?

Kohlegranulatfilter oder Ionenaustauscher als Tisch-Wasserfilter sind bedenklich, da das Granulat als idealer Nährboden verkeimen und verpilzen kann. Vor einiger Zeit gerieten diese Filter daher in die öffentliche Kritik. Die Filterleistung in Bezug auf Metalle ist gering und schwankend. Silberionen werden an das Wasser abgegeben, da das Granulat in der Regel mit kolloidalem Silber bedampft wird. Es können dabei Konzentrationen bis zu 230 Mikrogramm pro Liter erreicht werden. Die Zeitschrift *Öko-Test* warnt daher: »Die meisten Tisch-Wasserfilter sind dazu gedacht, den Geschmack zum Beispiel von Gemüse zu verbessern. Nur dafür sollten sie, wenn überhaupt, auch benutzt werden.«[78]

Die Dampfdestillation wird als radikale Lösung angeboten, da bei diesem Verfahren das Wasser gekocht und kondensiert wird. Es sind kaum noch anorganische Mineralien und Schwermetalle im destillierten Wasser vorhanden, allerdings auch keine Mineralstoffe wie Kalzium oder Magnesium mehr, die unser Körper dringend braucht. Professor Dr. Dieter vom Institut für Wasser, Boden- und Lufthygiene warnt im Erlass des Bundesministeriums für Gesundheit vor der Verwendung von destilliertem Wasser für die Zubereitung von Säuglingsnahrung: »Es ist falsch, dem Verbraucher destilliertes Wasser als mikrobiologisch sicher und problemlos darzustellen.«[79] Er schlägt Warnhinweise an Trinkwasser-Destillern vor. Außerdem wird zur Destillation relativ viel Strom verbraucht, etwa 1 Kilowattstunde pro Liter. Die Zeitschrift *Okö-Test* warnt ebenfalls: »Es können sich humanopathogene (für den Menschen krankheitserregende) Keime wie Pseudomonas acroginosa rasch auf Konzentrationen um etwa eine Million in einem Milliliter vermehren.«

Eine weitere Möglichkeit ist das in den USA gängige System der Umkehrosmose. Allerdings schreibt das österreichische Testmagazin *Konsument* 1993 nach der Untersuchung von zwanzig verschiedenen Umkehrosmose-Anlagen, dass alle Anlagen schlechteres, da verkeimtes Wasser liefern als das Leitungswasser, bis auf eine Anlage, die das Wasser im Nachhinein mit UV-Licht desinfiziert, wodurch es aber mit Nitrit belastet wird. Ein Gerät gab 8,2 Milligramm Jod pro Liter zu Desinfektionszwecken an das Wasser ab, »ernährungsphysiologisch ein bedenklicher Wert«. Das Testergebnis war bei jeder Anlage »nicht zufriedenstellend«. Außerdem stellt dieses Wasseraufbereitungsverfahren eine ungeheure Wasserverschwendung dar, weil für einen Liter gefiltertes Wasser bis zu 10 Liter Leitungswasser benötigt werden. Fast alle Mineralstoffe sind diesem Wasser entzogen, und es ist energetisch tot.

Beim Wasseraufbereitungsgerät WRG 2000 der Firma DelphiTec wird das Wasser mechanischen und elektrischen Schwingungskreisen und speziell behandelten Magnetsystemen ausgesetzt, die einen direkten Einfluss auf die Molekularstruktur des durchfließenden Wassers ausüben. Man schließt das Gerät an den Wasserhahn der Badewanne oder in der Küche an. Unabhängige Labore dokumentieren mit Tests, dass durch ein spezielles Verwirbelungsverfahren die homöopathischen Informationen von Schadstoffen gelöscht und das Wasser energetisiert wird, sodass sich die Wassermoleküle wie die Körperflüssigkeiten wieder entgegen dem Uhrzeigersinn drehen. Das Wasser belebt beim Baden und hat einen sehr guten Geschmack. Früher hat mich bei meinem Blutdruck von 90 zu 65 ein längeres Bad erschöpft, jetzt fühle ich mich energetisiert. Auf dem Gerät sind fünf Jahre Garantie, und Filterwechsel sowie Wartung entfallen, allerdings kostet das Gerät zurzeit rund 3000 DM bzw. 1500 Euro.

Ein weiteres von mir ausprobiertes System zur Trinkwasseraufbereitung ist das »WiWa-System«, bei dem das Wasser durch einen speziellen Aktivkohleblockfilter gereinigt wird und mit einem Energiestab oder »Harmonizer« energetisiert und mit einem Verwirbler rechtsdrehend verwirbelt wird, sodass sich die Wassermoleküle wie unsere Körperflüssigkeit drehen. Es findet eine Kombination von Wasserreinigung, Belebung und Verwirbelung statt. Das Übertischgerät kostet knapp über 630 DM bzw. 320 Euro und das Untertischgerät mit separatem Wasserhahn knapp 800 DM bzw. 400 Euro. Den Filter muss man einmal im Jahr ersetzen, die Kosten dafür belaufen sich auf zirka 70 DM bzw. 35 Euro.

Ich benutze für meine Familie einen MultiPure-Kohleblockfilter der Firma »Sanacell«. Es handelt sich um einen massiven Block aus zehn verschiedenen Aktivkohlesorten wie Birne und Kokospalme. Bei diesem Verfahren wird das Leitungswasser vom Druck des Wassernetzes mechanisch durch einen Aktivkohleblock gepresst und gefiltert. Das Gerät reinigt und verwirbelt das Wasser gleichzeitig und wertet es dadurch sowohl grobstofflich als auch energetisch auf. Man hat immer frisches, wohlschmeckendes, lebendiges Wasser ohne Strom- oder Wasserverschwendung.

Giftstoffe wie Pestizide, Chlor, Giardia lamblia (Hundekotbakterien) und Schwermetalle wie Blei und Kupfer werden fast zu 100 Prozent von der Aktivkohle resorbiert. Eine Nachverkeimung ist ausgeschlossen. Die Kohleblocktechnologie gibt es in den USA seit dreißig Jahren. Die Reduktionswerte werden von »NSF International« geprüft, einem mit der WHO kooperierenden weltweit führenden Labor und Testinstitut, das in den USA im Auftrag des amerikanischen Gesundheitsministeriums die amerikanischen Normen für Wasserfilter entwickelt hat. Der MultiPure-Kohleblockfilter ist wahrscheinlich der bestuntersuchte Filter der Welt und in Kalifornien seit Jahren marktführend. Das Hygieneinstitut der Freien Universität Berlin hat mit acht MultiPure-Geräten eine Langzeitstudie durchgeführt und bescheinigt dem so erzeugten Wasser eine hohe Qualität.

Das MultiPure-Gerät hat eine beeindruckende Filterleistung von 4500 Litern für alle Parameter. Der Filter bestand im Landkreis Pinneberg bei Hamburg einen »Härtetest« mit Auszeichnung. Das Trinkwasser dort ist aufgrund von industrialisierter Landwirtschaft und Gartenbau – die Gegend ist bekannt für ihre vielen Baumschulen – mit bis zu tausendfachen Pestizidwerten belastet. Nach dem Filtern des belasteten Wassers war das Pestizid Dichlorpropan über den gesamten Testbereich von 1000 Litern nicht mehr nachweisbar. »Jeder in diesem Landkreis darf sein Wasser wieder als Trinkwasser benutzen, wenn er einen MultiPure-Filter hat.«[80]

Lebloses, »totes« Wasser ist nicht mehr geeignet, den Körper optimal zu entgiften und mit Lebenskraft zu versorgen. Wasser sollte daher immer nicht nur gereinigt, sondern auch energetisiert bzw. positiv strukturiert werden. Die Firma »Sanacell« hat eine Lösung gefunden, indem eine Verwirbelung des Wassers bereits im Kohleblock stattfindet und zusätzlich eine Energie-Scheibe aus natürlichem japanischen Mineralgestein in den Kohleblock gelegt wird. Eine weitere Möglichkeit besteht darin, das Wasser mit dem »Arkanum« zu energetisieren, welches auf das Gerät aufgesetzt wird und das Wasser durch Bergkristalle und Pyramidenenergie nachweislich positiv strukturiert. Dadurch wird reines, fließendes, frisches und energetisierendes Wasser erzeugt.

Im Fernlehrgang Naturkost, Forum Berufsbildung, heißt es: »Trinkwasser kann heute am Ort des Verbrauchs durch den Einsatz von Filtern von gesundheitsschädlichen Stoffen ganz oder teilweise befreit werden. Durch die richtige Auswahl kann eine deutliche Qualitätsverbesserung des Trinkwassers erreicht werden.« Ein MultiPure-Gerät, das zurzeit mit Keramikscheibe knapp 750 DM (ca. 380 Euro) und mit Arkanum 1210 DM (ca. 610 Euro) kostet, hat sich schon nach etwa einem Jahr amortisiert, wenn man bedenkt, dass eine vierköpfige Familie durchschnittlich für 1000 bis 1200 DM (ca. 500 bis 600 Euro) jährlich Mineralwasser konsumiert. Außerdem entfällt das Schleppen von Kisten.

Das Obertischgerät kann man leicht selbst abschrauben und auf Reisen mitnehmen. Seit wir dieses Gerät haben, trinken meine Kinder und ich viel mehr Wasser, weil es einfach besser schmeckt. Wir kommen so leicht auf die empfohlene Wassermenge pro Tag von 1,5 bis 2,5 Litern. Auf Kindergeburtstagen ist unser gereinigtes und vitalisiertes Wasser der Renner, und ich stelle nur Mineralwasser und Säfte dazu, damit andere Mütter nicht denken, wir könnten uns nur Wasser leisten ...

Allergien und Verhaltensprobleme

Wissenschaftler gehen davon aus, dass zwischen 60 und 80 Prozent aller Kinder mit Aufmerksamkeitsstörungen oder Verhaltensproblemen eine Allergie gegen bestimmte Nahrungsmittel oder andere Allergene wie Hausstaub oder Pollen haben.[81] Es lohnt sich also, Allergene in der Ernährung Ihres Kindes auszuschalten. Die Hauptallergene sind ganz gewöhnliche Nahrungsmittel, die wir tagtäglich verzehren, und an allererster Stelle stehen die Milch und alle Milchprodukte, gefolgt von Weizen.

Nahrungsmittel oder Stoffe in der Umwelt, gegenüber denen ein Kind allergisch oder sensibel reagiert, können dazu führen, dass die Biochemie im Gehirn »verrückt spielt«. Einige Autoren wie Doris Rapp sprechen sogar von »Gehirnallergie«. Das Gehirn kann anschwellen und zu allen möglichen Verhaltensänderungen führen. Manche Kinder bekommen nach einer Mahlzeit eine laufende Nase, dunkle Ringe unter den Augen, Hautjucken, geschwollene und rote Augen, Bauch- oder Kopfschmerzen und benehmen sich »völlig daneben«. Mein Sohn hatte früher eine Weizenallergie. Wenn er nur eine Scheibe helles Brot aß, bekam er ein fürchterliches Jucken zwischen den Zehen, wimmerte ungefähr eine Stunde lang vor sich hin und war kaum ansprechbar. Viele Allergien wachsen sich mit der Zeit heraus, und mein Sohn hat neben seiner Milchallergie sogar seine Pollenallergie verloren, seitdem er täglich die Afa-Alge isst.

1982 führte Bonnie Kaplan an der Universität von Calgary in Kanada eine Doppelblindstudie mit 24 Vorschulkindern durch, die hyperaktiv waren. Potenzielle Allergene wie künstliche Farbstoffe, Geschmacksverstärker, Konservierungsstoffe und in der Familie der Kinder häufig auftauchende Allergene wie Schokolade oder Milch wurden weggelassen. Das Ergebnis: Mehr als die Hälfte der Kinder zeigte am Ende der zehnwöchigen Studie eine signifikante Verbesserung ihres Verhaltens.[82]

Gute Erfolge werden auch mit einer »oligoantigenen« Ernährung, zum Beispiel bei Professor Joseph Eggers an der Universitätsklinik München gemacht, wobei eine begrenzte, allergiefreie Anzahl von Lebensmitteln gegessen wird. Nach und nach werden einzelne Lebensmittel aus der Palette vor Studienbeginn wieder zugelassen. In einer Studie mit 76 Kindern profitierten 62 in einer Doppelblindstudie von der Änderung der Ernährung, ihr Verhalten verbesserte sich signifikant, und 21 von ihnen wurden in ihrem Verhalten völlig normal. Die Hauptallergene waren Lebensmittelfarben und Konservierungsstoffe, gefolgt von Sojaprodukten, Kuhmilch, Schokolade, Weintrauben, Weizen, Orangen, Hühnereiern, Erdnüssen, Mais, Fisch, Hafer, Melonen, Tomaten und Schinken.[83]

Der Arzt W. Crook stellte bei der Durchführung einer Eliminationsdiät fest, dass allergische oder Unverträglichkeitsreaktionen auf Nahrungsbestandteile »eine wesentliche Rolle bei der Verursachung von Hyperaktivität und dem damit zusammenhängenden Verhalten und Lernproblemen« bei seinen Patienten spielten. Er betrachtet fünf bis sieben Tage gewöhnlich für ausreichend bei einer Eliminationsdiät, bei 20 Prozent der Fälle hält er sieben bis vierzehn Tage für erforderlich, und manchmal seien auch drei Wochen nötig.[84]

Viele Kinder, die mit ADS oder ADHD diagnostiziert werden, leiden an »maskierten Allergien«. Die Kinder sind geradezu süchtig nach Lebensmitteln, die ihnen schaden! Der Hauptauslöser für Allergien ist meistens die Leib- und Magenspeise des Kindes. Wenn man für vier oder fünf Tage das verdächtige Lebensmittel weglässt, wie zum Beispiel Milchprodukte, und es dann wieder anbietet, kann sich eine deutliche allergische Reaktion zeigen in Form von Hyperaktivität, Unruhe, Wutanfällen, Reizbarkeit, Müdigkeit, der Unfähigkeit, sich zu konzentrieren, einer Triefnase, dunklen Ringen unter den Augen, Bauch- oder Kopfschmerzen. Sie können auch den »Coca-Pulstest«, benannt nach Dr. Arthus F. Coca, anwenden. Messen Sie den Ruhepuls Ihres Kindes. Nachdem Sie ein verdächtiges Nahrungsmittel wieder eingeführt haben, messen Sie wieder den Puls. Wenn er sechzehn Schläge oder mehr pro Minute beträgt als der Normal- oder Ruhepuls, ist dies ein Zeichen für eine Allergie. Oft bemerkt das Kind auch selbst sein Herzklopfen.

Woher kommt die epidemieartige Zunahme von Allergien? Eine Ursache kann die Besiedelung des Darms durch Hefepilze aufgrund einer Antibiotikabehandlung sein. Die natürliche, gesunde Darmflora wird durch Candidapilze verdrängt, und der Pilz scheidet Stoffwechselgifte aus, die zu einer Gehirnschwellung und Störung der Gehirnfunktionen führen können.[85] Das Kind wird nicht nur gegen Hefe allergisch, sondern diese Sensibilität kann alle allergischen Reaktionen, zum Beispiel auch auf Nahrungsmittelallergene oder Schimmelpilze, verstärken und Hyperaktivität auslösen. Außer einer hefefreien Ernährung ohne Zucker und raffinierten Kohlenhydraten ist auch der Aufbau einer gesunden Darmflora durch Acidophilus- und Bifidus-Bakterien sinnvoll.

Viele Kinder sind empfindlich gegen Konservierungs-, Farbstoffe und Geschmacksverstärker. In meinen Augen sind die Kinder nicht krank, sondern ihr Körper lehnt Unnatürliches, Ungesundes ab. Ich nenne Konservierungsstoffe, sie beginnen mit einem großen »E«, »E 605«, und sie haben in meinem Haushalt nichts verloren. Wenn seelische Gründe wie eine traumatisch erlebte Scheidung der Eltern ausscheiden, kommen bei Hyperaktivität oft eine vitalstoffarme Ernährung und Nahrungsmittelallergien als Ursache infrage. 803 öffentliche Schulen in Kalifornien führten vier Jahre lang eine Diät ein, in der man Zucker sowie synthetische Nahrungsmittel und Aromen verminderte. Daraufhin fand man eine 15,7-prozentige Erhöhung des durchschnittlichen akademischen Leistungsstandes im Vergleich zu den übrigen Schulen.[86]

Wenn bestimmte Nahrungsmittel Kinder krank machen, geht kein Weg an einer Ernährungsumstellung vorbei. Nahrungsmittelallergene dringen in die Blutbahn ein und wandern an verschiedene Körperstellen, wo sie über spezifische Antikörper Symptome entwickeln. »Eine Nahrungsmittelallergie ist eine ständige ›innere Verletzung‹. Und das ist wörtlich zu nehmen: Ein allergenes Nahrungsmittel löst beim Kontakt mit den Schleimhäuten der Verdauungsorgane Schwellungen, Entzündungen und sogar Blutungen aus, wie Professor Hans Jürgen Reimann mit endoskopischen Untersuchungen gezeigt hat.«[87]

Hier hilft nur eine Ursachentherapie, nämlich Verzicht auf die Allergene. Milch und Milchprodukte sind als artfremdes Eiweiß unter den Hauptallergenen. Schon Kuhmilch in Säuglingsnahrung verändert den pH-Wert im Darm ungünstig, sodass die Besiedlung mit gesunden Bakterien zurückgeht und sich krankhafte Bakterien und Pilze vermehren können. Die Darmschleimhaut wird aufgelöst und das Immunsystem dramatisch geschwächt. Stillen Sie daher so lange wie möglich, und verzichten Sie bis zum Schulalter, wenn sich Darm und Immunsystem weit genug entwickelt haben, am besten vollständig auf Milchprodukte für Ihr Kind. Wenn es häufig Mittelohrentzündungen und Blinddarmreizungen hat, ist dies oft ein Indiz für eine Milcheiweißallergie. Sojamilch, Ziegenmilch oder Mandelmilch aus Pulver können bei den betroffenen Kindern verträgliche Alternativen sein.

Nützlich ist es, ein Ernährungstagebuch für Ihr Kind zu führen und festzuhalten, was es jeden Tag isst und wie sich sein Verhalten verändert. Vorlagen dafür finden sich in dem informativen Buch von Doris Rapp. Wenn Sie für vier oder fünf Tage ein Lebensmittel weggelassen haben und dann eine negative Reaktion merken, schließen Sie das Allergen für mindestens ein halbes Jahr aus. Oft wird das allergieauslösende Lebensmittel nach diesem Zeitraum vertragen. Hilfreich ist auch eine Rotationsdiät, in der alle Lebensmittel nur alle vier Tage gegessen werden.[88]

Vermeiden Sie Zucker und Zuckerhaltiges, auf das viele Kinder empfindlich reagieren, vielleicht wird Fruchtzucker vertragen. In einigen Ratgeberbüchern für Eltern mit hyperaktiven Kindern werden als Ersatz für Zucker künstliche Süßstoffe wie Aspartam empfohlen. Autoren wie Calatin[89] raten dringend von der Verwendung von Aspartam oder Nutrasweet ab, zu finden in Diätcolas, Zahnpasten und vielem mehr, weil hyperaktive Kinder oft überempfindlich auf Süßstoffe reagieren.

Vermeiden Sie den Geschmacksverstärker Natriumglutamat, in fast allen Tiefkühlprodukten, Dosensuppen, Brühwürfeln und Tütensuppen zu finden, der zu einer Übererregung der Gehirnzellen, der Zerstörung von Nervenzellen und Konzentrationsstörungen führen kann. Dieses Phänomen ist auch als »Chinarestaurant-Syndrom« bekannt, weil dort jedes Gericht reichlich mit Glutamat geschmacklich aufgewertet wird. In China selbst würde kein Koch, der etwas auf sich hält, Glutamat verwenden. Glutamat wirkt appetitanregend und ist in fast allen Kartoffelchips enthalten. Kein Wunder, dass Kinder nicht aufhören können zu futtern, bis die Tüte leer ist!

Wie Aspartam kann auch Glutamat süchtig machen. Viele Kinder und Erwachsene regieren auf Glutamat mit dem typischen »Zappelphilipp«-Verhalten und Konzentrationsstörungen, aber auch mit Bauchweh, Übelkeit, Kopfweh und Migräneanfällen. Ich habe in der Schwangerschaft fast meinen Sohn im sechsten Monat verloren, nachdem ich im Chinarestaurant gegessen hatte und die ganze Nacht schmerzhafte Vorwehen bekam. Forscher haben längst die beträchtlichen Gesundheitsstörungen durch Glutamat nachgewiesen.[90]

Viele hyperaktive Kinder reagieren auf Tartrazin – E 102 – allergisch, ebenso auf Vitamin- oder Mineralstoffpräparate. Manchmal sind es nicht die Vitamine selbst, sondern Zusatzstoffe wie Farb-, Aroma-, Süßstoffe, Zucker, Gelatine oder Hefe, welche eine allergische Reaktion auslösen. Bewährt hat sich ein Teelöffel Leinsamen-, Traubenkern-, Nachtkerzen- oder Fischöl pro Tag, zusammen mit natürlichen Nahrungsergänzungsmitteln wie der Afa-Alge – Kinder bis sechs Jahren bekommen etwa 1 Gramm, ältere Kinder 1,5 bis 2 Gramm täglich –, Gerstengrassaft und Spirulina-Algen, um das Immunsystem zu stärken, Allergien abzubauen und den Mehrbedarf von Allergikern nach essenziellen Fettsäuren und anderen Vitalstoffen zu decken. Doris Rapp, Allergieexpertin und mit hyperaktiven Kindern vertraut, empfiehlt den Einsatz von Nahrungsergänzungsmitteln, um die körperliche Abwehrkraft zu erhöhen, die Verdauung und die Entgiftungsfunktionen des Körpers zu aktivieren. »Diese helfen dann, Allergien zum Verschwinden zu bringen, und können auch andere medizinische Probleme bessern.«[91]

Sie müssen als Eltern eines Kindes, das allergisch auf bestimmte Nahrungsmittel reagiert, Ihr Kind unbedingt für eine Zusammenarbeit gewinnen, indem es das Tagebuch mit Ihnen schreibt und an der Essenszubereitung beteiligt ist. Am hilfreichsten für Ihr Kind ist es, wenn die ganze Familie ihre Ernährung umstellt. Oft sind Kinder sehr kooperativ und empfinden eine besondere Ernährung nicht als etwas Negatives, sondern als etwas Besonderes. Sie stehen in der Regel unter einem großen Leidensdruck und möchten von ihrer Umgebung akzeptiert werden.

Für das Kind ist es überzeugend zu beobachten, wie es nach dem Verzehr von Allergenen reagiert. Nach einem kurzen Essvergnügen kommt oft eine tagelange Reue mit Kopfschmerzen, Bauchweh, Gliederschmerzen und Missstimmungen. Erfahrungsgemäß wird daher Ihr Kind immer seltener nach »Ferien von der Diät« verlangen. Machen Sie aus der Suche nach Allergenen ein spannendes »Detektivspiel«! Und sehen Sie die Notwendigkeit einer Ernährungsumstellung in Richtung ausgewogener Vollwerternährung aus frischen, möglichst biologisch angebauten, wertschonend zubereiteten Nahrungsmitteln als eine Chance, mehr Gesundheit für die ganze Familie und Freude bei der gemeinsamen Zubereitung zu gewinnen.

Phosphat-Überempfindlichkeit – eine weitere Ursache?

Nach Professor Dr. Joseph Eggers, München, lassen sich durch ein Vermeiden »provozierender Nahrungsmittel« die Störungen bei Kindern mit hyperkinetischem Syndrom lindern, wenn dies durch bestimmte Nahrungsmittel verursacht wird. Eine Überversorgung mit Phosphor und Unterversorgung mit Zink fand Eggers bei 70 Prozent der von ihm untersuchten Kinder.[92] Die Ursachen sind eine einseitige Ernährung mit einem hohen Anteil an Wurstwaren. Auch synthetische Farbstoffe sollten gemieden werden.

Im Buch *Die heimliche Droge Nahrungsphosphat* hat Hertha Hafer bereits 1978 auf das Problem der Phosphatempfindlichkeit hingewiesen.[93] Immer mehr Familien mit hyperaktiven und/oder aufmerksamkeitsgestörten Kindern ernährten sich daraufhin phosphatreduziert. Die Autorin berichtet, dass sich durch die Ernährungsumstellung nicht nur das Verhalten der Kinder verbesserte, sondern das Familienleben überhaupt. Eine Anleitung zu einer phosphatreduzierten Ernährung mit vielen Rezepten gibt Sylvia Schulz in ihrem durch Hertha Hafer inspirierten Buch.[94]

Sylvia Schulz konnte ihren Sohn Robin mit einer Ernährungsumstellung auf phosphatreduzierte Kost vor der Einweisung in die Psychiatrie bewahren! Sie empfiehlt Müttern und Vätern mit ADS-Kindern: »Versuchen Sie es mit meinen Rezepten. Mein Sohn isst seit zwei Jahren phosphatreduziert. Sein letztes Zeugnis hatte einen Notendurchschnitt von 1,8 – er braucht kein Ritalin mehr.«[95]

In den siebziger und achtziger Jahren gab es viele Selbsthilfegruppen von Eltern mit phosphatempfindlichen Kindern, und der »Arbeitskreis überaktives Kind e.V.«, ein Zusammenschluss von Selbsthilfegruppen, wurde ursprünglich 1979 als »Phosphat-Liga« gegründet. Inzwischen hat man erkannt, dass Hyperaktivität bei Kindern verschiedene Ursachen haben kann, und den Namen entsprechend geändert.

Ritalin – eine bittere Pille

Die Situation

Wie bereits am Anfang des Buches gesagt wurde, hat die weltweite Verwendung von Ritalin drastisch zugenommen. Schon der Beipackzettel des Medikamentes, das seit 1956 auf dem Markt ist, macht einen nachdenklich und ließ mir beim Durchlesen einen kühlen Schauer den Rücken hinunterlaufen (siehe auch das Kapitel über die Nebenwirkungen von Ritalin).

Im *Suchtbericht Deutschland 1999*[96] wird »Psychostimulanzien« wie Ritalin, die eine Veränderung der Verarbeitungsprozesse im Zentralnervensystem bewirken, bescheinigt, bei oraler Einnahme »keine körperliche, jedoch eine ausgeprägte psychische Abhängigkeit zu verursachen«.

Dem Suchtbericht zufolge entsteht bei chronischem Missbrauch eine Toleranzentwicklung, die eine Steigerung der Dosis zur Folge hat, um den gewünschten Effekt zu erzielen. Reduktion oder Absetzen nach längerem Gebrauch führt »zum charakteristischen Entzugssyndrom«.

Im kritischen und fundierten Buch *Bittere Pillen*[97] wird die Leichtfertigkeit angeprangert, mit der »Mittel gegen schlimme Kinder« von Lehrern gefordert und von Medizinern verschrieben werden. Die Autoren schreiben, dass nur selten eine minimale Veränderung im Gehirn die Ursache von Verhaltens- und Lernstörungen ist, und selbst dann sollten Medikamente wie Ritalin bestenfalls eine psychologische Behandlung unterstützen, »sie jedoch keinesfalls ersetzen«.

In den USA formieren sich wie gesagt seit einigen Jahren Eltern in Initiativen gegen Ritalin, und auch etliche Autoren stehen diesem Medikament teilweise sehr kritisch gegenüber. In Deutschland herrscht oft noch eine »Ritalin-Euphorie« bei Lehrern, Eltern und Ärzten, und das Psychopharmakon wird als ähnlich harmlos wie eine Vitaminpille oder Brille als Lesehilfe eingestuft.

Skye Weintraub, Autorin des Buches *Natural Treatments For ADD And Hyperactivity*[98] kritisiert die leichtfertige Verabreichung von Ritalin und anderen Stimulanzien für Kinder angesichts der Tatsache, dass es »noch keinerlei Langzeitstudien über die Effektivität und Sicherheit dieser Drogen« gibt. »Aber zahlreiche Studien zeigen, dass eine Verbesserung der Lernleistungen, des Schulerfolges oder der Kontrolle von Wutanfällen nicht beobachtet werden konnte ... Die Organisation ›The British Columbia Chapter of the Citizen's Commission on Human Right‹ glaubt, dass Ritalin einfach die wirkliche Ursache von ADD maskiert und verwendet wird, weil es eine ›Schnellreparatur‹ darstellt.«

Wenn Ritalin abgesetzt wird, kann es nach Weintraub zu Depressionen führen, und »zahlreiche Selbstmorde sind nach dem Drogenentzug geschehen«. Der Langzeitgebrauch von Ritalin verursacht »Reizbarkeit« und »Hyperaktivität«, und ironischerweise sind dieses genau die Probleme, die das Medikament angeblich heilen soll!

Das beeindruckendste ritalinkritische Buch, das ich gelesen habe, stammt von Peter R. Breggin.[99] Er bezeichnet die großzügige Verschreibungspraxis von Ritalin als »nationale Tragödie«: »Wir zwingen Kinder, Drogen zu nehmen, die sie nicht wollen, um sie zu zwingen, in Schulen zu gehen, die sie nicht mögen.« Die Fakten über Ritalin, die Breggin in seinem 400-Seiten-Werk zusammengetragen hat, sind erdrückend. Die Regierungsbehörde »Drug Enforcement Administration« (DEA) hat anhand von mehr als 2700 Berichten Ritalin als »stark süchtig machend« eingestuft. Dennoch sind in den USA Eltern durch Gerichte gezwungen worden, ihren Kindern Ritalin zu geben!

Auch Breggin spricht von einem »großen Risiko von dauerhaften Störungen der Gehirnfunktion«, also dem Gegenteil, was Ritalin bewirken soll: eine Harmonisierung der Gehirnfunktionen! Beim »Zombie-Effekt«, den Eltern und Lehrer beklagen, werden Gefühle, Spontaneität und Vitalität unterdrückt, also gerade das, was wir an Kindern so bezaubernd finden.

Als gravierendsten Nachteil von Ritalin betrachtet Breggin die dadurch verursachte Wachstumsbehinderung auch und gerade des Gehirns. Die Produktion von einem bestimmten Wachstumshormon, Prolaktin, wird durch Ritalin gehemmt. Nach Verabreichung von Ritalin wog das Gehirn von Ratten weniger als das ihrer Geschwister, die nicht mit Ritalin behandelt worden waren.

Breggin zitiert Studien, wonach Ritalin zu Anomalien in der Gehirnstruktur führt, zu einer mangelnden Blutversorgung im Gehirn und einer Änderung seiner Biochemie. Rezeptoren von Nervenzellen bzw. für verschiedene Neurotransmitter sterben, und dieser Prozess ist wahrscheinlich nicht mehr rückgängig zu machen. Die Gehirndurchblutung nimmt unter Ritalin um 23 bis 30 Prozent ab, und es sind Schäden an Blutzellen im Gehirn und kleine Blutergüsse zu beobachten. Eine dauerhafte, irreversible Atrophie des Gehirns, das heißt ein Absterben von Gehirnzellen und eine Verkleinerung des Gehirns, ist bei 50 Prozent der Erwachsenen festzustellen, die als Kind Ritalin bekamen! Durchschnittlich hatten diese Erwachsenen eine 4 Prozent geringere Gehirnmasse als Vergleichspersonen.

Man hat festgestellt, dass Schwangere, die Ritalin nehmen, dadurch der Gehirnentwicklung ihres Ungeborenen Schaden zufügen und diese Kinder auch noch im Alter von fünfzehn Jahren weniger intelligent sind als ihre Altersgenossen. Breggin weist klar nach: »Stimulanzien korrigieren nicht ein Ungleichgewicht im Gehirn, sondern sie verursachen drastische Ungleichgewichte!«

In den USA wird mit Ritalin als »Vitamin R« an Highschools gedealt; größere Kinder kaufen es kleineren, die es auf Rezept bekommen, ab. Unter amerikanischen Teenagern ist Ritalin als Partydroge beliebt, weil es relativ preiswert und leicht zu beschaffen ist (»Billig-Koks«), wobei es bereits Todesfälle wegen Überdosierung zu beklagen gilt. Eine Million Erwachsene in den USA nehmen täglich Ritalin auf Rezept. Etliche Eltern bedienen sich aus dem Vorrat ihrer Kinder.

In Großbritannien steht man Ritalin wesentlich kritischer gegenüber als in den USA, und 1968 wurde Ritalin aufgrund seines Suchtpotenzials vom schwedischen Markt verbannt. Die Weltgesundheitsorganisation bezeichnet es als »am meisten abhängig machendes Medikament« weltweit aufgrund seines hohen Missbrauchspotenzials. Die Nebenwirkungen von Amphetaminen bei Missbrauch wie Depressionen und Paranoia sind oft schlimmer als bei Kokain. Breggin: »Das Leben der Betroffenen ist oft ruiniert.«

Erwachsene, die in die US-Armee eintreten möchten, werden abgelehnt, wenn sie nach dem zwölften Lebensjahr Ritalin genommen haben, weil die amerikanische Armee Ritalin als *mind-altering drug,* als Droge, die das Denken verändert, einstuft. Die wenigen, die aufgrund von Beziehungen doch in die Armee eintreten dürfen, sind von Tätigkeiten, die eine größere Verantwortung mit sich bringen, ausgeschlossen.

Für den Entzug empfiehlt Breggin für Kinder wie Erwachsene keine abrupten Aktionen ohne Absprache mit dem Arzt, sondern wegen der akuten Selbstmordgefahr einen allmählichen Entzug über mindestens einen Monat unter klinischer Beobachtung. Er plädiert dafür, mehr mit den Kindern zu reden, anstatt sie mit Pillen ruhig stellen zu wollen. »Jedes Mal, wenn wir ein Kind unter Drogen setzen, entscheiden wir uns für unsere Bequemlichkeit und unseren Seelenfrieden auf Kosten der wirklichen Bedürfnisse des Kindes. Es ist unethisch, ein Kind für unsere eigene Bequemlichkeit unter Drogen zu setzen. Es ist falsch, die Gehirnfunktion eines Kindes zu verzerren, um das Verhalten des Kindes ›zu verbessern‹.«[100] Dies sollte nach Breggin profunde spirituelle, philosophische und ethische Fragen über uns als Erwachsene provozieren und darüber, wie wir die Kinder, die uns anvertraut sind, betrachten: »Während Elternschaft und der Lehrerberuf wahrscheinlich die anstrengendsten Jobs auf der ganzen Welt sind, gehören sie auch zu den erfüllendsten – wenn wir uns ihnen voll hingeben mit der Absicht, die Art von Erwachsener zu werden, die unser Kind wirklich braucht.«[101]

Wie wirkt Ritalin?

> »Wenn ein Elternteil ein Kind zwänge, Alkohol zu trinken oder ein Beruhigungsmittel zu nehmen, im irrigen Glauben, dass dies ›chemische Ungleichgewichte‹ im Gehirn des Kindes heilen würde, würden wir nicht zögern, den Eltern das Kind zu entziehen. Und doch werden Millionen Kinder gezwungen, bewusstseinsverändernde Drogen zu nehmen im gleichermaßen irrtümlichen Glauben, dass Depressionen und andere Geisteskrankheiten biologisch verursacht sind, für den es keinen Funken eines wissenschaftlichen Beweises gibt.« Keith Hoeller

Der Begriff *phármakon* heißt auf Griechisch sowohl »Heilmittel« als auch »Zauber-, Liebestrank«. Stimulanzien sind Mittel, die einen wichtigen Körperteil oder ein Organ stimulieren. Körperfunktionen werden beschleunigt und das Gefühl von Energie erzeugt. Koffein ist zum Beispiel ein mildes Aufputschmittel. Amphetamine wurden im Zweiten Weltkrieg von Soldaten aller Parteien als stimulierende Droge genutzt, um für den Kampf zusätzliche Energie und Wachsamkeit zu gewinnen. Der Appetit wird unterdrückt, und der Energiepegel bleibt hoch. Bei hyperaktiven Kindern putschen Amphetamine wie Ritalin nicht auf, sondern beruhigen eher.

Ritalin ist seit 1956 auf dem Markt und damit fast so alt wie die Autorin dieser Zeilen. Eigentlich sollte man meinen, dass die Wirkung eines Medikamentes gründlich erforscht wird, bevor es auf den Markt kommt. Dies ist jedoch nicht der Fall. Im Beipackzettel des Herstellers Ciba-Geigy (bzw. Novartis) heißt es: »Ritalin ist ein mildes Stimulans für das zentrale Nervensystem. Die Art und Weise, wie Ritalin im Menschen wirkt, wird noch nicht ganz verstanden, aber Ritalin aktiviert vermutlich das Stammhirn und den Kortex, um einen stimulierenden Effekt zu erzielen. Es gibt keinen spezifischen Beweis, der die Mechanismen nachweist, wie Ritalin mentale und verhaltensmäßige Effekte auf Kinder hervorruft, noch gibt es einen überzeugenden Nachweis darüber, wie diese Effekte in Beziehung zum zentralen Nervensystem stehen.« Nichts Genaues weiß man also nicht. Das Papier gibt eine ähnlich »aufklärende« Auskunft über ADHD: »Eine spezifische Ätiologie dieses Syndroms ist unbekannt, und es gibt keinen einzigen Diagnose-Test.«

Psychostimulanzien sind Aufputsch- und Dopingmittel. Bereits 1937 fand man heraus, dass eine kleine Dosis Amphetamine ausreicht, um Kinder mit störender Lebendigkeit zum Stillsitzen zu bringen. Diese Ruhigstellung mit Aufputschmitteln gilt als paradox und therapeutisch. Chemisch ist Ritalin sehr eng verwandt mit Kokain, allerdings lässt die Wirkung von Kokain im Gehirn schneller nach. Die Wirkungsweise von Psychostimulanzien wie Methylphenidat oder Ritalin ist noch ungeklärt. »Möglicherweise wird durch eine Erhöhung des synaptischen Widerstands die Funktion des Zwischenhirns und der Formatico reticularis beeinträchtigt.«[102] Letztere ist ein Nervenmaschenwerk, das sich durch den gesamten Hirnstamm zieht und unter anderem Sinneswahrnehmungen und den Grad der Bewusstseinshelligkeit beeinflusst.

Ritalin gleicht in seinem Wirkungsbild dem Amphetamin und »muss deshalb ähnlich vorsichtig verwendet werden«.[103] Die Wirkung von Ritalin auf das Gehirn von Kindern und Jugendlichen: »Routinearbeit macht mehr Spaß, Widerwärtigkeiten prallen eher ab.« Einem erhöhten Selbstgefühl und der subjektiv erlebten Steigerung geistiger Leistungen steht jedoch keine entsprechende Mehrleistung gegenüber, die einer kritischen Betrachtung standhält. Was gelernt wird, wenn Ritalin auf das Nervensystem einwirkt, kann nur erinnert werden, wenn dasselbe Pharmakon wieder im Nervensystem vorhanden ist.

»Die Tatsache des drogenabhängigen Lernens und Vergessens ist zweifelsfrei bewiesen.« Besonders verheerend kann die Kombination von Stimulanzien und Alkohol wirken: Sie provoziert vielfach sinnlose Aggressivität. Diese Kombination wird manchmal in Nachtlokalen als *pep pills* angeboten und spielt »eine unheilvolle Rolle in der Bandenkriminalität Jugendlicher«.

Ritalin, Amphetamine und Kokain rufen wie gesagt eine Stimulierung der Dopaminproduktion hervor. Die Stimulierung des Dopaminsystems wird als Ursache für einen Zustand der Euphorie angesehen, ein »künstliches Hoch« (Breggin). Nach der Stimulierung durch Ritalin entsteht ein relativer Aktivitätsverlust im Dopaminsystem, und man nimmt an, dass dies eine Sucht und das verzweifelte Verlangen nach mehr dieser durch die Droge hervorgerufenen Stimulierung zur Folge hat. Während Kinder aufgrund einer Toleranzentwicklung weniger Wirkung durch Ritalin spüren, können sich einige Nebenwirkungen verschlimmern.

»Ich mag die blöden Pillen nicht« – wie Kinder Ritalin finden

»Leute sollten mit Kindern reden und ihnen nicht einfach Pillen geben.« Das sagt David, 16, der Antidepressiva bekam, weil er stundenlang nicht aus seinem Zimmer gekommen war, nachdem seine alkoholkranke Mutter die Familie verlassen hatte. »Sie dachten, ich hätte Depressionen. Ich glaube, ich war einfach nur unglücklich.« Ein anderer Junge: »Ritalin machte mich geistesabwesend und unlebendig. Meine Mutter meinte, dass ich nicht mehr ihr Junge sei, und gab mir nach zwei Wochen kein Ritalin mehr.«[104]

Die Befürworter von Ritalin interessiert offenbar nicht, wie Kinder über die Einnahme des Stimulans denken oder fühlen, und dasselbe trifft wohl auch für die meisten Ärzte und viele Eltern zu. Denn in kaum einer Studie über Ritalin finden die Gefühle und Ansichten von den betroffenen Kindern Erwähnung. Kein Wunder, dass zwischen 10 und 33 Prozent der Kinder sich weigern, Ritalin zu nehmen, und dem Arzt oft Geschichten erzählen und die Einnahme nur vortäuschen. Man spricht von fehlender »Compliance«.

Das Institut für Kindliches Verhalten und Kindliche Entwicklung an der Universität Illinois untersuchte die Gefühle von Kindern, die Ritalin nahmen, und die Ergebnisse waren schockierend. Die allermeisten mochten Ritalin nicht, viele hassten das Medikament sogar, aber logen ihren Arzt über die Einnahme und ihre Einstellung an. Nur 29 Prozent der befragten 52 Kinder hatten eine »positive« oder neutrale Haltung zu Ritalin. 42 Prozent »hassten« die Pillen oder »mochten sie nicht«. Sechs Kinder klagten über depressive Gefühle wie »keine Lust zu spielen«, »es macht mich traurig«, »ich lächele nicht mehr«, »ich habe zu nichts mehr Lust«. Sieben beschrieben ein Gefühl, wie auf Drogen zu sein, wie Benommenheit, »spacy« zu sein, oder »es übernimmt die Kontrolle über mich«. Zehn der Kinder berichteten negative Veränderungen ihrer Persönlichkeit wie: »Ich fühle mich wie ein Baby« oder »Ich fühle mich nicht mehr wie ich selber.« Eines der Kinder berichtete über einen Rebound-Effekt, es fühlte sich »wild«, wenn die Wirkung von Ritalin nachließ.[105]

Die meisten der befragten Kinder erzählten über negative psychische Reaktionen unter Ritalin-Einnahme. Viele erlebten unerwünschte körperliche Symptome wie Schlaflosigkeit, Gewichtsabnahme und Magenschmerzen. Sechzehn der Kinder empfanden die Einnahme von diesem Stimulans als »eine Quelle von Scham und Peinlichkeit« für sie.

Peter Jensen ist Vorsitzender vom NIMH (National Institute for Mental Health), einer US-Organisation zur Förderung von mentaler Gesundheit. Auch er untersuchte die Einstellung von Kindern zu Ritalin und veröffentlichte die Untersuchungsergebnisse unter dem Titel »Why Johnny Can't Sit Still: Kids' Ideas On Why They Take Stimulants« (Warum Johnny nicht still sitzen kann: Ideen von Kindern darüber, warum sie Stimulanzien nehmen) in *Science News*. Die Forscher stellten fest, dass die Kinder in ihrer Persönlichkeitsentwicklung zurückgeblieben waren und kein »Über-Ich« entwickelt hatten. Das Ergebnis: Die Kinder entwickelten zu wenig Selbstwertgefühl, dachten, sie seien »schlecht« und »böse«, und hatten das Gefühl, man gebe ihnen Ritalin, um sie zu »kontrollieren«.[106]

Kate Clark, Sozialarbeiterin an einer Grundschule in Illinois, interviewte für ihre Doktorarbeit zwanzig Kinder über ihre Erfahrungen, die mit ADHD diagnostiziert und anschließend mit Ritalin behandelt wurden. Viele Kinder fragten sich, was die Langzeiteffekte der Ritalin-Einnahme sein würden, und befürchteten zum Beispiel, zu wenig zu wachsen. Die meisten berichteten, dass sie müde und antriebsarm wurden. »Wenn ich Ritalin genommen habe, habe ich zu nichts mehr Lust.« – »Ich bin viel müder und zu faul, viel zu machen.« Ein Kind klagte darüber, seine »Power verloren zu haben«. Ein Kind beschwerte sich über Herzklopfen nach Ritalin-Einnahme und über einen »Überschuss von Energie«, gefolgt von Müdigkeit. Ritalin scheint die Energie für spontane Handlungen zu drosseln und normales spontanes Verhalten zu verflachen. Fünf Kinder dachten, dass Mitschüler sie als »dumm«,

»verschroben« oder »kränklich« ansehen würden. Einige erzählten, dass sich andere Kinder über sie lustig gemacht hätten.[107]

Den allermeisten Kindern gefiel es nicht, wenn Spielkameraden von ihrer Ritalin-Einnahme wussten. Oft war ihr Selbstbewusstsein und ihre Selbständigkeit angeschlagen. »Ich fühle mich merkwürdig, weil ich eine Pille brauche, um mich unter Kontrolle zu halten. Ich bin wohl krank. Ritalin zu nehmen, ist nichts, worauf man stolz sein kann.« Die meisten Kinder fühlten sich abhängig von ihrer täglichen Dosis. Dadurch erlebten sich die Kinder als hilf- und machtlos. Viele blickten mit Angst in die Zukunft und machten sich Sorgen, ob sie für den Rest ihres Lebens Ritalin nehmen müssten, oder machten sich Sorgen über eine Zukunft ohne Drogen. Kate Clark hatte einige der befragten Kinder schon vorher in ihren Beratungsstunden, in denen sie ihrer negativen Einstellung gegenüber Ritalin nie Luft gemacht hatten. Sie schloss daraus, dass Kinder spezifisch und liebevoll auf dieses Thema angesprochen werden müssen, um darüber zu reden.

Heutzutage sind Studien wie die zitierten noch seltener geworden. Breggin: »Professionelle und Eltern haben sich in einer unglücklichen Allianz zusammengefunden, um sich die Absolution für irgendwelche psychologische, soziale oder spirituelle Verantwortung für das Wohlbefinden der Kinder zu erteilen. Stattdessen verlassen sie sich auf Diagnosen und Drogen. Diese Einstellung schadet nicht nur dem Kind, sondern raubt auch Professionellen und Eltern die tiefe Befriedigung, die als Belohnung wartet, wenn man sich darum bemüht, die Situation eines Kindes zu verstehen und dafür zu sorgen, dass die Bedürfnisse von Kindern erfüllt werden.«[108]

Der Psychologe David Keirsey warnte schon 1988: »Die Leute, die Chemotherapie für Unaufmerksamkeit und zappeliges Verhalten verschreiben, haben keinerlei Idee davon, wie schädigend dies ist... Was mentale Effekte betrifft, kommt das Kind dazu, sich als eine fehlerhafte, krankhafte Person anzusehen, aber dies ist den Verschreibern ziemlich egal.«[109] Die irrige und entmutigende Ansicht, das Gehirn eines Kindes sei bei ADHD »kaputt« wie die Bremsen eines Autos, wird auch in solchen Büchern wie *Putting on the Brakes* (Installier Bremsen) von Patricia Quinn verbreitet. Die Autorin: »Du bist wie ein Auto ohne Bremsen, das den Berg hinunterfährt. Du hast eine gute Maschine, mit großer Denkkraft, und einen guten starken Körper, aber *keine Bremsen.*«

Es ist sehr unsensibel von Experten wie Patricia Quinn, Kinder mit seelenlosen Autos zu vergleichen, und dann noch mit fehlerhaften, und ihnen zu suggerieren, dieses Manko würde sie ihr Leben lang begleiten. Die Kinder fühlen sich dadurch stigmatisiert und somatisiert und werden auch so von ihrer Umgebung wahrgenommen. Viele Befürworter der ADHD-Diagnose und der Verschreibung von Ritalin lassen eine Zuneigung für Kinder und einen Respekt ihnen gegenüber vermissen.

Doch gerade Aufmerksamkeit, Zuwendung, Liebe, Verständnis sowie emotionale und spirituelle Unterstützung sind das, was diese Kinder statt Pillen dringend brauchen.

Die Nebenwirkungen von Ritalin

> »*Dem Gericht ist die persönlichkeitszerstö-
> rende Wirkung von Psychopharmaka be-
> kannt, wenn diese nachhaltig und über einen
> längeren Zeitraum eingenommen werden.*«
>
> Oberlandesgericht Hamm v. 21. 9. 1981,
> AZ 3 U 50/81 OLG Hamm

Am 15. August 2000 hieß es in der *Bild am Sonntag* in einem
Artikel »Was den Zappelphilipp ruhiger macht« zu ADS:
»Glücklicherweise ist die moderne Medizin heute in der Lage,
das Problem in den Griff zu bekommen. Dr. Stollhoff (Psycho-
login am Kinderneurologischen Institut Hamburg): ›Moderne
Amphetaminpräparate sorgen dafür, dass das Dopamin im Gehirn nicht so schnell abgebaut wird.‹« Kein Wort über Neben-
wirkungen, unter anderen der, dass der Dopaminvorrat durch
Überstimulierung mit der Zeit erschöpft ist und das Problem –
Aufmerksamkeitsstörungen, mangelnde Impulskontrolle und
Hyperaktivität – nach Absetzen von Ritalin meist gravierender
ist als vor der Einnahme. Langfristige Nebenwirkungen sind
pikanterweise Reizbarkeit und Nervosität. Im Artikel findet
sich auch kein Hinweis auf kurzfristige Nebenwirkungen wie
Einschlafprobleme, erhöhter Blutdruck oder Appetitlosigkeit.
Deshalb schrieb ich einen Leserbrief an die Zeitung, mit dem
ich auf diese Gefahren aufmerksam machen wollte.

Alle Medikamente haben Nebenwirkungen, es gibt kein
nebenwirkungsfreies Medikament.

Der Kinderarzt Robert S. Mendelsohn schreibt in einem sehr
lesenswerten Buch *Wie Ihr Kind gesund aufwachsen kann...
auch ohne Doktor,*[110] dass ein großer Enthusiasmus für Medikamente und medizinische Technologie unter Ärzten herrscht.
»Die Nebenwirkungen vieler Medikamente sind gefährlicher
als die Krankheiten, die durch sie geheilt werden sollen.« Men-

delsohn weiß, wovon er redet, weil er nicht nur eine Praxis für Kinderheilkunde führt, sondern lange Jahre selbst Kinderärzte ausgebildet hat. Sein Fazit ist eindeutig: »Mindestens 90 Prozent der von Kinderärzten verschriebenen Arzneimittel sind unnötig und stellen ein großes Risiko für das Kind dar, das sie einnimmt. Alle Medikamente sind giftig und schon an sich gefährlich.«

Eine schädliche »Nebenwirkung« der Verschreibung von Ritalin wie auch anderer Medikamente besteht darin, dass über die wirklichen Ursachen des Problems nicht mehr nachgedacht und geforscht wird. Das Problem ist sozusagen das Kind selber.

In der Fernsehsendung »Ritalin – Kinder in Gefahr«, ausgestrahlt von »Arte« im September 2000, wurde der Fall »Mathew Smith« zur Sprache gebracht, einem Jugendlichen aus Michigan, der am 21. März 2000 mit vierzehn Jahren starb, nachdem er beim Skateboardfahren das Bewusstsein verloren hatte und in die Notaufnahme eingeliefert worden war. Dr. Dragowitch vom Royal-Oak-Hospital obduzierte sein Herz und traute seinen Augen nicht. »Sein Herz sah aus wie das eines Dreißigjährigen, der an einer Überdosis Kokain gestorben ist.« Im Nachhinein erfuhr der Arzt, dass Mathew seit acht Jahren Ritalin genommen hatte. Die Veröffentlichung dieses Obduktionsbefundes rüttelte viele betroffene Eltern in den USA auf, mit dem Ergebnis von Hunderten von Klagen gegen Ärzte und die Elterninitiative Ch.A.D.D., die Ritalin verharmlost.

Als das Medikament in den USA zugelassen wurde, reichten der Anerkennungsbehörde FDA vier- bis sechswöchige Studien an Kindern, um eine Zulassung auszusprechen. Viele Nebenwirkungen stellen sich aber erst nach einer längeren Einnahme ein.

Einige Ärzte empfehlen Eltern, den Beipackzettel von Ritalin nicht zu lesen, um sie nicht zu beunruhigen. Eine »Vogel-Strauß-Politik« ist angesichts der Nebenwirkungen von Ritalin aber in keiner Weise angebracht.

Wenn Sie Ihrem Kind bisher Ritalin gaben oder noch immer geben, möchte ich Ihnen mit diesem Buch keine Schuldgefühle verursachen. Schuldgefühle helfen niemandem. Dieses Buch möchte Sie allerdings über die Gefahren von Ritalin aufklären, was eigentlich Aufgabe des Arztes sein sollte, und ihnen gesündere und ursächlich wirkende Alternativen aufzeigen, damit Sie in Zukunft einen besseren Informationsstand haben und sich eventuell für andere Möglichkeiten entscheiden. Was die eigentliche Aufgabe der Ärzte wäre, nämlich die Aufklärung über Risiken von Medikamenten, findet oft gar nicht oder nur sehr unzureichend statt.

Als kurzfristige Nebenwirkungen, die auch schon im Beipackzettel von Ritalin angegeben sind, treten unter anderem Appetitverlust, Tics, Sehstörungen, Schlafstörungen, Bauchschmerzen, Herzrasen oder erhöhter Blutdruck auf.

Die folgenden Zeilen sind der offiziellen Verschreibungsinformation über potenzielle Nebenwirkungen für Ärzte entnommen: »Nervosität und Schlaflosigkeit sind die häufigsten negativen Reaktionen, doch sie lassen sich gewöhnlich in Schranken halten, wenn die Dosis verringert und das Medikament nachmittags und abends nicht mehr genommen wird. Zu den anderen Reaktionen gehören Überempfindlichkeit (einschließlich Hautausschlägen), Nesselsucht, Fieber, Gelenkschmerzen, Schälrötelsucht, Erythema exsudativum multiforme (eine akute entzündliche Hautkrankheit) mit Zerstörung der Blutgefäße und Purpura thrombocytopenica (schwere Blutgerinnungsstörung), Appetitlosigkeit, Übelkeit, Schwindelgefühle, Herzklopfen, Kopfschmerzen, Dyskinesie (Hemmung der willkürlichen Muskelbewegung), Schläfrigkeit, Blutdruck- und Pulsveränderungen sowohl nach oben als auch nach unten, Tachykardie (stark beschleunigte Herztätigkeit), Angina pectoris (krampfhafte Anfälle extremer Herzschmerzen), Pulsarrhythmie, Bauchschmerzen, Gewichtsverlust bei Dauerbehandlung. Bei einigen wenigen Patienten trat das Tourette-Syndrom (motorische Erkrankung mit blitzartigen Zuckungen) auf. Eine Psychose wurde bei einigen Patienten, die dieses Medikament nehmen, festgestellt, bei anderen Leukopenie (herabgesetzte Leukozytenzahl) und/oder Anämie, einigen fielen die Kopfhaare aus. Bei Kindern können Appetitlosigkeit, Bauchschmerzen, Gewichtsverlust (bei Dauerbehandlung), Schlaflosigkeit und Herzjagen häufiger vorkommen, doch jede der anderen negativen Reaktionen, die oben aufgeführt sind, können auch eintreten.«[111]

Ritalin kann bei Kindern, die keine Familiengeschichte dieser neurologischen Krankheit haben, das Tourette-Syndrom verursachen. Die Betroffenen haben spasmische Zuckungen und schreien unkontrolliert Schimpfwörter und Flüche aus. In den USA hatte früher ein Kind pro 200 000 das Tourette-Syndrom, nun ist der Anteil auf eins pro 200 Kinder gestiegen, seit Ritalin in großem Umfang verschrieben wird.[112] In der »Roten Liste« wird vor einigen unerwünschten Auswirkungen im zentralnervösen Bereich bei der Verabreichung vom Psychostimulans Ritalin an Kinder gewarnt: vor Kopfschmerzen und Erhöhung der Krampfbereitschaft, Schlaflosigkeit und Müdigkeit, einzelner Entzündungen oder Verschleiß von Hirngefäßen. Ferner wird von Benommenheit unter Ritalin berichtet, Sehstörungen, Gelenkschmerzen, Haarausfall, EEG-Veränderungen, epileptischen Anfällen, Konzentrationsmangel, Kopfschmerzen, Nervosität, Kribbelgefühlen, Schädigung der Herzkranzgefäße, Angina-Pectoris-Anfällen mit Spasmen, Lethargie, Nägelbeißen, Geräuschempfindlichkeit, Albträumen und in einzelnen Fällen Gehirnblutung mit Dauerschäden oder tödlichem Ausgang.[113] Bei mindestens jedem fünften Kind ist mit Schlaflosigkeit zu rechnen. Alle diese Nebenwirkungen können schon nach kurzer Zeit und bei niedrigen Dosen auftreten. Im Tierversuch rennen Tiere unter Ritalin vermehrt in den Käfigen herum und zeigen eine gesteigerte Motorik sowie Fress- oder Nagelust. Bei höheren Dosen tritt eine Lähmung ein.

Es handelt sich hier um die Informationen, die der Hersteller laut Gesetz den Ärzten mitteilen muss, aber nicht den Patienten bzw. deren Eltern. Mendelsohn rät daher Eltern, die von Ärzten, Lehrern oder professionellen Beratern zu einer medikamentösen Therapie gedrängt werden: »Lehnen Sie den Rat rundweg ab. Die Behandlung bringt Ihrem Kind weder einen Vorteil, der die Risiken lohnt, noch sind diese im Hinblick auf die Tatsache zu verantworten, dass dem Lehrer dadurch der Ärger mit einem vorlauten, zappeligen Kind erspart bleibt.«

Kinder unter Ritalin können ständig müde sein, stets ein Bedürfnis nach Schlaf zeigen – mit der Unfähigkeit, zu schlafen –, und sie können in einem Zustand von »gehetzter« körperlicher Aktivität und Unruhe sein. Einige Kinder sind unter Ritalin oder bei dessen Absetzen selbstmordgefährdet. Viele Psychiater machen eine Fehldiagnose, was diese Symptome betrifft, und sprechen von einer »zugrunde liegenden Geisteskrankheit, die jetzt an die Oberfläche kommt«, statt von den gefährlichen Auswirkungen der Ritalin-Einnahme und des Ritalin-Entzugs.

Ritalin steht in Verdacht, Herzanfälle mit Todesfolge bei Kindern zu verursachen. Es erhöht den Blutdruck und kann zu Herzrhythmusstörungen führen, und die Gefahr besteht, dass

Kinder auf Ritalin während anstrengenden Spiels an Herzstillstand sterben. Ritalin setzt die Krampfschwelle herab; das heißt, dass Kinder ohne epileptische Vergangenheit epileptisch werden können. Epileptische Anfälle können bleibende Gehirnschäden verursachen.[114] Ritalin kann auch bestehende Epilepsie verschlimmern.

Eine langfristige Einnahme von Ritalin ist ein relativ neues Phänomen. Es gibt wie gesagt keine verlässlichen Langzeitstudien. Es ist völlig ungeklärt, wie Ritalin die Nieren, Leber, Herzen oder das Immunsystem unserer Kinder beeinträchtigt! 20 Prozent der Kinder erhalten Ritalin länger als sechs Jahre. »Die Langzeitstudien werden gerade jetzt, mit unseren Kindern durchgeführt, ohne dass die Kinder oder Eltern sich dessen bewusst sind.«[115] Mary Ann Block kritisiert, dass Kinder ständig Ritalin und andere legale Drogen nehmen müssen, wenn die Ursachen ihrer Probleme nicht korrigiert werden. »Wir dürfen diese Kinder nicht ein Leben lang mit dieser Art von Drogen behandeln. Wir wissen nichts über ihre Langzeitfolgen. Und die Drogen wie Ritalin lösen nicht das Problem.«[116]

Als Entzugssymptome können auf der körperlichen Ebene Magen-Darm-Störungen und Schlafstörungen auftreten sowie Erschöpfung, Herzrasen und Zitterigkeit.[117]

Die bekannten Nebenwirkungen von Ritalin auf der emotional-mentalen Ebene schließen Nervosität, Selbstablehnung, Verwirrung, Anspannung, Unruhe, visuelle und akustische Halluzinationen, Verschlimmerung von Schizophrenie, paranoide Wahnvorstellungen, Psychosen, bizarres Verhalten, Projektionen, Trägheit, Angriffslust, Aggressivität, Gemütsflachheit, zwanghaftes Sprechen, Besorgnis, Störung der Traumphasen, erhöhte Euphorie, Depressionen, Ängstlichkeit, sozialen Rückzug, Reizbarkeit, Introvertiertheit, einen

Mangel an positiven Affekten und psychotische Symptome ein. »Die psychopharmakologische Dämpfung erschwert den psychischen und geistigen Reifungsprozess der behandelten Kinder.«[118] Forscher beschreiben negative intellektuelle und soziale Konsequenzen der behandelten Kinder. Das Selbstwertgefühl wird herabgesetzt, weil die Kinder nicht sich selbst, sondern dem Medikament Erfolge im Verhalten oder bei schulischen Leistungen anrechnen. Viele Kinder sind unter der Wirkung von Ritalin ichbezogener, sozial isolierter und weniger kommunikativ. Bei fortgesetzter Behandlung verschlechtert sich das soziale Verhalten der Kinder nach Auskunft von Walter Eichlseder, Münchner Kinderarzt, zusehends.

Herbert Rie von der Ohio State University in Chicago beschreibt die emotionale Gleichgültigkeit ritalinbehandelter Kinder und schließt, dass Ritalin keine geeignete Behandlung für Lernprobleme darstellt. Er sieht sogar eine Gefahr: »In diesem Sinn kann die Medikamenteneinwirkung die Lernprobleme verdecken und die Wahrscheinlichkeit erhöhen, dass man sie ignoriert.«[119] Eltern und Lehrer werden der Verantwortung enthoben, an einer möglicherweise problematischen Situation für das Kind etwas zu ändern.

Oft treten Symptome wie Aggressivität, extreme Unruhe und Weinerlichkeit erst auf, wenn die Wirkung von Ritalin nach etwa vier Stunden nachlässt, als so genannter »Rebound-Effekt«. Kinder erleben dann oft Stimmungsschwankungen, Reizbarkeit sowie ausgeprägtere Hyperaktivität und Konzentrationsprobleme als vor der Ritalin-Einnahme. Viele Eltern geben ihren Kindern in ihrer Verzweiflung abends noch eine Dosis Ritalin, wodurch die Kinder oft bis nach Mitternacht wach bleiben und durch Übermüdung auf die Dauer stimmungsmäßig labil und nervenschwach werden.

Es gibt auch Untersuchungen, die belegen, dass Ritalin die

individuelle Kreativität und Spontaneität einschränken kann. Dieses Phänomen wird auch von Erwachsenen berichtet, die in kreativen Berufen wie Schriftsteller oder Seminarleiter arbeiten: »Viele berichten, dass ihr Leben organisierter und ihr Arbeitstag leichter wurde, wenn sie Ritalin nahmen, aber dass ihre Kreativität auszutrocknen schien.«[120]

Es gibt bei einigen der Kinder, die Ritalin nehmen, ernsthafte emotionale Probleme wie Schimpftiraden, »methylphenidat-induzierte Manien« sowie »methylphenidat-induzierte Wahrnehmungsstörungen« wie Käfer auf der Lampe oder Geister im Schlafzimmer. Diese Nebenwirkungen treten vor allem bei Hochdosierungen auf, die leider auch bei uns immer mehr in Mode kommen, nach dem Motto »viel hilft viel«. Bei etwa 19 Prozent der Kinder, die Ritalin nahmen, traten Lethargie auf, bei 0,5 Prozent Psychosen (das sind bei einer Million Anwender immerhin 5000 Kinder!), bei 8,7 Prozent Depressionen, bei mehr als 10 Prozent Stimmungsschwankungen, und es liegen mehr als fünfzig Berichte vor, nach denen Kinder unter Ritalin-Einnahme selbstmordgefährdet waren.[121]

Vermutlich ist ein Teil der Nebenwirkungen auf der psychischen Ebene auf die größere Häufigkeit der Abnormalitäten im Gehirn unter Einnahme von Ritalin zurückzuführen, und auf den verstärkten Verbrauch von Botenstoffen wie Dopamin und Serotonin.

Viele Kinder sind unter Ritalin-Einnahme sehr unterwürfig und weinerlich. Sie sind wie gesagt nicht mehr spontan und begeisterungsfähig. Kinder unter Ritalin haben oft ihre Lebensfreude verloren, sie sind weniger glücklich als ihre Altersgenossen, und sie lächeln und lachen seltener. Man hat eine Verflachung der Gefühle, ein Absterben von Neugier, einen Verlust von Humor und Vergnügen beobachtet.

Dr. Breggin stellt die Frage, ob die Unterdrückung von Gefühlen und Spontaneität eine Nebenwirkung oder der Haupteffekt von Ritalin ist. »Hat Ritalin nur seinen ›therapeutischen‹ Effekt, indem es verschiedene Grade von roboterhafter Konformität erzeugt?«[122]

Es sind bereits Psychosen nach Ritalin-Einnahme bekannt geworden. Das Beispiel eines achtjährigen Jungen wurde im *Kinderarzt*[123] ausführlich vorgestellt: Mit fünf Jahren wurde von der Kinderärztin die Diagnose »hyperkinetisches Syndrom« gestellt. Mit sieben Jahren bekam er Ritalin verschrieben. Mit acht Jahren und zehn Monaten zeigte der Junge folgendes Verhalten: »Er zieht sich eine Plastiktüte über den Kopf, er möchte bewusst ersticken, schlägt mit dem Kopf vor die Wand, zwängt den Kopf durch die Gitterstäbe des Bettes, schlägt sich vor Wut mit den Fäusten an den Kopf, spuckt andere Kinder an. Sobald Spielzeug beschädigt wird, bekommt er Wutanfälle. Hat nachts Albträume, erzählt von Horrorfilmen« (Arztbrief). Mit neun Jahren zeigte der Junge Rückzugstendenzen ins Bett, er neigte zum Vor-sich-hin-Reden, Kleinkindverhalten beim Essen und zum Weinen. Er nässt und kotet sich oft ein. Das Absetzen von Ritalin bewirkte keine Verhaltensänderung, was auf eine irreversible Psychose hinweist. »Ich bin schuld, deshalb muss ich sterben«, sagte er mehrmals und tat so, als hacke er sich mit der Hand vom Hals bis zum Oberschenkel in Scheiben. Er nahm ein Buch und schlug damit eine fiktive Fliege tot. Den Donner eines nahenden Gewitters hielt er für Flugzeuge, die einem Tyrannen gehören und die ihn vernichten wollten. Der Junge behielt seine Psychose mit paranoid-halluzinatorischen Symptomen über den Beobachtungszeitraum bis zu seinem dreizehnten Lebensjahr bei.

Als eine der schwersten seelischen Nebenwirkungen von Ritalin könnte man die Tatsache betrachten, dass Kinder an ihrem eigenen Selbstwert und ihrer eigenen Kraft zweifeln, Ritalin sie auf subtile Art demoralisiert und sie daran hindert, ihr volles Potenzial auszuleben.

Ritalin aus spiritueller Sicht

Wie wirkt Ritalin auf die spirituelle Entwicklung von Kindern? Da es hierzu keine objektiven Messinstrumente und auch in der Literatur so gut wie keine Hinweise darüber gibt, war ich beim Schreiben dieses Kapitels auf die Berichte von Eltern, auf Erfahrungen älterer betroffener Kinder und auf meine eigene »Innenschau« sowie die meditative Erarbeitung des Themas durch Freundinnen angewiesen, die wie ich seit vielen Jahren meditieren und mit höheren Bewusstseinsebenen in Kontakt sind.

Im Kapitel über die Indigo-Kinder habe ich Sie eingeladen, den Rahmen der Wahrnehmung von Kindern mit ADS weiter zu spannen und sich für die Möglichkeit zu öffnen, dass diese Kinder keine Problemkinder sind, sondern Boten einer Welt von morgen, die mit einer besonderen Mission zur Transformation des Bewusstseins auf unseren Planeten gekommen sind.

Wie gesagt hat das Bild, das wir uns von Menschen machen, die Tendenz, sich zu verwirklichen. Unsere Einstellung bestimmt unsere Erfahrung. Betrachten wir Kinder als Last, sind belastende Erfahrungen mit ihnen programmiert. Entscheiden wir uns, sie positiv, als »Lust«, wahrzunehmen, erleben wir viel Erfreuliches mit ihnen. Eine junge Mutter gab mir einmal den Rat: »Entscheide dich, deine Kinder als Lust, nicht als Last zu sehen.«

Im Gedicht von Khalil Gibran am Anfang dieses Buches heißt es über Kinder: »Ihre Seelen wohnen im Haus von morgen, das ihr nicht besuchen könnt, nicht einmal in euren Träumen.« Kinder sind in meinen Augen spirituelle Wesen, oft alte Seelen mit einem kleinen Körper. Wenn wir sie mit ihrem Körper identifizieren, werden wir ihnen nicht gerecht. Oft werden aber Kinder von Eltern, Betreuern und Lehrern als »unfertige Erwachsene« betrachtet oder als »Gefäße«, denen man nur das richtige Wissen eintrichtern muss. Dieses Menschenbild ist begrenzt und damit falsch.

Wir bestehen aus verschiedenen Frequenzen von Energie, sind also Energiewesen: $E = mc^2$. Alles ist Energie. Die körperliche Ebene ist die langsamste Frequenz von Energie, aus der wir bestehen. In der nächsthöheren Frequenz von Energie bestehen wir aus der emotionalen Ebene. Dann kommt als noch feinere Schwingung von Energie die mentale Ebene, auf die wiederum als nächsthöhere Frequenz die intuitive Ebene folgt. Wenn wir in Kontakt mit unserer Intuition sind, lassen wir uns inspirieren, von höheren Ebenen geistig befruchten. Je mehr wir mit der intuitiven Ebene in Kontakt sind, desto mehr tun wir automatisch das Richtige zur richtigen Zeit und lassen das Falsche. Unser Leben kommt immer mehr in Fluss.

Wir bestehen aus Körper, Seele – Gedanken und Gefühlen – und Geist. Viele Menschen wissen nicht, dass wir auch aus Geist, Spiritualität bestehen und dass es unsere Aufgabe im Leben ist, uns spirituell zu entwickeln. Wenn wir diese spirituelle Ebene im Kind nicht sehen, können wir seine Entwicklung nicht ganzheitlich fördern. Ein Mensch ist nur in Harmonie, wenn seine Bedürfnisse auf allen Ebenen befriedigt werden und er sich ganzheitlich entfalten kann.

Im bereits genannten Buch *Die Indigo-Kinder* heißt es, dass oft gerade die »Schlaumeier« als Problemkinder betrachtet werden, »die ganzheitlich besser ausgestattet sind als unsere Schulen«. Viele »Ganzheitlich-Kinder« sind kleine Philosophen, die sich über den Sinn des Lebens Gedanken machen und über Möglichkeiten, unseren Planeten zu retten. Aus Unkenntnis und Bequemlichkeit ersticken wir oft die Begabungen und Kreativität dieser Kinder.

In der Literatur über ADS habe ich nur wenige Hinweise auf die spirituelle Ebene gefunden und so gut wie keinen darauf, wie eine medikamentöse Behandlung, zum Beispiel mit Ritalin, die spirituelle Entwicklung von Kindern beeinträchtigt. Dass Kinder, die Ritalin nehmen, weniger glücklich, enthusiastisch und spontan sind, wurde bereits gesagt. »Enthusiastisch« heißt »von göttlicher Energie beseelt sein«.[124] Kinder unter Ritalin lachen selten, und wenn das Stimulans nicht mehr wirkt, kommt es zu Depressionen oder Ängsten.

Indigo-Kinder, die zu einem hohen Prozentsatz mit ADS diagnostiziert werden, verstehen nicht, dass man aus anderen Motiven als aus Liebe handeln kann, und betrachten sich und das Leben als kostbar und sind oft ungeduldig. Viele der Indigo-Kinder sind telepathisch veranlagt und »wissen«, was andere Menschen wirklich denken und fühlen, was viele Erwachsene »auf die Palme bringt«.

Indigo-Kinder werden in der Literatur als »alte weise Seelen« und »Friedensstifter« bezeichnet. »Sie lassen eine Weisheit hervorsprießen, die uns sprachlos macht. Humanitäre Instinkte sind ihnen sozusagen ›serienmäßig eingebaut‹, und sie zeigen sich von Anfang an ... Sie sind ein neuer Evolutionsschritt der Menschheit.«[125] Was für ein Karma laden wir uns auf, wenn wir diese »Friedensstifter« nicht fördern, sondern sie mit Stimulanzien abstumpfen und ruhigstellen? Sie nicht als Geschenk oder Familienwunder betrachten, sondern als kaputt und behandlungsbedürftig? Vielleicht können Sie sich die Einstellung zu Eigen machen: »Kinder haben keine Störungen, sondern sie leben in einer gestörten Welt.«

Chris Griscom, spirituelle Lehrerin und Buchautorin in den USA, hat eine Schule gegründet, die Nizoni School, in der zum Beispiel durch »Die Fünf ›Tibeter‹«, Meditation und Phantasiereisen auch die spirituelle Ebene von Kindern und Jugendlichen angesprochen und entwickelt wird (ich gebe wie gesagt bundesweit Kinderseminare »Das authentische Reiki« und stimme schon Babys und Kleinkinder in den ersten Grad ein). Drogen und Stimulanzien lehnt sie aus gesundheitlichen und spirituellen Gründen völlig ab. Immer wieder warnt sie in ihren Vorträgen: »Drogen jeder Art zerstören die Aura, das feinstoffliche Energiefeld des Menschen, und behindern seine spirituelle Entwicklung. Für dieses Leben können die Betroffenen das Thema Erleuchtung vergessen!«

Breggin fand heraus, dass Ritalin die Rezeptoren für Neurotransmitter dauerhaft zerstört. Ohne eine genügende Zahl von funktionierenden Neurotransmittern können wir nicht in einem spirituellen Bewusstseinszustand von Glückseligkeit, Freude am Sein oder bedingungsloser Liebe sein.

Einige Forscher bringen die Gefühlsabstumpfung vieler Kinder und Jugendlicher in den USA und die zunehmende Gewaltbereitschaft auch mit dem dort üblichen verbreiteten Gebrauch von Ritalin in Verbindung. Was, wenn Ritalin nicht nur auf der körperlichen Ebene das Längs- und Gehirnwachstum beeinträchtigt, sondern auch die gesunde Entwicklung geistiger Fähigkeiten verhindert und die Sehnsucht nach »Höherem«, einer höheren Kraft, stoppt? Was, wenn diese Droge Kinder und Jugendliche weniger empfänglich für kosmische, universale Energie macht? Ritalin also den Blick zur »inneren Sonne« verfinstert und damit die Sehnsucht nach spirituellem Wachstum? Wenn Ritalin die Versorgung des Gehirns mit Lebenskraft so drosselt, dass höhere Empfindungen nicht mehr möglich sind und die Betroffenen ihre geistige Ordnung und

Orientierung verlieren? Wenn dieser Prozess irreversibel ist? Sich der Geist also dauerhaft verfinstert und der Drang nach dem »Wahren, Guten, Schönen« dauerhaft abstirbt? Was, wenn ein solcher Mensch zumindest für diese Inkarnation seine Begeisterungsfähigkeit und seine Liebefähigkeit verliert? Wenn Ritalin das ethische Empfinden und die Unterscheidungsfähigkeit, zwischen »Gut« und »Böse« zu wählen, zerstört?

Erwachsene erleben unter Ritalin oft eine leichte Euphorie, einen Bewusstseinszustand, den Kinder nicht erleben. Eine Bekannte von mir, die eine Zeit lang Ritalin nahm, erzählte, dass sie Probleme hatte, ruhig zu sein und inneren Frieden zu erleben. Als sie versuchte, mit einem Mantra zu meditieren oder Reiki zu machen, merkte sie, dass es ihr schlecht gelang, in den Bereich der Transzendenz zu kommen. Die innere Unruhe ließ nicht nach. Die Freundin bemerkte auch, dass sie mehr auf sich bezogen oder egozentriert wurde und sich für andere Menschen nicht mehr interessierte. Ihre Kommunikation, sowohl verbal als auch nonverbal, war eingeschränkt. Sie erlebte sich im Zusammensein mit anderen als nicht so herzlich wie sonst und verspürte, wenn sie gezwungen war, mit ihren Mitmenschen zu kommunizieren, weniger Mitgefühl und Anteilnahme. Mitgefühl und Anteilnahme sind spirituelle Qualitäten.

Ritalin und Gewalt

Dr. Breggin kritisiert das Konzept, zu versuchen, gewalttätige Kinder mit Drogen friedlich zu stimmen. In seinen Augen ist es Gewalt, ein Kind unter Drogen wie Ritalin zu setzen. »Dies bedeutet, Gewalt mit Gewalt zu beantworten.«[126] In seinen Augen entspringt die Bereitschaft zu Gewalt bei Kindern und

Jugendlichen den Gefühlen von Wut, Frustration, Wertlosigkeit und Demütigung. »Ein sehr gewalttätiges Kind ist ein sehr wütendes Kind, und ein sehr wütendes Kind ist ein sehr verletztes Kind.« Ein solches Kind braucht nach Ansicht von Breggin nicht Ritalin, sondern bedingungslose Liebe und Respekt. Es braucht erwachsene Bezugspersonen, die in der Kunst der Gewaltlosigkeit geübt sind. Drogen wie Ritalin werden auf Dauer noch gewalttätigere Reaktionen hervorrufen. »Seine Wut kocht gefährlich unterhalb der Oberfläche.«

Es ist bekannt, dass Psychopharmaka als »Nebenwirkung« Gewaltausbrüche, Zerstörungswut und Aggressionen auslösen können, schlimmstenfalls sogar den Drang, zu töten. Das Phänomen, ob und wie weit psychiatrische Drogen Gewalt bei Kindern verursachen, ist noch nicht gründlich erforscht. Viele Beispiele lassen allerdings befürchten, dass es hier einen engen und ursächlichen Zusammenhang gibt. Psychopharmaka können die Persönlichkeit von Menschen verändern. Natürliche Hemmschwellen können außer Kraft gesetzt werden.

Die Zeitschrift *Journal of the American Academy of Psychiatry and the Law* veröffentlichte 1997 Daten darüber, dass der typische Patient im Gefängnis ein Neunzehnjähriger mit einer Vorgeschichte von Medikamentenmissbrauch oder Drogenkonsum ist. Alle in dieser Studie beschriebenen Patienten waren mit Psychopharmaka behandelt worden, und man stellte »ein häufiges Auftreten von Aggression« fest.

Forscher wie Dr. Breggin warnen vor Entzugserscheinungen wie Gewalttätigkeit und Selbstmordgefährdung nach Absetzen solcher Drogen wie Prozac und Ritalin.

Peter Lehmann schreibt, dass besonders das parallele Absetzen von Psychostimulanzien und Antidepressiva bei Kindern »ernsthafte Reaktionen einschließlich Verwirrtheit, emotionale Instabilität, Erregtheit und Aggressionen mit sich bringen«

kann.[127] Der gemeinsame Konsum von Ritalin und Neuroleptika oder Tranquilizern kann zu emotionaler Labilität, merklicher Erregbarkeit und deutlichen Aggressionen führen.

Ritalin ist nicht nur gefährlich und aggressionssteigernd, wenn es abgesetzt wird. In der *Roten Liste* heißt es zu Ritalin, dass psychomotorische Erregungszustände wie Unruhe, Übererregbarkeit und Aggressivität als mögliche unerwünschte Nebenwirkungen auftreten können. Nach nur dreimaliger Verabreichung von Ritalin begann ein zehnjähriger Junge zu halluzinieren und wurde seiner Mutter gegenüber gewalttätig. Lehmann schreibt: »Werden die Kinder älter und nimmt ihre Empfindlichkeit ab, verlieren die Psychostimulanzien ihre dämpfende Wirkung, dann putschen sie auf.«[128] Bei einigen Kindern, die Ritalin nehmen, wirkt es nicht beruhigend, sondern erregend und lässt sie reizbar werden. Eine Kinder- und Jugendpsychiaterin an der Universität von Atlanta, Georgia, sagte, dies sei »eine allgemeine Erscheinung«, hinzu kommen Verhaltensstereotypen und Zwangshandlungen.[129] Lehmann beschreibt den Fall eines zehnjährigen Jungen, der unter Ritalin einen wilden Ausdruck und rote Augen bekam und Freude dabei empfand, jüngere Kinder zu tyrannisieren.

Das Dänische Genossenschaftsinstitut für die Abhängigkeit von Arzneimitteln berichtete 1995 über folgende Entzugserscheinungen nach Absetzen von psychotropen Drogen wie Ritalin: »... Reizbarkeit, Aggression, Zerstörungsdrang und – schlimmstenfalls – den Drang zu töten.«

Am 20. November 1986 schlug Rod Matthews (14) in einem Wäldchen in der Nähe seines Elternhauses in Caton, Massachusetts, so lange mit einem Schlagholz auf einen Klassenkameraden ein, bis dieser starb. Obwohl Rod außergewöhnlich intelligent war, hatte man ihm seit der dritten Klasse Ritalin gegeben. Er hatte eine immer stärker werdende Aggression in sich aufsteigen gefühlt und einem Lehrer den geplanten Mord sogar angekündigt, dieser Hilfeschrei wurde jedoch nicht ernst genommen.[130] Sein Vater klagte nach dem Gewaltverbrechen: »Ich denke, er benutzte das Medikament als Krücke. Er glaubte, die Pille helfe ihm, da sie ihn sich wirklich obenauf fühlen ließ. Vielleicht gab sie ihm ein Gefühl der Sicherheit, aber ich habe das Gefühl, dass das Medikament sein Untergang war. Ich meine, er hat es sieben Jahre lang ständig genommen.« Ritalin wurde bei Rod abgesetzt, und seine Psychosen besserten sich langsam.

Charles Grob und Joseph Coyle von der Universität Baltimore schildern den Fall eines Jungen, der bereits mit zwei Jahren Ritalin bekam. Nachdem ihm auch noch ein Antidepressivum verschrieben worden war, wurde er seiner Mutter gegenüber gewalttätig und sprach von Selbstmord. Seine körperlichen Angriffe auf seine Mutter führten dazu, dass man ihn in eine Kinderklinik einwies. Hier wurden alle Medikamente abgesetzt und eine individuelle Psychotherapie und Familientherapie begonnen. Sein Verhalten normalisierte sich, und er ist »in der Schule und zu Hause weiterhin auf einem hohen Niveau zurechtgekommen«.[131]

Symptome wie Depressionen oder Gewaltbereitschaft können, wie Lehmann betont, auch nach kurzer Zeit und niedriger Dosierung auftreten. Die Reaktionen auf Ritalin können für die Familien schwer, dramatisch und erschreckend sein. Es gibt bei Ritalin, auch was die Nebenwirkung Aggressionen und Gewaltbereitschaft betrifft, keine harmlose oder tolerable Dosierung. Je länger Ritalin verabreicht wird, desto dramatischer kann sich das soziale Verhalten der Kinder verschlechtern.

Der Fall Casey Jesson

Noch gibt es in Deutschland wenige »Casey-Jesson«-Fälle. Casey erlangte traurige Berühmtheit, weil seine Geschichte mit Fotos während und nach Ritalin-Einnahme in Zeitschriften wie *People* und *USA Today* erschien. Louise Armstrong hat ihm in ihrem Buch *And they call it Help* ein Denkmal gesetzt,[132] aus dem ich das Wesentliche über Caseys Leidensweg zusammengefasst habe. Aber Tendenzen, gesunden Kindern Ritalin zu geben und die Nebenwirkungen für einen Beleg dafür zu halten, dass Kinder noch mehr Ritalin brauchen, sind auch hier erkennbar.

Als Casey vier war, war seine Welt noch in Ordnung. Er wurde von seinen Eltern Valerie und Mike in einen christlichen Kindergarten in New Hampshire geschickt, um mit anderen Kindern zusammen zu sein. »Es ging ihm einfach gut«, so seine Eltern. Als er zwei Jahre später in die christliche Vorschule ging, begann das Drama. Die Kinder mussten ihre Füße flach auf dem Boden haben, die Hände gefaltet. Später erzählte er seinen Eltern, dass alle Kinder jeden Tag drei Sätze von der Tafel abschreiben mussten, ohne die Buchstaben zu kennen. Wofür andere Kinder zwanzig Minuten brauchten, hatte Casey eine Stunde mit stupidem Abschreiben zu tun. Der Lehrer dachte nicht daran, dass er mit dem Abschreiben überfordert war, und steckte ihn wieder in den Kindergarten. Welche Demütigung für Casey! Der Vorschullehrer hatte sich bei Caseys Eltern darüber beschwert, dass ihr Sohn den Klassenclown spiele und nicht sofort gehorche, wenn man ihm etwas sage. Zu Hause war er ein ganz normaler Junge, und die Eltern hatten keinerlei Probleme mit ihm. Täglich wurde die Mutter in den Kindergarten gebeten, um mit einem Geistlichen dafür zu beten, dass Casey Gehorsam lernen möge. Er forderte die Mutter auf, ihrem Sohn mit Schlägen Wohlverhalten beizubringen, wenn sie ihr Kind wirklich liebe.

Als sich Caseys Verhalten nicht besserte, forderte der Lehrer seine Eltern auf, mit ihm einen Arzt aufzusuchen. Der Kinderarzt fand nichts Auffälliges an ihm, empfahl aber den Eltern, einen Kinderneurologen zu konsultieren. Caseys Mutter sagte dem Kinderneurologen, sie habe nicht den Eindruck, ihr Sohn sei hyperaktiv, aber der meinte: »Doch, wahrscheinlich ist er das. Um ihm einen guten Start in der ersten Klasse zu ermöglichen, würde ich Ihnen dringend empfehlen, ihm Ritalin zu geben.« Dann machte er einen Zehn-Minuten-Test mit Casey – er maß seinen Kopfumfang und ließ ihn auf Zehenspitzen eine gerade Linie gehen – und verschrieb ihm Ritalin, weil Casey angeblich ein medizinisches Problem habe.

Das war im Sommer 1985, ein paar Wochen vor Schulbeginn.

Casey hatte eine Dosis von 20 Milligramm täglich verschrieben bekommen. Dadurch wurde er richtig krank: Magenkrämpfe, stechende Kopfschmerzen, Übelkeit mit Erbrechen. Die Dosis wurde halbiert. Die Schulschwester musste ihm nachmittags seine zweite Dosis Ritalin geben, wie es in amerikanischen und australischen Schulen üblich war. Jeder in der Schule wusste, dass Casey hyperaktiv war, weil er ja Ritalin nehmen musste, und erwartete Probleme mit ihm.

Die Nebenwirkungen von Ritalin verschlimmerten sich: Schlafstörungen und Stimmungsschwankungen traten hinzu. Casey konnte oft bis Mitternacht nicht einschlafen und weinte, weil er so aufgedreht war. Plötzlich fing Casey an, zu lügen und zu stehlen. Der Arzt empfahl, Casey weiter Ritalin zu geben und das Medikament keinesfalls abzusetzen, obwohl er vor der Ritalin-Einnahme nie gelogen oder gestohlen hatte.

Als seine Tante die Familie in den Weihnachtsferien 1986/87

besuchte, war sie geschockt über Caseys Aussehen. »Was macht ihr mit diesem Kind? Schaut ihn doch an! Er ist völlig abgemagert, sein Gesicht ist eingefallen und blass, er hat dunkle Ringe unter den Augen, ist total übernächtigt und isst nichts. Er sieht fürchterlich aus!« Seine Eltern verteidigten die Entscheidung, ihrem Sohn Ritalin zu geben, hatten aber zunehmend »ein schlechtes Gefühl« dabei.

Langsam bekamen die Eltern den Eindruck, sie hätten es nicht mehr mit demselben Kind zu tun, das sie von früher her kannten. Casey schien körperlich und seelisch immer mehr »den Bach heruntergehen«, wie seine Mutter sagt. Er schaute einem nicht mehr in die Augen, wenn man mit ihm sprach. Seine Mutter wurde an ein Bild in einer Fernsehzeitschrift erinnert, wenn sie ihren Sohn anschaute, das einen heroinabhängigen Jugendlichen zeigte. Casey begann, das Tourette-Syndrom zu entwickeln: Er bekam Tics und unkontrollierbare Zuckungen, schrie ständig, schlug und trat um sich. Casey fing an, fortwährend Tiergeräusche von sich zu geben. Sein Gesicht zuckte, und er brabbelte wirres Zeug. Seine Mutter bekam den Eindruck, ihr Sohn sei besetzt.

Casey hatte Untergewicht, schlief schlecht und hatte Wachstumsstörungen. Caseys Mutter im Januar 1989 in der *Time*: »Unter Ritalin ist mein Kind zum Zombie geworden. Ritalin hat aus meinem Sohn ein anderes Kind gemacht. Stundenlang waren seine Augen glasig, er saß nur noch da und glotzte vor sich hin.«[133] Die Eltern berieten sich und teilten dem Arzt ihren Beschluss mit, Casey nicht weiter Ritalin zu geben. Der Arzt informierte sie nicht darüber, dass die Entzugserscheinungen bei plötzlichem Absetzen von Ritalin gefährlich sein könnten. In der Schule wurde eine Konferenz einberufen und den Eltern verkündet: »Wir werden nichts mehr für Ihren Sohn tun, wenn Sie ihm nicht wieder Ritalin geben.« Der

Schulpsychologe untersuchte Casey und interpretierte die Entzugssymptome wie Depressionen, Trauer, Einsamkeit und Gedanken an den Tod als Folgen sexuellen Missbrauchs. Er schlug den Eltern einen Deal vor: »Wir lassen die Sache auf sich beruhen, und Sie setzen ihn wieder auf Ritalin.« Die Eltern blieben standhaft.

In der Schule hatte Casey mittlerweile den Anschluss verloren. Wegen Tagträumerei, Schaukeln auf dem Stuhl und der Weigerung, Aufgaben in der vorgesehenen Zeit zu erledigen, wurde er von der Schule suspendiert, immer wieder, bis zu zwanzig Tagen an einem Stück. Casey brauche nicht weniger, sondern mehr Medikamente, so der Schulpsychologe. Die Mutter: »Aber er schläft dann nicht.« – »Dafür gibt es andere Medikamente.« Die Mutter: »Aber er isst auch nicht.« – »Auch dafür gibt es Medikamente.«

Im Krankenhaus wurde er untersucht. Die Ärzte empfahlen Cylert, weil sie die Einstellung der Eltern zu Ritalin kannten. Als die Mutter erfuhr, dass Cylert die Leber schädigt, indem es Enzyme in der Leber ablagert, welche diese langsam zersetzen, lehnte sie auch dieses Medikament ab.

Damit Casey endlich ein individuelles Erziehungsprogramm bekam, mussten die Eltern sich mit der Diagnose »Lernstörung« abfinden, da es sonst kein Förderprogramm für ihren Sohn gab. Auch in der Sonderschule wollten die Lehrer Caseys Eltern wieder dazu bewegen, ihm Ritalin zu geben. Er habe nicht ADHD, sondern sei »emotional gestört«. Die Mutter lehnte dies ab. Immerhin war Casey ohne Ritalin umgänglicher geworden, sein Verhalten vorhersehbar, er hatte auch aufgehört zu lügen und zu stehlen, und er schlief wieder normal. »Auf der körperlichen Ebene sah er um 100 Prozent besser aus«, so seine Mutter. Auf einem Bild, das Casey in der zweiten Klasse unter Ritalin-Einfluss zeigt und das in *USA To-*

day unter dem Titel »Zwei Gesichter von Ritalin« erschien, sieht er nach Aussage seiner Eltern behindert aus, im Gegensatz zum Foto aus der dritten Klasse, wo er kein Ritalin mehr nahm.

Caseys Eltern mussten gegen das Erziehungsministerium vor Gericht ziehen, um für ihren Sohn das Recht zu erstreiten, kein Ritalin zu nehmen und doch auf eine öffentliche Schule zu gehen. Das war 1991, als Casey zwölf Jahre alt war. Vorher war er mehr außerhalb als in der Schule gewesen, weil er oft wochenlang vom Unterricht suspendiert war, seit der dritten Klasse. Zwischendurch wurde den Eltern sogar gedroht, ihnen wegen »Vernachlässigung« das Sorgerecht für Casey zu entziehen, wenn sie ihm nicht weiter das angeblich nötige Medikament Ritalin geben, was tatsächlich schon einigen Eltern in den USA passiert ist. Er geht jetzt in eine Ganztagsschule für lern- und verhaltensgestörte Kinder. Er bekommt dort die Hilfe, die er braucht, und ist dabei, sein angeschlagenes Selbstwertgefühl wieder aufzubauen. Casey fühlt sich nicht mehr dumm und unfähig. Endlich findet Erziehung statt, welche diesen Namen verdient, und man hilft ihm. Allerdings ist der Preis hierfür hoch. Sein Bild von sich ist beschädigt. Und: In den Augen seiner Eltern hätte Casey auch auf einer normalen Schule Erfolg haben können, wenn man ihn dort entsprechend gefördert hätte.

Caseys Tragödie ist vorläufig zu Ende, dank seiner mutigen Eltern, die nicht aufhörten, an ihren Sohn zu glauben, und sich schließlich gegen die Manipulation ihres Kindes durch Lehrer, Ärzte und Psychologen vehement und erfolgreich wehrten.

Wie die Pharmaindustrie Ritalin puscht

> *Wir bestehen darauf, den Interessenkonflikt zwischen den Interessen der Pharmaindustrie und unseren als Psychotherapeuten zu leugnen, während wir von ihnen Geld annehmen.*«

Fred Gottlieb, Sprecher der
American Psychiatric Association

Vor vierzehn Jahren machte ich Urlaub auf der Hawaii-Insel Maui. In Kihei liegt einer der schönsten Golfplätze der Welt. Ich kam ins Gespräch mit einem der Golfspieler. Es stellte sich im Verlauf des Gesprächs heraus, dass er als deutscher Arzt Mitglied einer Ärztegruppe war, die auf Einladung eines Pharmakonzerns eine »Fortbildung« auf Maui machte, in einem Fünf-Sterne-Hotel. Auf die Frage, woraus denn diese »Fortbildung« bestehe, antwortete er, etwas peinlich berührt: »Abends im Hotel, da hören wir uns fast täglich einen sehr informativen Vortrag an.«

Ähnlich Informatives über die Einflussnahme der Pharmaindustrie auf die Verschreibungspraxis von Ärzten und Psychotherapeuten fand ich in dem bereits mehrfach erwähnten Buch *Talking Back to Ritalin* von Dr. Breggin. Ich habe seine Erkenntnisse im Folgenden mit Informationen aus dem europäischen Raum ergänzt.

Woran liegt es, dass Ärzte Ritalin verharmlosen, während die Informationen über zum Teil resistente Nebenwirkungen zur Verfügung stehen und Langzeitstudien zur Unbedenklichkeit und langfristigen positiven Wirkung von Ritalin auf Verhalten und Schulerfolg fehlen? Breggin spricht in diesem Zusammenhang von »den Kräften, welche die ADHD/Ritalin-Bewegung vorantreiben«, und behauptet für die USA, dass die »American Psychiatric Association« (APA) sowie zwei große Elterninitiativen für die Interessen der pharmazeutischen Industrie arbeiten. In den siebziger Jahren stand die APA kurz vor der Auflösung. Ihr war eine Konkurrenz aus Sozialarbeitern, Psychologen, Beratern und Familientherapeuten erwachsen, die den Bereich seelische Gesundheit eroberten und wesentlich günstiger als Psychiater arbeiteten. Kurz vor dem finanziellen Ruin gelang es der APA, Aufmerksamkeitsstörungen mit und ohne Hyperaktivität als zu behandelnde »Störung« im *Diagnostical and Statistical Manual of Mental Disorders* aufzunehmen, der angesehensten Quelle für »offizielle« Diagnosen. Indem ADHD als »Störung« bezeichnet wurde, klang die Diagnose medizinischer, und es wurde einer Behandlung mit Medikamenten Tür und Tor geöffnet.

Was der APA allerdings immer noch fehlte, waren die notwendigen finanziellen Mittel, um eine PR-Kampagne zu starten, um das überarbeitete Handbuch herauszugeben und einer großen Öffentlichkeit bekannt zu machen. Anfang der achtziger Jahre »fällte die APA eine Entscheidung, welche nicht nur ihre Geschichte änderte, sondern die der Gesellschaft«.[134] Die APA beschloss eine ökonomische und politische Partnerschaft mit den Firmen, die Psychopharmaka herstellten. Mit der milliardenschweren Pharmaindustrie im Hintergrund hoffte die APA, den Einfluss nichtmedizinischer Berufsgruppen wie Sozialarbeitern und Psychologen zurückzuschneiden. Innerhalb weniger Jahre wurde die APA zu einer der mächtigsten politischen Interessengruppen Amerikas mit Lobbyistengruppen in den Hauptstädten aller Staaten und natürlich auch in Washington. Ein wachsender Einfluss auf die Medien und Gerichtsentscheidungen sorgte dafür, dass immer mehr Medikamente verschrieben und konsumiert wurden.

Allein das Anzeigenvolumen in den Schriften der APA betrug 1997 vier Millionen Dollar. Darüber hinaus bekam die APA von der Pharmaindustrie Spenden zum Beispiel für Konferenzen oder spezielle Projekte und Forschungsvorhaben. Die unheilige Allianz zwischen dem Berufsverband der Psychiater und der Pharmaindustrie wird nicht etwa von der APA verschleiert, sondern offen zugegeben. Auf eine Anfrage von Dr. Breggin antwortete Melvin Sabshin, medizinischer Direktor der APA: »Dr. Breggin greift eine verantwortliche, ethisch begründete Partnerschaft an, welche die Ressourcen des einen und die Erfahrung des anderen Partners ohne einschränkende Bedingungen nutzt.«

In einem Artikel für *Psychiatric News,* der offiziellen Zeitschrift der APA, mit dem Titel »APA and Drug Companies: Too Close for Comfort« (Die APA und die Pharmakonzerne: zu eng für Gemütlichkeit) schreibt der Psychiater Lester Shapiro 1991: »Es wäre besser, wenn wir in eine ernsthafte Untersuchung und einen Dialog einträten, als in geheimem Einverständnis mit einer Industrie zusammenzuarbeiten, dessen Ziel es ist, den Gebrauch von Medikamenten anzukurbeln, indem sie die Indikationen für ihre Medikamente erweitert, Langzeit-Anwendung propagiert, negative Begleiterscheinungen herunterspielt, in Aussagen über ihre Wirksamkeit übertreibt, begleitende Therapien herabsetzt oder ähnlich wirkende Medikamente herabsetzt.«

In der Einführung zu diesem Artikel wird unumwunden zugegeben, dass »viele wissenschaftliche und meinungsbildende Programme der APA von der finanziellen Unterstützung von pharmazeutischen Firmen abhängig sind«. Einer der wenigen industriekritischen Psychiater, David Brody, kritisierte die massive finanzielle Förderung der APA-Jahresversammlung durch einen Pharmakonzern mit den Worten: »Es sieht so aus, als wenn APA eine Unterabteilung von ›Janssen‹ oder ›Lilly‹ darstellt.« Er fordert die Abschaffung von Sponsorentum durch Pharmafirmen, um »die Qualität wissenschaftlicher Zusammenkünfte vor den Gefahren einer profitorientierten Medizin zu schützen«.

Marc Czarka, Direktor für pharmazeutische Angelegenheiten für Eli Lilly Benelux, gab öffentlich zu, dass Lilly, zusammen mit anderen Firmen, die APA finanziert und »Die belgische Liga über Depressionen« im Jahr 1995 gesponsert hat, weil das europäische Recht Firmen verbietet, direkt mit potenziellen Patienten in Kontakt zu treten.[135] Die Firma Lilly hat im Jahr 1996 den Wahlkampf zum amerikanischen Kongress mit 750 000 Dollar unterstützt.[136]

Ciba-Geigy fusionierte 1996 mit Sandoz zu Novartis, und es entstand die Nummer eins in der Forschung und Nummer zwei beim Umsatz für pharmazeutische Produkte mit einem Jahresumsatz von 18,5 Milliarden und einem Geschäftserlös von 3,2 Milliarden Dollar im Jahre 1996. Den Pressemitteilungen der Firma zufolge erzielte sie in den vergangenen fünf Jahren mehr als zweistellige Ertragssteigerungen.

Novartis gibt Millionen für Werbung aus, um die Sympathie der Medien zu gewinnen. So kaufte die Firma am 20. 2. 1997 eine ganze Seite in der populären Tageszeitung *USA Today* mit dem Text: »Wer führt das weltweit fortschrittlichste wissenschaftliche Denken an, mit dem Ziel, neue Medikamente im 21. Jahrhundert zu entwickeln? Novartis. Die weltweit führende Gesellschaft für ›Life Sciences‹. Durch die Fusion von Ciba und Sandoz entstanden.« Ich habe selbst im Fall »Stevia« erlebt, wie die »kritische« Journalistin eines deutschen Massenblattes mir sagte: »Im Artikel dürfen wir aber nichts Kritisches über Zucker bringen. Wir dürfen also nicht schreiben: ›Zucker ist ungesund.‹« Durch Anzeigen wird das Wohlwollen der Medien erkauft, die bei einer öffentlichen Kontroverse nicht kritisch über ein Produkt schreiben können, von dessen Hersteller sie finanziell abhängig sind.

Am 7. Dezember 1998 verlieh Novartis erstmals den »Distinguished Scientist Award« an drei führende Wissenschaftler seines Unternehmens. Der Preis ist mit 40 000 Schweizer Franken dotiert, und der Nobelpreisträger Professor Dr. Rolf M. Zinkernagel gab sich bei der Preisverleihung die Ehre. Von der Stiftung »Appell des Gewissens« in New York bekam der Chef des Schweizer Pharmariesen Novartis, Daniel Vasella, am 7. September 2000 einen Kristallstern, weil er sich »weltweit der Verbesserung der Lebensqualität, dem Frieden und der Toleranz verschrieben« habe und er ein »Menschenfreund durch Erfahrung« sei. Der Schweizer Bundespräsident Ogi wohnte der Veranstaltung bei und würdigte in seiner Laudatio Vasella als »Geschäftsmann, der sich auch für die humanitären und politischen Konsequenzen seines Handelns interessiert«. Den »Appeal-of-Conscience«- (Appell-des-Gewissens-)Preis haben zuvor Persönlichkeiten wie Michail Gorbatschow, König Juan Carlos und Richard von Weizsäcker erhalten. Auf derselben Veranstaltung, auf der Daniel Vasella geehrt wurde, bekam auch Bundeskanzler Schröder einen Preis aus Kristall, einen Adler auf einer Kugel, und den Titel eines »Welt-Staatsmanns des Jahres«. Die Laudatio hielt Henry Kissinger.

Im Oktober 2000 rückte der Novartis-Pharma-Chef Thomas Ebeling aufgrund der öffentlichen und firmeninternen Kritik von seinem Firmengebot »Kill to win – No prisoners« (Töten, keine Gefangenen!) ab. Nach Daniel Vasella der zweitmächtigste Mann bei Novartis, hatte er diese Absatzstrategie seinen aus der ganzen Welt zusammengetrommelten Topmanagern in Paris eingepaukt. Ein St. Galler Professor sprach von »Pitbull-Management«. Der neue Pharma-Chef musste aufgrund öffentlicher Proteste sein Gebot abschwächen zu »Fight to win« und wurde damit vom »Killer« zum »Kämpfer«. Vasella hätte schon früher ein Machtwort sprechen müssen. Es ist wohl ein

Widerspruch, dass »Killer-Devisen« in der Firmenphilosophie eines Unternehmens Eingang finden, das ansonsten bei jeder Gelegenheit seinen hohen ethischen Standard betont.

Leistung um jeden Preis, sonst ist der Job in Gefahr, das ist die Devise im internationalen Wettbewerb der Pharmagiganten. Im Zweifelsfall darf auch einmal über Leichen gegangen werden, wie es in zahlreichen Publikationen ausführlich dargelegt wurde.[137]

Im Jahr 1996 waren Vorwürfe in der Öffentlichkeit wegen Suchtgefahr und Missbrauch von Ritalin unübersehbar. Ciba reagierte mit einer genial ausgeklügelten Kampagne in Form einer mehrfarbigen Broschüre. Auf dem Titel krabbeln drei große »R« in der Hand eines Kindes, die für »Lesen« *(read)*, »Respekt« und »Verantwortlichkeit« *(responsibility)* stehen. Kinder werden gebeten, Ritalin zu respektieren: »Respektiere dich selbst. Respektiere andere. Respektiere Ritalin.« Die Elterninitiative CH.A.D.D., von Ciba und anderen Pharmakonzernen gesponsert, wird als Kontaktadresse angeführt.

CH.A.D.D. (Children and Adults with Attention Deficit Disorder) wurde 1987 gegründet und ist heute mit mehr als 45 000 Mitgliedern die größte und mächtigste Organisation auf diesem Gebiet. Von Anfang an propagierten die Leiter der Initiative die biologische Erklärung von ADS sowie Medikamente für die Lösung des Problems. CH.A.D.D. erhielt 1995 und 1996 annähernd zwei Millionen Dollar als Spendengelder, wovon ein großer Teil von CibaGeneva Pharmaceuticals stammt. Der Jahresbericht aus dem Jahr 1996 listet vier weitere große Pharmakonzerne als Spender auf.

Die Partnerschaft von CH.A.D.D. und dem Hersteller von Ritalin ist sowohl ideologischer als auch finanzieller Natur. Viele Projekte der Elterninitiative sind unterzeichnet mit »Ciba«. Auf ihrer Website vom Juni 1997 bedankt sich die Organisation für eine Kampagne (PSA), »die durch eine Spende von Ciba Pharmaceuticals erst ermöglicht wurde«. Breggin: »Cibas Unterstützung ist mit Sicherheit einer der wichtigsten Faktoren in der explosionshaften Entwicklung von CH.A.D.D., was Mitglieder und Power betrifft.«[138] Die erste internationale Konferenz von CH.A.D.D. mit 2300 Teilnehmern im November 1995 wurde ebenfalls von Ciba gesponsert. 1995 erhielt die Organisation allein mehr als eine halbe Million Dollar vom Pharmakonzern.

CH.A.D.D. ist wie gesagt der Ansicht, dass ADD-Kinder eine neurologische Störung haben, und nehmen damit Eltern und Lehrer aus der Verantwortung. CH.A.D.D.-Repräsentanten arbeiten in den USA bundesweit und propagieren Ritalin als sichere und effektive Lösung. CH.A.D.D. verteilt jährlich Preise und hat eine »Hall of Fame« eingerichtet, in der ritalinfreundliche Psychiater wie C. Keith Conners, Paul Wender und James Swanson geehrt werden.

Im Oktober 1994 stellte CH.A.D.D. bei der »Drug Enforcement Administration« (DEA, Behörde für Drogenüberwachung) einen Antrag, Ritalin von der Stufe II in die weniger rigide Stufe III einzugruppieren. Die Begründung: Ritalin sei sicher und effektiv und weitgehend frei von der Gefahr von Abhängigkeit und Missbrauch. Für Medikamente der Stufe II muss jeden Monat ein neues Rezept ausgestellt werden, und die hergestellten Mengen werden vom Staat überwacht. Im Antrag erwähnte die Elterninitiative mit keinem Wort, dass finanzielle Bande mit dem Ritalin-Hersteller bestehen. Nachdem im Oktober 1995 in der Öffentlichkeit bekannt wurde, dass CH.A.D.D. von Ciba gesponsert wird und die WHO-Organisation »The International Narcotics Control Board« (Internationale Behörde für die Kontrolle von Narkotika) sich bei der DEA über die Propaganda für Ritalin durch CH.A.D.D. in einem Brief vom 27. Juni 1995 beschwert hatte, zog die Initiative im März 1996 ihren Antrag an die DEA zurück.

NAMI, the National Alliance for the Mentally Ill (Nationale Allianz für geistig Behinderte) ist ebenfalls eine Elterninitiative, welche von Ciba und anderen Pharmakonzernen gesponsert wird. Die Organisation hat 14 000 Mitglieder mit erwachsenen Kindern, die geistig behindert sind. NAMI hat eine Untergruppe, NAMI-CAN, gegründet, mit dem Zusatz: »Child and Adolescent Network«. Auch diese Organisation zählt ADHD zu den biologisch begründeten Gehirnkrankheiten. Elterninitiativen wie CH.A.D.D. und NAMI-CAN propagieren medikamentöse Behandlung für Probleme wie Ängstlichkeit, Depressionen und Aufmerksamkeitsstörungen bei Kindern und beherrschen zusammen mit Pharmakonzernen und der organisierten Psychiatrie das Feld der mentalen Gesundheit mit dem Ziel, das Verhalten von Kindern unter Kontrolle zu bringen und zu halten.

The National Institute of Mental Health (NIMH, Nationales Institut für geistige Gesundheit) gab bereits 1970 800 000 Dollar aus, um Hyperaktivität und ADHD zu erforschen. Die Gelder gingen fast ausschließlich an Ritalin-Befürworter wie James Swanson, Russel Barkley und C. Keith Conners. In Broschüren wird behauptet, neun von zehn Kindern würden von Stimulanzien profitieren. Das Institut behauptet, dass 80 Prozent der Kinder, die mit ADHD diagnostiziert wurden, Ritalin auch als Teenager nehmen müssen und dass 50 Prozent auch als Erwachsene auf dieses Medikament angewiesen sind. Die Behauptung von NIMH, die Wirkung von Ritalin würde nicht nachlassen, entbehrt jeder wissenschaftlichen Grundlage. Auch NIMH wird von dem Ritalin-Hersteller Ciba finanziert.[139] In Broschüren des Instituts werden ein rosarotes Bild von Ritalin gemalt, Ciba-Veröffentlichungen zitiert und die Elterninitiativen CH.A.D.D. und NAMI als Ansprechpartner empfohlen.

Der Markt für Psychopharmaka für Erwachsene ist gesättigt: Im Jahr 1997 nahmen 28 Millionen (!) Amerikaner Antidepressiva. Daher kommen Kinder als neuer Markt für Psychopharmaka sehr gelegen. Der Psychologieprofessor S. Mark Breedlove schrieb 1997, angsteinflößend sei die Möglichkeit, dass der Markt der Glückspille Prozac im Volumen von einer Milliarde pro Jahr eine »Infusion« neuer, junger Kunden braucht, ob sie Vorteile von dem Produkt haben oder nicht.[140] Breggin: »Es ist kein Ende in Sicht, was den Appetit der Pharmaindustrie betrifft, ihr Hunger wird einfach gestillt, so lange, bis die Quelle aufgebraucht ist.«

Psychopharmaka stehen an zweiter Stelle, was die Profitabilität von Medikamenten betrifft, gleich nach Herz-Kreislauf-Mitteln. 1996 überstieg der Wert verkaufter Psychopharmaka 7 Milliarden Dollar. Die Verkaufszahlen der »Glückspille« Prozac waren rückläufig, bevor das Comeback in Form der Verschreibung an Kinder mit ADHD und Depressionen gelang. Allein in den drei Monaten Juli, August und September 1997 stiegen die Verkaufszahlen von Eli Lillys Prozac um 17 Prozent und betrugen für diesen Zeitraum 705 Millionen Dollar.[141] Innerhalb von zwei Jahren, von 1995 bis 1997, wuchs die Anzahl der Rezepte von Prozac für Kinder um 80 Prozent! Das National Institute of Mental Health erklärt, dass 15 bis 20 Prozent (!) der amerikanischen Bevölkerung von Geisteskrankheiten betroffen seien. Der amerikanischen Öffentlichkeit wird »Geisteskrankheit« verkauft, und diese äußerst erfolgreiche Kampagne hat sich jetzt offenbar zum Ziel genommen, Amerikas Kinder unter Medikamente zu setzen.

Die professionellen Lobbyistengruppen von Prozac und Ritalin sind nach Breggins Erkenntnissen eng miteinander verflochten. Die Kinderpsychologin Barbara Ingersoll, eine der vehementesten Verfechter von Ritalin/ADHD, propagiert nun ebenfalls Prozac für Kinder: »Wir können in die Zukunft blicken und sehen, dass Stimmungsschwankungen mehr wie Karies oder eine Sehschwäche behandelt werden. In Zukunft wird nicht Prozac ein Stigma für Kinder sein – das Stigma wird darin bestehen, Prozac nicht zu nehmen.«[142]

Die Presseabteilung von Ciba-Geigy bzw. Novartis verschickt ein kostenloses Büchlein: *Leben mit hyperaktiven Kindern*, verfasst von der Ärztin Johanna Krause, herausgegeben vom »Bundesverband der Elterninitiativen zur Förderung hyperaktiver Kinder e. V.« in München/Forchheim. Ritalin wird dort als »bewährte Substanz« zur »Normalisierung von Auffälligkeiten in bestimmten Hirnregionen« angepriesen, die allerdings bisher nie nachgewiesen werden konnten.

Die biologisch orientierte Psychiatrie hat also in den USA die Oberhand gewonnen, und Tendenzen sind auch bei uns sichtbar. Mit Wissenschaft hat sie nichts zu tun, sondern mit Politik. Politik wird immer vom Geld angetrieben. Die pharmazeutische Industrie hält stets Ausschau nach neuen Märkten. Wie sieht eine Zukunft aus, in der immer mehr Kinder mit »legalen« bewusstseinsverändernden Drogen voll gepumpt werden? Wer stoppt diese Entwicklung?

Kinderärzte und -neurologen – seien Sie als Eltern wachsam!

»Richte vor allem keinen Schaden an.«
Ärzte-Eid des Hippokrates

Dr. med. Robert S. Mendelsohn, Kinderarzt und Ausbilder von Kinderärzten, hat das bereits zitierte Buch mit dem Titel *Wie Ihr Kind gesund aufwachsen kann... auch ohne Doktor!* geschrieben, in dem er Eltern vor Kinderärzten warnt. In den USA und bei uns gibt es viele Kinderärzte. Wenn man daraus schließt, dass es in diesen Ländern mehr gesunde Kinder geben müsste, wird man durch die Lage der Fakten eines Besseren belehrt: Je mehr Kinderärzte es in Ländern gibt, desto mehr kranke Kinder gibt es auch!

Nach Meinung von Mendelsohn erfordert die Mehrheit der Kinderkrankheiten keine ärztliche Behandlung, und eine Behandlung schade vielfach mehr, als dass sie nütze. Mindestens 90 Prozent der von Kinderärzten verschriebenen Arzneimittel sind nach Ansicht von Mendelsohn unnötig und stellen wegen ihrer teilweise gravierenden Nebenwirkungen ein großes Risiko für das Kind dar, das sie einnimmt.

Auch unter Kinderärzten ist die »Pillenmentalität« weit verbreitet. Für jedes Übel gibt es eine oder mehrere bunte Pillen. Die Schuld daran liegt aber nicht nur bei den Medizinern: Viele Mütter sind enttäuscht, wenn der Kinderarzt keine Tabletten aufschreibt, sondern sich »nur« mit ihnen unterhält, und wechseln den Arzt. Viele Kinderärzte behandeln also nicht in erster Linie Kinder, sondern besorgte Mütter! Ich habe erlebt, wie mich der Arzt fragte: »Braucht Ihr Sohn nicht noch etwas? Vielleicht Selen?«, weil er wusste, dass ich auf Ernährung und die Versorgung mit Spurenelementen achte. Doch es bestand überhaupt kein Bedarf.

Von Ernährung und Gesundheitsprophylaxe verstehen Kinderärzte meist nicht mehr als Mutter oder Vater ihres Patienten, weil diese Themen mit Ausnahme eines Hauptseminars in der Ausbildung von Medizinern nicht vorkommen. Dabei ist Vorbeugen viel wichtiger als Eingreifen. Der Arzt wird finanziell und psychisch für die »Heilung« eines Kindes belohnt, das oft gar nicht ernstlich krank war. Eine überflüssige Behandlung kann aber für Ihr Kind gefährlich sein.

Ich kam mit meinen Kindern aus dem Weihnachtsurlaub wieder, den wir auf den Kanarischen Inseln verbracht hatten. Mein Sohn hatte eine leichte Bronchitis, zwar kein Fieber, aber es »klingelte« etwas, wenn er tief atmete. Der Vater und ich überlegten, dass es vielleicht besser sei, wenn wir Michael ärztlich untersuchen ließen, bevor er sein Fußballtraining wieder aufnahm. Der Kinderarzt diagnostizierte eine Lungenentzündung und wies ihn ins Krankenhaus ein. Die nächsten vier Wochen bestanden daraus, dass Michael ein paar Tage im Krankenhaus war und dann wieder einen oder zwei Tage zu Hause. Er wurde mit einem Breitbandantibiotikum behandelt, obwohl sich später herausstellte, dass die Infektion angeblich nicht von Bakterien, sondern von Mykoplasten, einem Mittelding zwischen Bakterien und Viren, verursacht worden war. Die Nebenwirkungen der Antibiotikagabe waren Muskelschmerzen und Gehstörungen. Michael konnte am Ende der Behandlung nur mit Krücken oder dem Rollstuhl zum Klo! Man schickte uns Eltern in eine Rheumaklinik für Kinder, um uns schon einmal an die Situation »gehbehindertes Kind« zu gewöhnen.

Der Anblick meines Sohnes im Rollstuhl zerriss mir das Herz. Der Arzt konnte mir nicht sagen, ob sein Zustand je wieder besser werden würde. Auf eigene Verantwortung holte ich ihn aus dem Krankenhaus und setzte das Medikament ab.

Nach einem Tag konnte Michael wieder normal laufen und zur Schule gehen, und nach einer Woche nahm er wieder ohne Probleme am Fußballtraining teil. Sie können sich sicherlich vorstellen, dass mir die Zeit meines Sohnes im Krankenhaus und sein erbärmlicher Zustand dort wie ein Albtraum vorkam.

Dieses Beispiel zeigt, dass sich Eltern über Krankheiten und Therapien informieren müssen, um eventuell Maßnahmen ablehnen zu können, wenn sie unangebracht sind oder ihrem Kind schaden können. Das Buch von Dr. Mendelsohn kann dabei eine große Hilfe sein. Eltern müssen lernen, wann ein Arzt gerufen werden muss und was sie ohne Arzt tun können, um die Selbstheilungskräfte ihres Kindes zu stärken. Besonders gefährlich ist es, mit Kindern zum Arzt zu gehen, wenn sie seelische Probleme haben. Meistens greifen Kinderärzte nämlich bei seelischen Problemen zu chemischen Mitteln.

Die meisten Ärzte haben nach Ansicht des Fachmanns Dr. Mendelsohn zu wenig Ahnung nicht nur von Ernährung, sondern auch von Pharmakologie, weil dieses Fach zum Beispiel in den USA nur 60 Stunden lang unterrichtet wird. Für das Thema Ernährung, Allergien und Umweltgifte haben Kinderärzte vielfach nur Verachtung oder Geringschätzung übrig. Ärzte beziehen die Informationen über Medikamente hauptsächlich von Vertretern oder Verkaufsförderern der Pharmaindustrie. Die Folgen sind, dass viele Kinder unnötig leiden.

Besonders bei Psychopharmaka für Kinder ist die Verschreibungswut vieler Ärzte und Kinderneurologen fatal. Und nicht wenige Eltern lassen sich von Ärzten beeindrucken, die behaupten, die schulischen Leistungen ihres Kindes würden sich unter Ritalin verbessern. Doch wie gesagt: Ein Nachweis dafür steht bisher aus, im Gegenteil, Ritalin führt dazu, dass das

Gehirn sich nicht optimal entwickelt oder sogar geschädigt wird, was Intelligenz und Lernfähigkeit deutlich beeinträchtigt. Die wirkliche Begründung der Verschreibung von Ritalin würde bei den Eltern sicherlich nicht so gut ankommen, nämlich dass man die Kinder halb betäubt, damit sie den Unterricht weniger stören und leichter zu handhaben sind.

Ein dreiseitiger Fragebogen und ein kurzer »Intelligenztest« reichte dem Kinderneurologen meines Sohnes aus, um die Diagnose »ADS« zu stellen und mir Ritalin zu empfehlen. Ich bekam auch eine dreiseitige Schrift mit nach Hause, wonach die Nebenwirkungen harmlos und Kinder in Gefahr seien, in der Pubertät drogenabhängig zu werden, wenn sie *kein* Ritalin bekommen. Doch genau das Gegenteil scheint der Fall zu sein.

Hier einige Auszüge der Schrift, verfasst vom bekannten Hamburger Facharzt für Kinderheilkunde und Neuropädiatrie-Professor Dr. Ingo Lagenstein: »Das HKS wird weltweit als Erkrankung definiert ... Es gibt kaum noch Zweifel, dass das HKS-Syndrom erblich bedingt ist ... Diätetische Maßnahmen sind nutzlos und belasten die Kinder nur zusätzlich (Ausnahme: wenige Einzelfälle mit nachgewiesenem nahrungsbedingtem HKS) ... Bewegungstherapien haben keinen nachweisbar positiven Effekt auf das HKS ... Entspannungstherapien sind wenig effektiv ... Psychotherapie wird häufig durchgeführt, ist aber leider fast immer wirkungslos.«

Man kann sich nicht nur anhand dieses Buches jeweils vom Gegenteil überzeugen ...

Am Ende der Schrift heißt es, dass sich Hamburger Kinderärzte, die auf diesem Therapiegebiet tätig sind, vor einigen Jahren in einer Arbeitsgemeinschaft zusammengeschlossen haben. »Durch Vorträge in Schulen, Beteiligungen an Fernsehberichten u. a. ist bereits erhebliche Aufklärungsarbeit geleistet worden. Dies hat zunehmend zu einer vertrauensvollen Zusammenarbeit mit vielen Einrichtungen und Schulen geführt.«

Es wird in meinen Augen Zeit, dass sich auch in Deutschland, wie in den USA, ritalinkritische Elterninitiativen und Ärztegruppen formieren, um zu solchen Aktivitäten ein Gegengewicht zu schaffen. Zurzeit berichten fast alle Massenmedien unkritisch bis euphorisch über Ritalin für hyperaktive Kinder! (Die einzige mir bekannte Initiative, die sich im deutschsprachigen Raum gegen das Überhandnehmen der Verschreibung von bewusstseinsverändernden Drogen wie Ritalin für Kinder einsetzt, ist die so genannte Kommission für Verstöße der Psychiatrie gegen Menschenrechte. Diese Kommission erwähne ich allerdings nur der Vollständigkeit halber, denn sie wurde von Scientologen gegründet, und ich habe mit Scientology nichts zu tun.)

Nach Mendelsohn »machen Kinderärzte mehr Jugendliche drogensüchtig als Drogendealer«.[143] Wenn Kinder erleben, dass Pillen wie Ritalin bei seelischen Problemen helfen, sind sie darauf programmiert, dass es für alle Lebenslagen Chemie gibt, die einen vermeintlich von seinen Sorgen befreit.

Ich habe meinem Sohn Ritalin verschreiben lassen, um nachzuweisen, wie leicht Kindern dieses amphetaminverwandte Stimulans verschrieben wird. Nachdem ich das Rezept hatte, ging ich zu einem anderen Kinderarzt, der mein Kind untersuchte. Seine Erkenntnis: Mein Sohn ist überhaupt nicht hyperaktiv und hat nur leichte Aufmerksamkeitsstörungen, auf jeden Fall sei Ritalin völlig kontraindiziert. Seit einem Jahr bestelle ich im Abstand von zwei Monaten ein neues Rezept für Ritalin und bekomme es anstandslos zugeschickt. Nicht einmal wurde ich während dieses Jahres zu einer weiteren Untersuchung zum verschreibenden Arzt gebeten. Es wurden auch keine weiteren Therapieangebote gemacht. Ich bin gespannt, wie lange Michael ohne weitere Kontrollen Ritalin verschrieben bekommt. In meinen Augen ist dieses Verhalten des Kinderneurologen unverantwortlich. In einem Gutachten der Bundesregierung zu Ritalin wird empfohlen, erst alle anderen therapeutischen Möglichkeiten auszuschöpfen, bevor an das Verschreiben von Ritalin gedacht wird. Und es wird auch nur als ein Teil einer umfassenden Therapie befürwortet.

Wenn Sie von Lehrkräften, Schulpsychologen oder Ihrem Kinderarzt unter Druck gesetzt werden, zur Überwindung von störenden Verhaltensweisen in eine Behandlung mit Ritalin einzuwilligen, lehnen Sie diesen Rat einfach ab. Dr. Mendelsohn: »Die Behandlung bringt Ihrem Kind weder einen Vorteil, der die Risiken lohnt, noch sind diese im Hinblick auf die Tatsache zu verantworten, dass dem Lehrer dadurch der Ärger mit einem vorlauten, zappeligen Kind erspart wird.« Sie wollen ja sicher das empfindliche, im Wachstum begriffene Gehirn Ihres Kindes nicht in Chemie baden, um einen Lehrer oder Erzieher zu beruhigen, der mit einer großen Klasse oder Gruppe überfordert ist. Ein Lehrer- oder Schulwechsel ist vielleicht die bessere und auf jeden Fall gesündere Lösung.

Machen Sie sich statt einer »Therapie« mit Ritalin, die diesen Namen nicht verdient, weil sie das Problem gar nicht lösen und heilen kann, lieber auf die Suche nach den wirklichen Ursachen und auch nach einem Arzt, der ganzheitlich therapiert. Gemeinsam mit einem solchen Therapeuten werden Sie natürliche Heilmittel und Maßnahmen in Betracht ziehen, wie sie auch in diesem Buch beschrieben sind, und Ihrem Kind wie auch Ihrer ganzen Familie einen größeren Dienst erweisen.

Hochbegabte:
oft unerkannt und ruhig gestellt!

»Intelligenz wird als Gefahr empfunden. Weil unser Kinder anders sind, werden sie ausgegrenzt, ja regelrecht gemobbt.«

Eine Mutter von zwei hochbegabten Kindern

Jutta Billhardt, Initiatorin und Vorsitzende des Vereins Hochbegabtenförderung, meint, dass Hochbegabte in unserem Schulsystem meist auf- und durchfallen.

Im Juli 2000 machte Andreas Rittinghaus aus Hattingen Schlagzeilen, der mit einem Intelligenzquotienten von 150 – zwei Punkte mehr als Einstein! – selbst in der Hauptschule gescheitert war und auf der Berufsschule von seinen Lehrern als »Niete« abgestempelt wurde.[144] Auf dem Gymnasium hatte es Fünfen und Sechsen gehagelt. Ein Lehrer erinnert sich: »Andreas starrte während des Unterrichts gelangweilt aus dem Fenster, fühlte sich unterfordert. Fünfen in Englisch, Sechsen in Latein.« Der verkannte Andreas Rittinghaus: »Die Lehrer haben gesagt, ich sei minderbemittelt.«

Auf der Hauptschule hagelte es wieder schlechte Noten und abfällige Kommentare der Pädagogen. Andreas Rittinghaus ging nach der neunten Klasse ab. Beim Zivildienst als Hausmeister im Altersheim wurde er krank und hatte Schwindelgefühle und Schlafprobleme. Sein Hausarzt schickte ihn zum Psychologen, der einen Intelligenztest machte. Das Ergebnis: 150 – der höchste erreichbare Wert. Der Durchschnitt beträgt 100. Das gab Andreas Rittinghaus das nötige Selbstwertgefühl, an der Abendschule sein Abitur nachzumachen. Heute arbeitet er selbständig als Internetdesigner und berät im Nebenjob Eltern mit hochbegabten Kindern.

Der vierzehnjährige Franz Király ist Deutschlands jüngster

Abiturient, und er hat einen steinigen Weg hinter sich. Gerade hat er sein Abitur mit der Note 1,2 im baden-württembergischen Ehingen abgelegt. Er hat einen IQ von 145 und konnte schon mit drei Jahren lesen, mit vier bis in den Millionenbereich kopfrechnen und tippte mit vier Jahren zum Zeitvertreib auf einer alten Schreibmaschine Geschichten aus seinem Märchenbuch ab. Ohne die intensive elterliche Unterstützung und flexible Schulen – er übersprang insgesamt fünf Klassen – wäre seine schulische Rekordreife allerdings nicht möglich gewesen. Die Eltern beschäftigten einen Privatpädagogen, der Franz im zarten Alter von drei Jahren Englisch und Klavier beibrachte. In der Schule galt er als »Sonderling« und wurde von seinen Mitschülern gehänselt und gequält. Franz: »Fast täglich habe ich unter den körperlichen und geistigen Angriffen meiner Mitschüler zu leiden gehabt«, und oft kam er weinend aus der Schule. Sein für Hochbegabte typischer stark ausgeprägter Gerechtigkeitssinn färbt auch jetzt noch seine Erinnerung: »Die Aufgabe meiner Lehrer wäre es gewesen, mich vor den körperlichen und geistigen Angriffen meiner Mitschüler zu bewahren.«[145]

Unsere Schulen erkennen oft noch nicht einmal Genies. Hochbegabte bekommen wenig Hilfe, meist werden ihnen noch Schwierigkeiten gemacht. Ich kenne einen hochbegabten 10-jährigen Jungen – IQ 138 – der in der Grundschule ständig mit der Klassenlehrerin aneinander geriet, weil er alles hinterfragte, oft aus Langeweile störte und er alles andere als autoritätshörig war. Wenn er sich oder andere ungerecht behandelt fühlte, machte er einen Aufstand, bis er oder andere zu ihrem Recht kamen. Er brachte es fertig, die Lehrerin morgens mit einem Strauß selbst gepflückter Wildkräuter zu überraschen mit der Bemerkung: »Die brauchen Sie. Da sind pflanzliche Östrogene drin, die können Sie jetzt gut während der Wechseljahre gebrauchen, dann sind Sie gelassener.« Die Begeisterung der Lehrerin hielt sich in Grenzen. Sie empfahl den Eltern, mit diesem »schwierigen« Kind einen Arzt aufzusuchen und ihn eventuell mit Medikamenten zu behandeln. Die Eltern – beide Akademiker – wussten in diesem Fall Gott sei Dank, dass ihr Sohn nicht »minderbemittelt«, sondern im Gegenteil hochbegabt ist, und förderten ihn privat zu Hause. Jetzt macht er sich prima auf einem Gymnasium. Die Mutter: »Es ist eine Schande, dass so viel für schwache Schüler getan wird, und hier in Schleswig-Holstein so gut wie gar nichts für Hochbegabte.«

Man kann sich vorstellen, dass Kinder »Quatsch machen«, wenn sie gleich das erste Mal verstanden haben, was die Lehrkraft neu erklärt, die Mitschüler aber Wiederholungen und Übungen brauchen. Jungen reagieren bei Unterforderung häufig mit Aggressivität, stören und spielen den Clown. Mädchen ziehen sich eher in sich selbst zurück. Viele hochbegabte Kinder landen in einer Sonderschule oder gar in der Psychiatrie. Jutta Billhardt vom Verein »Hochbegabtenförderung«: »Hochbegabte gehen in unseren Schulen unter. Sie zeigen häufig keineswegs gute Leistungen, sondern tendieren zum Störenfried und Schulversager.«[146] Hochbegabte bleiben oft unerkannt, außerdem erhalten sie nicht den ihrer Leistungsfähigkeit angemessenen Unterricht. Jutta Billhardt weiß, wovon sie spricht, hat sie doch selbst zwei hochbegabte und ein minderbegabtes Kind.

Eigentlich sollte man meinen, Hochbegabte seien Einserschüler, doch langweilen sie sich in der Regel im Unterricht zu Tode. Die Lehrer können mit ihren Antworten wenig anfangen. Auch für ihre Mitschüler denken sie viel zu schnell. Die Konsequenz: Hochbegabte Kinder beteiligen sich nicht mehr am Unterricht. Im besten Fall träumen sie nur noch in ihrer

»Ersatzwelt« vor sich hin, im schlechteren Fall entwickeln sie massive Verhaltensstörungen oder gar psychosomatische Erkrankungen. Viele Ärzte behandeln sie dann mit Ritalin oder Antidepressiva.

Jutta Billhardt hat einen Leserbrief zum ADS-Artikel im *Spiegel* geschrieben, in dem sie die Gefahr beschreibt, dass hochbegabte Kinder mit Ritalin behandelt werden: »Nach unseren Erfahrungen werden viele hochbegabte Kinder mit Ritalin behandelt, da sie häufig Erscheinungsformen eines hyperaktiven Kindes zeigen: Sie zappeln und stören in den Schulen, können sich nicht konzentrieren, vergessen die einfachen Dinge des Lebens, verweigern die Mitarbeit und so weiter. Es ist ein Verbrechen an den hellsten Köpfen des Landes, sie mit Medikamenten ruhig zu stellen. Fällt denn niemandem auf, dass wir in den letzen Jahren plötzlich so viele angeblich hyperaktive Kinder haben?«[147]

Hochbegabte brauchen genauso wie Minderbegabte von klein auf spezielle Förderung, sonst drohen massive Entwicklungs- und Verhaltensstörungen. Am zuverlässigsten lässt sich die Diagnose »hochbegabt« durch einen Intelligenztest feststellen. Hochbegabung äußerst sich in einem extrem beschleunigten Denkvermögen und ist nicht an speziellen Fertigkeiten oder Sonderbegabungen abzulesen. Ein einmal erreichter hoher IQ im abstrakt-logischen Denken beweist die Hochbegabung. Das Fatale an unentdeckten Hochbegabten: Wer jahrelang nicht gefordert wurde, kann irgendwann einmal nicht mehr positiv auf Leistungsanforderungen reagieren.

Was muss besser werden? Billhardt: »Es ist grotesk, dass in Deutschland für Minderbegabte viel getan wird, für Hochbegabte so gut wie nichts. Wir wissen leider, dass solche Kinder nicht nur in Sonderschulen, sondern auch in der Psychiatrie landen, weil sie sich nicht in ein ›normales kindliches Leben‹ einfügen.«

Dass etwa 300 000 hochbegabte Kinder in Deutschland nicht oder kaum gefördert werden, empfindet Billhardt als »eine Vergeudung von geistigen Ressourcen, die sich ein Industriestandort wie Deutschland auf Dauer nicht leisten kann«. Der Münchner Kinderarzt Dr. Horst Neidenbach bestätigt: »Oft werden Hochbegabungen nicht erkannt.« Seriöse Intelligenztests sind ab dem dritten Lebensjahr möglich. Neidenbach: »Ich habe Kinder mit IQ 150 und mehr getestet – zauberhafte Kinder, die leider selten an zauberhafte Erwachsene geraten.«[148] Hochbegabte Kinder müssen auf einem hohen Niveau beschäftigt werden, nicht nur intellektuell, sondern auch sportlich und musisch.

Wenn Sie Ihr Kind »im Verdacht« haben, hochbegabt zu sein, sollten Sie sofort einen Intelligenztest durchführen. Typische Merkmale hochbegabter Kinder sind wenig Schlafbedürfnis, großer Wortschatz, flüssige Sprache, ausgezeichnetes Gedächtnis, starker Gerechtigkeitssinn, Perfektionsstreben und »Löcher in den Bauch fragen«. Außerschulische Kurse unter Gleichbefähigten bietet der Verein Hochbegabtenförderung bundesweit an siebzehn Standorten an (weitere Informationen: siehe Adressen am Ende des Buches).

Ich bin froh, dass unsere Tochter Freya aufgrund eines Intelligenztests, zu dem mir Frau Billhardt riet, schon mit fünf eingeschult wurde. Sie kann bereits jetzt – vor ihrem sechsten Geburtstag – lesen und schreiben und lieferte dem Schulleiter beim Eingangsgespräch eine Schachpartie. Wäre sie ein Jahr später eingeschult worden, hätte sie sich in der Klasse gelangweilt.

Ausblick: Sammelklage gegen Novartis und Ansätze eines Umdenkens

Im Mai 2000 wurde vom siebzehnköpfigen Anwaltsbüro Waters & Kraus in Dallas, Texas, eine Sammelklage gegen Novartis als Hersteller von Ritalin eingereicht, gegen CH.A.D.D., die größte US-Elternorganisation, die von Pharmafirmen finanziell unterstützt wird, und gegen APA, die American Psychiatric Association (Infos unter anderem im Internet unter www.ritalinfraud.com vom 5. Januar 2001). Es wird eng für Novartis. Das Anwaltsbüro Waters & Kraus hat gerade Milliarden von Dollar von der amerikanischen Tabakindustrie für ehemalige Raucher als Schadenersatzzahlungen erstritten.

Erwachsene, die in den letzten vier Jahren Ritalin für sich oder ihre Kinder gekauft haben, dürfen sich an der Klage beteiligen. Dr. Breggin vertritt als medizinischer Berater die Klageseite, und die ersten beiden Kapitel seines bereits mehrfach erwähnten Buches *Talking Back to Ritalin* stellen den Grundstein der Klage dar. Die Klage wird motiviert von Bedenken über die Übermedikamentation vor allem von Kindern. Die Klageschrift besagt, dass der Pharmakonzern »absichtlich, vorsätzlich und fahrlässig die Diagnose von ADD/ADHD sowie die Verkäufe von Ritalin durch Werbeliteratur und das Training seiner Verkaufsrepräsentanten fördere. Dabei vernachlässigten es die Beklagten trotz Kenntnis von Problemen und Nebenwirkungen, ausreichende Informationen an Konsumenten, Ärzte und Schulen über die bedeutenden Gefahren von Methylphenidat weiterzugeben.«

Novartis wird in der Anklageschrift bezichtigt, »aktiv Organisationen wie CH.A.D.D. finanziell und mit anderen Mitteln unterstützt zu haben, damit diese, als scheinbar neutrale Gruppen, die stetig steigende Durchführung von ADD/ADHD-Diagnosen und die zunehmenden Ritalin-Verkäufe bewerben und unterstützen«. Der APA wird vorgeworfen, mit den anderen Angeklagten konspirativ zusammengearbeitet und finanzielle Zuwendungen von Ciba und anderen Mitgliedern der pharmazeutischen Industrie erhalten zu haben. Kritisierte Nebenwirkungen von Ritalin sind unter anderem: Schlaflosigkeit, Kopfschmerzen, Erkrankungen des Blutes, Hautentzündungen, Fieber, unkontrolliertes Wasserlassen, Haarausfall, schlechtere Intelligenzleistungen, zwanghaftes Verhalten, Depressionen, »zombiehaftes« Verhalten, Feindseligkeit, Reizbarkeit, Ängste, Halluzinationen, Psychosen, Verwirrtheit, nervöses Verhalten wie an den Haaren ziehen, vermindertes soziales Interesse, Wachstumsstörungen aufgrund einer Dysfunktion der Hirnanhangdrüse, Gewichtsverlust, ungewöhnliches Schwitzen, Gelenkschmerzen, Verschlechterung der ADHD-Symptome.

Vereinzelt scheint auch anderenorts ein Umdenken in Bezug auf die großzügige Verabreichung von Ritalin stattzufinden. Der Bildungsausschuss des Bundesstaates Colorado verabschiedete am 11. November 1999 eine Resolution, in der die Lehrer aufgefordert werden, bei Verhaltens-, Aufmerksamkeits- und Lernschwierigkeiten im Klassenzimmer lieber auf pädagogische Lösungen zurückzugreifen als von Medikamenten Gebrauch zu machen. Am 17. April 2000 nahm die Grüne Partei des schwedischen Bezirks Sörmland einen Antrag an, in dem verlangt wird, dass alle Beschäftigten des Gesundheitswesens in natürlichen, alternativen Methoden zur Behandlung von Kindern mit hyperaktivem Verhalten ausgebildet werden müssen. Am gleichen Tag tat sich auch etwas auf EU-Ebene: Die Mitglieder des Europarates unterzeichneten einen Antrag zur »Beendigung der Fehldiagnosen bei Kindern«, wobei ADD/ADHD als Grundlage einer Welle des Drogenmissbrauchs in den USA angeführt wird, die in Europa nicht erwünscht sei. Der Antrag fordert eine Studie über die Diagnostizierung von ADHD und die Entwicklung geeigneter rechtlicher Maßnahmen, um die missbräuchliche Verabreichung von Psychopharmaka an Kinder zu reduzieren. Ein weiterer Lichtblick: Am 15. Juni 2000 forderte die Sozialistische Partei der Schweizer Stadt Luzern die Stadtregierung auf, eine Untersuchung darüber durchzuführen, wie viele Kinder regelmäßig Psychopharmaka erhalten, und ob die Eltern über die schädlichen Nebenwirkungen der Medikamente ausreichend aufgeklärt sind.

Die richtige Ernährung

Ernährung und Aufmerksamkeitsstörungen bzw. Hyperaktivität

Die Rolle einer vitalstoffreichen Ernährung ohne Allergene für Kinder mit ADS kann nicht überbetont werden. Das Gehirn verbraucht besonders viel Energie, und ein Nährstoffmangel macht sich daher bei den Gehirnfunktionen bemerkbar und kann zum Beispiel in Konzentrationsstörungen, Verhaltensauffälligkeiten wie Impulsivität und Aggressivität führen. Das Gehirn als oberster Ordner unseres Nervensystems bekommt einen Nährstoffmangel als Erstes zu spüren, da es sehr viel Energie braucht und keine Energie speichern kann. Es beansprucht sofort 20 Prozent der dem Körper durch Nahrung zugeführten Energie, obwohl es nur drei Pfund wiegt, das entspricht einem Fünfzigstel des Körpergewichtes. Obwohl die Kapillargefäße der Muskeln zahlreicher sind als die des Gehirns, empfängt das Gehirn 25-mal so viel Blut wie ein ebenso schweres Stück Muskelgewebe. Das Gehirn eines Kindes hat bei der Geburt schon ein Viertel seiner ursprünglichen Größe, der übrige Körper aber erst ein Zwanzigstel, und braucht entsprechend viel Energie aus der Nahrung.

Wenn das Gehirn nicht genau die Nährstoffe in den Mengen bekommt, die es braucht, werden weniger Gehirnzellen und Synapsen gebildet, und es kann ein Mangel an Interesse der Umgebung gegenüber und eine Bevorzugung von Gewohntem gegenüber Neuem entstehen. »Bei Mangelernährung leiden

Antrieb, Kreativität und die Möglichkeit, neue Gedanken zu fassen, andere Menschen zu begeistern, Projekte in Angriff zu nehmen.«[149] Ist das Kind schon im Mutterleib und als Säugling mangelernährt, kann dies zu einem geringeren Intelligenzquotienten und zu Verhaltensstörungen führen. Wenn ein Kind bis zu seinem dritten Lebensjahr unter- oder mangelernährt wurde, können diese Defizite nicht mehr vollständig ausgeglichen werden. Schlechte Ernährungsangewohnheiten führen zu einem niedrigen Blutzuckerspiegel im Gehirn, zu depressiven Phasen, Überforderung und Stress.

Jede Mutter und jeder Vater weiß aus eigener Erfahrung, dass Süßigkeiten das Verhalten ihrer Kinder negativ beeinflussen. Von vielen so genannten Fachleuten werden solche Zusammenhänge zwischen Ernährung und Verhalten schlichtweg geleugnet – aus Unkenntnis und auch aus Bequemlichkeit. Sich mit den wirklichen Ursachen zu beschäftigen, ist wesentlich zeitaufwendiger, als einen Block zu zücken und ein Rezept für ein Medikament wie Ritalin auszustellen.

Wie gesagt: Psychotherapeuten, Kinderärzte und Psychologen sind leider nicht ausreichend informiert über den Zusammenhang von Verhalten und Ernährung, was ich auch bei der Untersuchung meines Sohnes erlebt habe. Auf die Frage, ob man auf Aufmerksamkeitsstörungen nicht auch durch eine bestimmte Ernährung Einfluss nehmen könnte, antwortete der Kinderneurologe: »Nein, leider nicht. Ernährung spielt bei hyperaktiven Kindern und Kindern mit Aufmerksamkeitsstörungen gar keine Rolle. Es hilft nur eine medikamentöse Behandlung mit Ritalin.«

Auch Patienten nach einer Krebsoperation oder Menschen mit Alzheimer bekommen oft von Ärzten zu hören: »Sie brauchen Ihre Ernährung nicht umzustellen, essen Sie einfach weiter, was Ihnen schmeckt.« Wie ich schon in meinem Papaya-

und Ananasbuch geschrieben habe, ist ein solcher Rat angesichts der erdrückenden Fülle von Informationen über den Zusammenhang von Ernährung und Krankheiten wie Krebs und Alzheimer unverantwortlich.

Es gibt einen engen Zusammenhang zwischen Ernährung und Verhaltensweisen. Ernährung ist die Grundlage, auf der alle körperlichen Funktionen aufbauen. Der Körper und damit auch das Gehirn können nicht richtig funktionieren, wenn sie nicht die *richtigen* Nährstoffe zugeführt bekommen! Wussten Sie, dass schlechte Ernährung von etlichen Wissenschaftlern sogar als eine Hauptursache für jugendliche Kriminalität angesehen wird? Nahrungsmittel liefern die Nährstoffe für Wachstum, ein fittes Immunsystem und Energie für körperliche und geistige Aktivität. Viele Eltern interessieren sich schon für Vollwerternährung, viele andere aber schenken dem, was sie in den Benzintank ihres Autos füllen, mehr Aufmerksamkeit als dem, was sie selbst und ihre Kinder zu sich nehmen. Biologisch angebaute Vollwertkost mit einem hohen Anteil an lebendiger Frischkost ist nichts Merkwürdiges oder Exotisches, sondern das Natürlichste überhaupt, und denaturiertes Junk Food, Konservennahrung sowie Weißmehl, Chemikalien im Essen und Zucker sind die traurigen Errungenschaften einer Zivilisation, die dem Aussehen und der Haltbarkeit von Lebensmitteln einen größeren Stellenwert beimisst als der Frage, ob sie für den menschlichen Verzehr geeignet sind oder ob sie gar unsere Lebensspanne auf diesem Planeten verkürzen.

Leider ist das Unnatürliche zur Normalität geworden. Immer mehr körperliche und psychische Krankheiten sind die Folge. Dabei ist die richtige Ernährung für Kinder peinlich einfach. Steve Biddulph schreibt in seinem Bestseller *Das Geheimnis glücklicher Kinder:* »Ernähren Sie Ihre Kinder so, dass sie dauerhaft mit Energie versorgt sind. Eine vollwertige Ernährung vermeidet Ermüdung, fördert Konzentrationsfähigkeit und sorgt für Ausgeglichenheit.«[150] Hochreuther, Baerlocher und Mitarbeiter berichten über die positive Wirkung einer Ernährungsumstellung bei verhaltensauffälligen Kindern: »Bei insgesamt zehn von elf Kindern war ein positiver Effekt der Diät auf das Verhalten festzustellen.«[151] Nach Professor Joseph Egger lösen synthetische Nahrungsmittelzusätze wie Farb- und Konservierungsstoffe am häufigsten Verhaltensprobleme aus. Auch Nahrungsmittel wie Kuhmilch, Schokolade, Käse, Getreide, Ei und Zitrusfrüchte spielen eine Rolle. Er empfiehlt eine allergenarme Ernährung, zum Beispiel aus Gemüsen, Früchten, Sonnenblumenöl und milchfreier Margarine.

Zu viel Zucker stört die Gehirnfunktionen

Zucker und mit raffiniertem Zucker zubereitete Nahrung wird schnell verstoffwechselt und sollte vermieden werden, weil Kinder darauf mit auffälligem Verhalten reagieren: Raffinierter Zucker kann dazu führen, dass kurzfristig zu viel Energie zur Verfügung steht und der Energiepegel plötzlich unter das notwendige Niveau fällt. Man spricht von Unterzuckerung. Die Folgen: Viele Kinder, die morgens eine Milchschnitte bzw. ein ähnliches Produkt zum Frühstück essen, reagieren gereizt, hyperaktiv oder sogar bösartig und aggressiv.[152] Schon in der Mitte des Vormittages sackt die Leistungskurve der Kinder, die Süßigkeiten gegessen haben, ab. Sie können sich nur noch schlecht konzentrieren, sind leicht abzulenken und werden müde.

Professor Egger, der sich seit Jahren intensiv mit dem Einfluss der Ernährung auf das Verhalten von Kindern beschäftigt, sagt zum Zucker: »Zucker wirkt eindeutig als Auslöser und Verstärker von Überaktivitätssymptomen.«[153] Er geht so weit, den hohen Konsum von Zucker und Süßigkeiten bei Kindern und Erwachsenen, für den die Eltern die Verantwortung tragen, als »Körperverletzung« zu bezeichnen. Egger: »Es kommt zu Gärungszuständen, und die körperliche Darmflora nimmt Schaden. Auf diese Weise verstärkt sich auch bei genetischer Disposition eine Nahrungsmittelallergie.« Die mit einer Unterzuckerung einhergehenden Symptome wie Konzentrationsschwäche, Müdigkeit, Gereiztheit, Aggressivität, Zittrigkeit und zunehmende Unruhe machen den Kindern und ihrer Umgebung zu schaffen. Um einer Unterzuckerung vorzubeugen, empfiehlt Egger »eine stark kohlenhydratreduzierte Kost, wobei vor allem raffinierte Kohlenhydrate durch Rohkost zu ersetzen sind.« Er »verbietet« Kindern mit ADS Zucker, Kekse und Süßigkeiten.

Sehr ausführlich beschreibt die Kinderärztin Dr. Mary Ann Block in ihrem aufrüttelnden und inspirierenden Buch *No More Ritalin*[154] die dramatischen Folgen einer Unterzuckerung, die oft fälschlich mit ADS diagnostiziert wird. Unterzuckerung oder Hypoglykämie ist ihrer Erfahrung nach »das bedeutendste zugrunde liegende Problem, das ich bei Kindern mit Verhaltensproblemen finden kann«. Sie half einem Jungen, bei dem ADS diagnostiziert war und der lange Zeit in psychiatrischen Anstalten war: Tim hatte nicht ADS, sondern litt an Unterzuckerung. Um ein Koma zu verhindern, schüttet der Körper Adrenalin aus, damit mehr Zucker ins Blut kommt. Adrenalin, das Stresshormon, bringt das Kind dazu, sich in der Energie von »Kampf oder Flucht« wiederzufinden und sich entsprechend zu verhalten: ärgerlich, wütend, aggressiv, leicht erregbar. »Es entscheidet sich nicht, sich so zu verhalten. Es handelt sich um eine physiologische Reaktion.«

Zuckerkonsum hat einen stärkeren Effekt auf Kinder als auf Erwachsene. Zucker und raffinierte Kohlenhydrate sollten daher vermieden werden. Insulin wird ausgeschüttet, um den Zucker im Blut zu den Zellen zu bringen. Wenn dem Blut zu viel Glukose entnommen wird, kommt es zur Unterzuckerung, und der Körper schüttet Adrenalin aus, um diesen gefährlichen Zustand zu beheben. Symptome einer Unterzuckerung sind Schlaflosigkeit, Kopfschmerzen, Stimmungsschwankungen, Gier nach Süßem, Zerstörungswut, Feindseligkeit, Hyperaktivität, Weinerlichkeit und unkontrolliertes Verhalten. Fruktose hat nicht die gleiche Wirkung wie Zucker.

Nach Block ist ein Glukose-Toleranz-Test bei Kindern mit Verdacht auf Hypoglykämie nicht notwendig. Wenn das Kind klinische Symptome aufweist – bei Hunger sprunghaftes Verhalten und Stimmungsschwankungen, nach dem Essen Beruhigung –, sollte die Ernährung umgestellt werden. Alle raffinierten Kohlenhydrate wie Puddinge, Kuchen, Süßigkeiten, Soft Drinks usw. müssen weggelassen werden, und das Kind sollte zusätzlich auf Nahrungsmittelallergien getestet werden. Fünf kleinere Mahlzeiten sollten über den Tag verteilt werden, und das Frühstück sollte neben komplexen Kohlenhydraten auch etwas Eiweiß enthalten. Mein Sohn bekommt morgens seine eiweißreichen Afa-Algen vor einem Frühstück aus Obst. Kinder mit Unterzuckerung sollten nicht länger als zwei Stunden ohne Essen verbringen. »Studentenfutter« ist eine geeignete Zwischenmahlzeit. Wenn Kindern auf diese Weise geholfen wird, können sie ihr Verhalten kontrollieren und zeigen keine Verhaltensauffälligkeiten mehr. Medikamente zur Behandlung der Symptome werden damit überflüssig. Eine einfache Veränderung der Ernährung verbessert das Leben von Kindern mit Hypoglykämie auf dramatische Weise.

Wenn Kinder mit Unterzuckerung einen Ernährungsfehler gemacht haben, hilft oft Alka-Seltzer Gold, die Reaktion auf Nahrungsmittel zu neutralisieren. Alka-Seltzer Gold enthält kein Aspirin. Für Kinder unter sechs Jahren löst man eine Tablette in einem Glas Wasser auf, für Kinder bis zwölf Jahren zwei. Kinder zeigen im Allgemeinen eine große Bereitschaft, Verantwortung für die Beibehaltung von Ernährungsrichtlinien zu übernehmen, wenn sie erfahren haben, wie bestimmte Nahrungsmittel ihr Verhalten beeinflussen.

Vermeiden Sie »Junk Food« und Fertigprodukte!
Professor Runow vom Institut für Umweltmedizin empfiehlt Eltern: »Achten Sie darauf, was Ihr Kind den ganzen Tag isst und trinkt, auch außer Haus.« Viele Kinder, nicht nur hyperaktive, leben in der Hauptsache von Junk Food und Fertigprodukten, also Pommes, Chips, Schokoriegeln und Limonaden. Die Folge ist nicht nur eine Unterzuckerung, sondern auch ein Mangel an Vitaminen und essenziellen Nährstoffen.[155]

Anne Calatin empfiehlt, alle Süßigkeiten strikt zu meiden und hyperaktive Kinder auf keinen Fall mit Süßigkeiten zu »bestechen« oder zu belohnen, weil dies das Problem verschlimmert.

Vermeiden Sie chemische Zusätze, Farb- und Konservierungsstoffe im Essen für Ihre Kinder. Immer mehr Kinder reagieren darauf allergisch. Der gelbe Farbstoff Tartrazin, in vielen Lebensmitteln für eine schönere Farbe verantwortlich, kann starke Anfälle an Hyperaktivität auslösen, und das Gleiche gilt für Phosphate, die in Nahrungsmitteln wie Hamburgern, Käsescheibletten, Instantsuppen und -soßen sowie Würstchen und Schinken zu finden sind.

Denaturierte, konservierte Produkte aus dem Supermarkt dürften unseren nächsten Verwandten aus dem Tierreich, den Affen, nicht verfüttert werden. Sie würden daran sterben! Für unsere Kinder sollte gerade das Beste gut genug sein, das heißt, natürliche, vitalstofffreiche Vollwertkost möglichst aus Bio-

Anbau. Im September 1988 berichtete der *New Internationalist* von einer Studie mit 3000 jugendlichen Straftätern, deren Rückfallquote sich im zwölfmonatigen Untersuchungszeitraum um 70 bis 80 Prozent verringerte, wenn ihnen hochwertige Nahrung verabreicht wurde. Biddulph: »Wir bräuchten vermutlich weit weniger Psychologen, Psychiater, ja selbst Polizisten, wenn die Kinder vernünftige Vollwertnahrung zu essen bekämen.«[156]

Vitalstoffreiche natürliche Nahrungsergänzungen

Viele Forscher, die sich mit dem Einfluss der Ernährung auf das Verhalten und die schulischen Leistungen von Kindern mit ADS-Syndrom beschäftigen, betonen das Weglassen bestimmter Lebensmittel. Relativ selten dagegen trifft man auf Ansätze, die das *Hinzufügen* bestimmter Nährstoffe fordern. Wir alle, und besonders Kinder in der Entwicklung, sind aber von Nährstoff- oder Vitalstoffdefiziten in unserer Nahrung bedroht. Dramatische Vitalstoffdefizite in unseren Lebensmitteln gefährden unsere Gesundheit und die unserer Kinder. Der alte Spruch, dass ein Apfel am Tag den Doktor fern hält, ist leider überholt.

Ernährungswissenschaftler vom Schwarzwald-Sanatorium Obertal kauften stichprobenartig zwei identische Lebensmittelkörbe in einem Supermarkt und auf einem Wochenmarkt, mit Brokkoli, Bohnen, Fenchel, Kartoffeln, Möhren, Spinat, Äpfeln, Bananen und Erdbeeren. Diese Lebensmittel wurden in einem neutralen Lebensmittellabor in Karlsruhe nach ihrem Gehalt an bestimmten Vitaminen, Spurenelementen und Mineralstoffen untersucht. Als Vergleich diente die offizielle Nährstofftabelle des Pharmakonzerns Geigy von 1985. Die Ergebnisse waren erschreckend: In nur elf Jahren sank der Kalziumgehalt von Brokkoli um 68 Prozent, der Folsäuregehalt um 52 Prozent, in Bohnen waren 61 Prozent weniger Vitamin B_6 zu finden, der Folsäuregehalt in Fenchel war um 68 Prozent zurückgegangen, der Kalziumgehalt um 62 Prozent, Kartoffeln wiesen 70 Prozent weniger Kalzium und 33 Prozent weniger Magnesium auf, Möhren hatten 57 Prozent ihres Magnesiumgehaltes eingebüßt, Spinat 68 Prozent seines Magnesiumgehaltes und 58 Prozent Vitamin C sowie 59 Prozent Vitamin B_6, Äpfel wiesen nur noch ein Viertel ihres ursprünglichen Vitamin-C-Gehaltes auf. Bananen haben nur noch knapp ein Viertel so viel Folsäure unter ihrer Schale wie vor elf Jahren, der Vitamin-B_6-Gehalt ging sogar um 92 Prozent zurück. Erdbeeren büßten 67 Prozent ihres Vitamin-C-Gehaltes ein und 14 Prozent ihres Kalziumgehaltes.[157]

Was sind die Ursachen? Die Ursachen liegen im sauren Regen, der Auslaugung unserer Böden und in der industriellen Landwirtschaft. Dadurch, dass sich der pH-Wert im Boden verschiebt, sind weniger Mineralstoffe und Spurenelemente für Pflanzen verfügbar, sie werden nicht in ausreichendem Ausmaß durch die Pflanze aufgenommen. Obst und Gemüse werden nach äußerlichen Kriterien gezüchtet, wie Lagerfähigkeit und Größe. Die Inhaltsstoffe wie Antioxidantien zur Bekämpfung so genannter Freier Radikaler spielen kaum eine Rolle. Biologisch angebautes Obst und Gemüse enthält wesentlich mehr Vitalstoffe als konventionell angebautes. Allerdings macht der saure Regen auch vor ökologisch bewirtschafteten Flächen nicht Halt, und auch bei Bio-Waren sind dramatische Vitalstoffrückgänge zu verzeichnen.

Vitamine, Mineralstoffe, Enzyme und Spurenelemente sind wichtig für alle körperlichen Prozesse und auch für das optimale Funktionieren des Gehirns. Es ist nun so, dass wir nicht etwa weniger Vitalstoffe benötigen, sondern mehr – aufgrund der zunehmenden Umweltverschmutzung, Chemikalien und

Allergene in unserer Umgebung und des zunehmenden Alltagsstresses auch für Kinder: In der Grundschule fragten Mütter ihre Kinder in der dritten Klasse, wenn sie eine Vier geschrieben hatten, ob sie noch Zahnarzt werden wollten! Und in der vierten Klasse ging es auf Elternabenden und -sprechstunden nicht darum, *ob* das eigene Kind auf ein Gymnasium sollte, sondern nur noch darum, *auf welches*. Hoch im Kurs standen ein altsprachliches Gymnasium und ein neusprachliches, in dem die naturwissenschaftlichen Fächer und Sport ab der sechsten Klasse auf Englisch unterrichtet wurden. Viele Klassenkameraden meines Sohnes hatten in den letzten beiden Jahren der Grundschule kaum noch Gelegenheit, unbeschwert Kind sein und in der Freizeit spielen zu können.

In der durchschnittlichen Ernährung sind also nicht mehr genügend Vitalstoffe vorhanden, um eine optimale Funktion des Körpers und auch damit des Gehirns zu gewährleisten. Kinder, deren Körper und Gehirn im Wachstum begriffen sind, brauchen oft noch mehr Vitalstoffe als Erwachsene. Einen guten Überblick über den Nährstoffbedarf von Heranwachsenden gibt das Heft von Petra Kühne: »Was ernährt unsere Kinder? Von Nähr-Stoffen und Lebens-Mitteln.«[158]

Das Fatale an Medikamenten wie Ritalin ist, dass alle Medikamente den Körper sauer machen und Vitalstoffräuber sind. Der Körper braucht zur Entgiftung der Medikamentenrückstände zusätzliche Vitamine, Aminosäuren und Mineralstoffe. Die Entsorgung von Giften kostet den Körper viel Kraft und Energie. Die Vitalstoffe, die der kindliche Organismus braucht, um die körperfremde Chemikalie Ritalin zu entsorgen, werden eigentlich für Wachstum, Gehirnaktivitäten und Stoffwechselfunktionen dringend benötigt. Die Nährstoffbilanz des Körpers wird dadurch noch schlechter, und das Säure-Basen-Gleichgewicht verschiebt sich in Richtung »sauer«!

Viele enzymatische Prozesse im Körper wie Verdauung und Denken sind von einem ganz eng begrenzten pH-Wert abhängig und funktionieren außerhalb davon entweder gar nicht oder nur unvollkommen. Zwar werden mit Ritalin kurzfristig mehr Neurotransmitter wie Dopamin und Noradrenalin ausgeschüttet, aber der körpereigene Vorrat daran erschöpft, ohne die nötigen Vitalstoffe zur Verfügung zu stellen, neue Botenstoffe zu bilden. Dies ist auch einer der Gründe, warum Kinder und Jugendliche nach Absetzen von Ritalin meist noch größere Probleme haben als vorher.

Wie und warum die Afa-Alge neben den Omega-3-Fettsäuren zum Beispiel in Leinöl eine so positive Wirkung für Kinder mit ADS hat, werde ich in den beiden folgenden Kapiteln erklären.

Die Afa-Alge – eine große Hilfe für ADS-Kinder

Studien mit ADS-Kindern, die über einen Zeitraum von zehn Monaten 1,5 Gramm Afa-Algen täglich bekamen, führten zu einer Verbesserung der schulischen Leistungen, Nachlassen der Hyperaktivität, Verlängerung der Aufmerksamkeitsspanne, besserem Sozialverhalten, weniger Wutanfällen, weniger Depressionen und Angst. Bei Kindern, die in einer kanadischen Studie, *The kid.com Study,* die Afa-Alge bekamen, gab es nach Ablauf der Maßnahme hinsichtlich Verhaltensauffälligkeiten keinen Unterschied mehr zu denen, die medikamentös, zumeist mit Ritalin, behandelt wurden.

Im *Children & Algae Report* wurden ähnliche Ergebnisse mit einem Gramm Afa-Alge pro Tag bei 109 Kindern mit einem Durchschnittsalter von neun Jahren erzielt. Alle Eltern

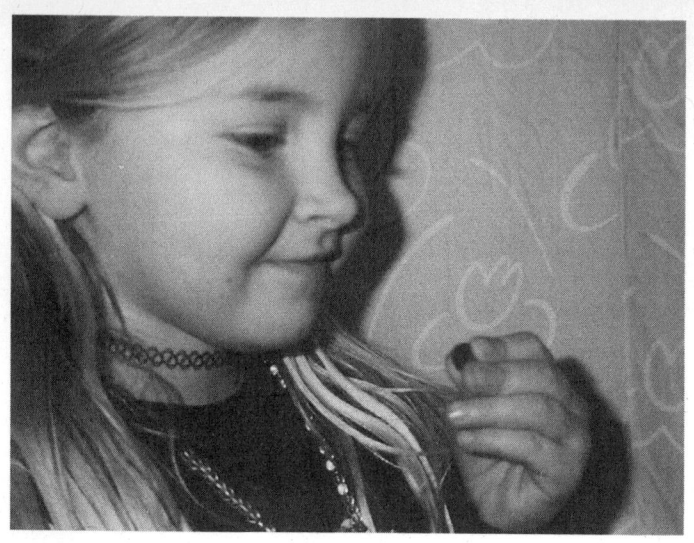

Die Afa-Alge tut gut...

berichteten über eine hochsignifikante Verbesserung im Verhalten und bei der Stimmung ihrer Kinder bei den Kategorien vom »Achenbach-Profil« (nach dem amerikanischen Psychiater T. M. Achenbach), was Aufmerksamkeit, Abgelenktsein, Gedankenklarheit usw. umfasst (siehe Tabelle). Auch Betreuungspersonen wie Babysitter und Kindergärtnerinnen sowie Lehrer kamen zum gleichen positiven Ergebnis. Lehrer berichteten von einer signifikanten Verbesserung der Kinder, sich zu konzentrieren und zu fokussieren, und einer Abnahme von aggressivem und impulsivem Verhalten. Auch Geschwisterkinder, die kein ADS-Problem hatten, profitierten von der Einnahme der Afa-Alge, indem sie sich noch besser fokussieren und konzentrieren konnten. Alle Kinder können offenbar von der Einnahme der vitalstoffreichen Wildalge Verbesserungen erzielen! Auch Eltern, die »aus Solidarität« ebenfalls die

Afa-Alge einnahmen, berichteten von besserer Stimmung, mehr Toleranz, mehr Energie und Lebensfreude und größerer Gedankenklarheit während der Zeit der Einnahme.

Eltern und andere Bezugspersonen gaben an, dass die Kinder schon nach einwöchiger Algeneinnahme »glücklicher« als vorher waren, ihre Frustrationstoleranz gestiegen war, sie besser mit Kritik umgehen konnten, sie flexibler und humorvoller geworden waren. Im letzten Drittel der Studie verbesserten viele Kinder ihr sprachliches Ausdrucksvermögen und ihre Lesefähigkeit. Sprachprobleme verbesserten sich signifikant.[159]

Beeindruckt von den kanadischen und nordamerikanischen Untersuchungen zur Wirkung der Afa-Alge bei Aufmerksamkeitsstörungen und Hyperaktivität, entschloss ich mich, eine eigene Studie durchzuführen. Daran beteiligten sich 44 Familien. Die Firmen »Sanacell«, »Bluegreen Algenprodukte« und »Algavital« hatten mir im Wert von mehr als 15 000 DM Algen für diese Studie zur Verfügung gestellt. Die Studie dauerte zehn Wochen. In dieser Zeit bekam das betroffene Kind, ein Geschwisterkind (sofern vorhanden) sowie ein Elternteil kostenlos pro Person 1,5 Gramm Afa-Algen, Kinder unter sechs Jahren 1 Gramm. Gleichzeitig wurden die Eltern gebeten, dem betroffenen Kind auf eigene Kosten – die Kapseln kann man preiswert im Reformhaus kaufen – morgens drei Kapseln mit Leinöl zu geben: wegen des erhöhten Bedarfs an mehrfach ungesättigten Omega-3-Fettsäuren bei Jungen und hyperaktiven Kindern.

Die beteiligten Familien füllten am Beginn und am Ende der Studie einen Fragebogen aus. Außerdem bekamen sie eine Kopie des Kapitels »Wie man Kinder zur Algen-Einnahme motiviert« aus meinem Afa-Algen-Buch, und es wurde empfohlen, die Algen mit viel Flüssigkeit – am besten gereinigtem und

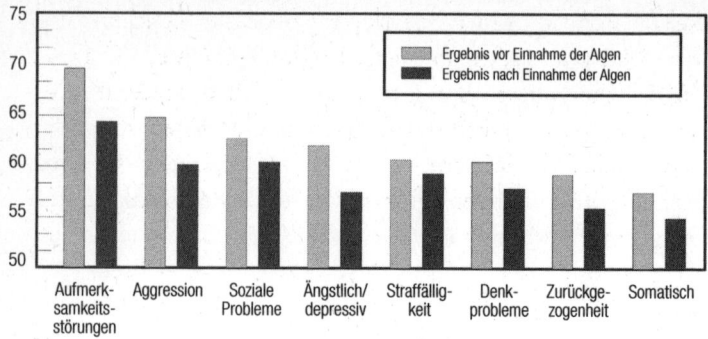

Ergebnis des Achenbach-Tests

Legende:
- Ergebnis vor Einnahme der Algen
- Ergebnis nach Einnahme der Algen

Kategorien: Aufmerksamkeitsstörungen, Aggression, Soziale Probleme, Ängstlich/depressiv, Straffälligkeit, Denkprobleme, Zurückgezogenheit, Somatisch

Verhaltensänderungen bei Kindern vor und nach Einnahme von Algen
(Aus *Erfahrungsheilkunde*, 8/2000.)

energetisiertem Wasser – zu schlucken. Es handelt sich ja um ein konzentriertes Lebensmittel, dem das Wasser entzogen wurde.

Einige kleinere Kinder hatten Probleme, die großen Afa-Algen-Tabletten der Firma »Sanacell« mit 500 Milligramm zu schlucken. Ich habe der Firma daher vorgeschlagen, wie die anderen Anbieter kleine runde Presslinge von nur 250 Milligramm zu entwickeln. »Sanacell« hat zwar auch 250-Milligramm-Kapseln im Programm, die aber wegen ihrer dreieckigen Form kleineren Kindern unter sechs Jahren Probleme bereiten können. Bis zum Zeitpunkt des Erscheinens dieses Buches wird die Firma »Sanacell« aufgrund meiner Anregungen auch die vorgeschlagene Form und Größe im Programm haben. Die Afa-Algen der Firma »Sanacell« sind gefriergetrocknet, die Algen der Firmen »Bluegreen Algenprodukte« und »Algavital« sprühgetrocknet.

Das Ergebnis der Studie in Kurzfassung: Bei allen Kindern wurden Verbesserungen im Verhalten und bei Lernaufgaben beobachtet, bei einigen Kindern sogar »sensationelle« Verbesserungen. Nach den Ferien fragte ein Lehrer die Eltern eines hyperaktiven Kindes, ob es jetzt Ritalin bekomme, und ein anderer Lehrer sagte: »Ihr Kind ist ja gar nicht wiederzuerkennen.« Ein Unterschied in der Wirkung der Algen von unterschiedlichen Herstellern wurde nicht festgestellt. Offenbar handelt es sich bei den Produkten aller drei Anbieter um eine hervorragende Qualität.

Die Ergebnisse meiner Afa-Algen-Studie im Einzelnen

Fallbeispiele

Die Namen der im Folgenden genannten Kinder wurden geändert, um die Anonymität der Beteiligten zu wahren.

Jessica, 5, flippte leicht aus, wenn etwas nicht gleich klappte, war oft nörgelig und extrem unzufrieden, »zu Tode betrübt«. Nach Einnahme der Afa-Alge kann sie sich viel besser selbst beschäftigen, ist ausgeglichener und hat weniger Probleme, auf andere zuzugehen und Kontakte zu pflegen.

Tobias, 7, weigerte sich, kleine Aufgaben zu erledigen, wie aufzuräumen und ins Bett zu gehen. Er protestierte fast jeden Abend, wenn es ums Einschlafen ging, war sehr auf die Mutter bezogen und neidisch auf andere Kinder. Tobias kann sich dank der Afa-Alge besser konzentrieren, besser mit Kritik umgehen, sein Durchschlafen hat sich verbessert, und er ist nicht mehr so leicht aufgeregt, wenn etwas nicht gleich klappt.

Julian, 13, war sprunghaft, ungewöhnlich rastlos, unkonzentriert und ermüdete schnell. Sein Verhalten war dominant, undiplomatisch und oft verständnislos. Julian ist seit Afa-Algen-Einnahme weniger impulsiv, er findet nach einem Wutanfall leichter zurück zum Normalzustand, kann besser nachgeben und ist lustiger und fröhlicher.

Peter, 10, hatte ein geringes Selbstwertgefühl und Angst vor einer größeren Gruppe. Er war nach Aussage seiner Eltern oft aufsässig und starrköpfig und hatte zu wenig Selbstvertrauen. Durch die Afa-Alge wurde er verständnisvoller, höflicher als vorher und etwas selbstsicherer.

Jan, 6, war leicht ablenkbar, ärgerte andere Kinder und verbreitete viel Unruhe. Eine Woche nachdem er die Afa-Alge nahm, wurde er wacher, konzentrierter und sprach deutlicher.

Michael, 10, weinte häufig, war sehr langsam und unordentlich und zog sich oft völlig zurück. Seit er die Afa-Alge nimmt, ist er ausgeglichener und hat mehr Kontakt zu anderen Kindern. Er ist außerdem konzentrierter und fröhlicher.

Sven, 10, fühlt sich besser und lernt Englischvokabeln schneller. Seine Schrift ist besser. Er hat es in Mathematik von einer Vier auf eine Drei geschafft!

Maria, 16, war sehr vergesslich, verträumt, unkonzentriert und unter Stressbelastung blockiert. Seit sie die Afa-Alge nimmt, ist sie viel ruhiger geworden und hat mehr Power.

Andreas, 9, war zappelig, laut, nervös, er ärgerte dauernd seine Schwester und hatte keine Freunde. »Spielen mit anderen ist nicht möglich.« Seit er die Afa-Alge nimmt, ist er nicht mehr so zappelig und gönnt sich öfter Ruhepausen.

Kevin, 13, war emotional geladen, impulsiv, wenig tolerant und zog sich gern zurück. Er kann, seit er die Afa-Alge nimmt, mehr »einstecken« und macht insgesamt einen ausgeglicheneren Eindruck. »Er ist nicht mehr so ›geladen‹.«

Johannes, 12, war oft unkonzentriert und zappelig, vergesslich und chaotisch. Seit er die Afa-Alge nimmt, geht er viel besser an die Hausaufgaben heran und bemüht sich, sie gut zu machen. Auch die Vokabeln gehen ihm leichter ein. Seine Bereitschaft, etwas zu lernen, ist gewachsen.

Mathias, 13, war schnell aufgeregt, unsicher und impulsiv. Wenn ihm etwas nicht gelang, zerstörte er Spielsachen oder zerriss Bücher. Durch die Afa-Alge wurde er verständiger, selbständiger und aufmerksamer.

Ulrike, 6, musste immer Recht haben und war schnell eingeschnappt. Ihr Verhalten ist mit der Afa-Alge ruhiger geworden. Sie ist fröhlicher, sensibler, und ihr Umgang mit ihren Geschwistern wurde harmonischer. Während sie früher oft ausflippte, bekommt sie jetzt eher Tränen in den Augen.

Tanja, 7, war unkonzentriert, unsicher, zappelig und hatte Angst, zu versagen. Dauernd hatte sie die Finger im Mund gehabt und an den Nägeln gekaut. Jetzt, mit der Afa-Alge, wachsen die Fingernägel wieder. Sie ist auch ruhiger geworden.

Tim, 5, tobte viel, weinte leicht und stritt sich viel mit seiner Schwester. Mit der Afa-Alge wurde er ruhiger und gelassener.

Sabine, 7, war leicht reizbar, aufbrausend, machte viele Flüchtigkeitsfehler und hatte eine schlechte Schrift. Seit sie die Afa-Alge nimmt, ist sie ruhiger, ausgeglichener und nicht mehr so leicht reizbar.

Ingmar, 9, war weinerlich, aggressiv, schnell aus dem Gleichgewicht zu bringen und leicht ablenkbar. Er ist mit der Afa-Alge beliebter bei seinen Mitschülern geworden und bekommt jetzt öfters Einladungen. Er ist konzentrierter und hat mehr Ausdauer bei Tätigkeiten entwickelt.

Mark, 8, war sehr zappelig und unkonzentriert. Seit er die Afa-Alge nimmt, leidet er nicht mehr so stark unter Stimmungsschwankungen und steckt Misserfolgserlebnisse besser weg. Außerdem kann er sich besser konzentrieren. Er ist nicht mehr so schnell ermüdbar und ausgeglichener.

Iris, 12, war leicht ablenkbar, schnell aggressiv und beleidigt und brauchte eine Stunde zum Einschlafen. Seit sie die Afa-Alge nimmt, schläft sie viel besser ein, ist ausgeglichener, und es gibt kaum noch Konflikte. Sie hat mehr Appetit, und ihre Stimmungslage ist besser.

Ähnliche Fortschritte waren auch bei allen anderen Kindern, die an dieser Studie teilnahmen, zu beobachten.

Verhalten zu Hause

Kinder, die zu Hause laut, zappelig und unruhig waren, wurden in den meisten Fällen ausgeglichener. »Bockiges Verhalten« wurde seltener, und Kinder, die sich vor der Algeneinnahme oft zurückzogen und häufig weinten, zeigten ein solches Verhalten seltener. Im Laufe der Studie stritten sie sich seltener mit ihren Geschwistern, eine Verhaltensänderung, die ich auch bei meinen eigenen Sprösslingen beobachten konnte. Einige Kinder hörten mit der Zeit ganz auf, sich mit ihren Geschwistern zu streiten. Sie waren weniger aggressiv ihren Eltern oder Gleichaltrigen gegenüber, und die meisten schliefen besser ein und besser durch. Die Häufigkeit des »Ausflippens« nahm im Laufe der Studie ab, und die Kinder waren bei Stress und Änderung der Alltagsroutine belastbarer, ausgeglichener und seelisch stabiler.

Eine Mutter mit einer typischen Aussage: »Mein Sohn kann sich viel besser mit sich selbst beschäftigen, er hat weniger Probleme mit anderen, kann sich besser konzentrieren, ist glücklicher, kann besser mit Kritik umgehen, hat geringere Stimmungsschwankungen und ist viel ruhiger geworden.«

Eltern berichteten, dass sie ihren Kindern jetzt »nicht mehr alles dreimal sagen« mussten, sondern dass ihre Anweisungen gehört und problemloser in die Tat umgesetzt werden konnten. Alle Kinder waren weniger oft geistesabwesend und mehr »im Hier und Jetzt«. Insgesamt wirkten sie selbstbewusster, fröhlicher und zeigten mehr Ausdauer bei Hausaufgaben und Freizeitaktivitäten.

Eine Mutter: »Mein Kind ist wacher, konzentrierter, es spricht deutlicher, kann sich leichter kontrollieren und braucht bei Anstrengungen kürzere Erholungszeiten.« Eine andere Mutter ist begeistert, dass ihr Kind öfters liest und weniger aggressiv ist. Viele Eltern berichten von positiven Veränderungen schon nach einer Woche, manchmal konnten sie aber erst nach sechs Wochen Verbesserungen feststellen: »Mein Sohn ist jetzt verständnisvoller, höflicher, sein soziales Verhalten hat sich verbessert, er ist weniger ängstlich, weniger depressiv und aggressiv, weniger impulsiv. Wenn er einen Wutanfall hat, kann er schneller sein inneres Gleichgewicht wiederfinden.«

Eine Mutter berichtete über die Veränderungen während der Studie: »Mein Sohn jammert weniger, er ist nicht mehr so schnell bockig und kann auch mal warten. Er beruhigt sich schneller, ist freundlicher und hat seltener Kopfschmerzen.« Ein Vater war begeistert darüber, dass sein Kind offen auf andere zuging und viel fröhlicher geworden war. Viele Eltern stellten fest, dass ihr Kind Frustrationen besser ertragen, besser mit Kritik umgehen konnte und besserer Stimmung war. Einige Mütter beobachteten, dass ihr Kind nicht mehr an den Fingernägeln kaute und ausgeglichener und glücklicher war. Fast alle Eltern berichteten, dass ihre Kinder sich besser konzentrieren konnten. Die Hausaufgaben gingen schneller von der Hand, und viele Kinder konnten abends besser zur Ruhe kommen und schliefen schneller ein. Die meisten Kinder konnten auf Belohnungen länger warten und mit Kritik besser umgehen. Viele wurden sensibler, was die Auswirkungen ihres Verhaltens auf andere und Tiere betrifft. Die meisten Kinder konnten sich sprachlich besser ausdrücken.

Dieselben positiven Veränderungen wurden auch beim Geschwister beobachtet. Kinder, die keine Konzentrationsschwäche haben und nicht hyperaktiv sind, profitieren ebenfalls von der Einnahme der Afa-Alge. Viele Kinder waren morgens fitter und hatten mehr Lust, aufzustehen und zur Schule zu gehen. Die meisten Eltern haben aufgrund ihrer positiven Erfahrungen während der Studie vor, die Afa-Alge auf eigene Kosten weiter zu nehmen.

Verhalten im Kindergarten und in der Schule

Lehrer beobachteten, dass sich die meisten Kinder schon kurz nach Beginn der Studie besser konzentrieren konnten. Viele Kinder zeigten ein anders Verhalten, indem sie jetzt Stress mittels Bewegung abbauten. Lehrer konnten beobachten, dass Kinder weniger schüchtern waren und sich mehr zutrauten. Sie beteiligten sich aktiver am Unterricht. Kinder waren im Unterricht weniger aufgedreht, unruhig und zappelig. Sie redeten dem Lehrer weniger oft herein, waren nicht mehr so bestimmt und hatten seltener den Drang, ständig im Mittelpunkt zu stehen. Die meisten Kinder schienen zufriedener mit sich selbst zu sein und Kritik besser vertragen zu können. Am häufigsten wurde erwähnt, dass sich die betroffenen Kinder seltener mit anderen stritten, weniger geistig abwesend waren und die Zahl der »Ausraster«, aggressiven Handlungen und Wutanfälle auffällig zurückging. Auch das Gedächtnis der meisten Kinder profitierte von der Afa-Alge, indem sie sich leichter an Wissensinhalte erinnern konnten, die in der Schule durchgenommen worden waren.

Viele Lehrkräfte konnten eine bessere Konzentrationsfähigkeit feststellen. Aufgaben wurden zügiger verrichtet. Die Aufmerksamkeit verbesserte sich, und den Kindern fiel die Kontaktaufnahme zu ihren Mitschülern leichter. Viele waren weniger weinerlich, nicht mehr so leicht reizbar und insgesamt belastbarer. Die Toleranzschwelle der meisten Kinder war erhöht. Insgesamt machten sie einen gesünderen Eindruck und zeigten mehr Lebensfreude und Vitalität. Viele Lehrkräfte haben eine »neue« Bereitschaft zum Lernen festgestellt: Die Kinder reagierten oft positiv und arbeiteten bereitwillig mit. Es wurde auch beobachtet, dass sie nicht mehr so häufig Worte und Wortlaute verwechselten.

Einige Lehrer waren nach den Sommerferien von der Veränderung im Verhalten der Kinder so überrascht, dass sie die Eltern anriefen und sagten: »Ich habe jetzt ein ganz neues Kind«, oder vermuteten, die Eltern würden dem Kind Ritalin geben, weil es so friedlich geworden war! Ein Lehrer meinte zu den Eltern: »Sie haben jetzt ja ein richtiges Vorzeigekind.« Fast alle waren unauffälliger, lernwilliger und aufmerksamer im Unterricht, was auch in besseren Noten zum Ausdruck kam. Alle waren oft schon nach einer Woche weniger zappelig und unordentlich. Mehrere Kinder, die vorher depressiv verstimmt und weinerlich waren, zeigten dieses Verhalten unter Einnahme der Afa-Algen überhaupt nicht mehr in Kindergarten und Schule, und bei anderen nahmen depressive Phasen deutlich ab. Kinder, die vorher öfter Kopfschmerzen hatten, bekamen diese nur noch selten.

Positiv auch für die Eltern

Meistens nahm die Mutter zusammen mit ihrem Kind oder ihren Kindern die Afa-Alge ein. Damit wurde die Afa-Algen-Einnahme, wie von mir geplant, zu einer Familienangelegenheit, sodass sich das betroffene Kind nicht wieder als »anders« erleben musste.

Eine Mutter: »Ich bin ausgeglichener und habe viel mehr Power als früher.« Eine Mutter freute sich über ihre gute Verdauung – »Zweimal täglich!« – und stellte fest, dass ihre

Haare und Fingernägel viel besser wuchsen. Mehrere Mütter berichteten von einer besseren Verdauung und mehr innerer Ruhe. »Ich bin offener anderen gegenüber geworden und fröhlicher.« Ein Vater gab an, »viel ausgeglichener und geduldiger« geworden zu sein. Eine Mutter: »Ich bin leistungsfähiger, weniger gestresst und kann mich besser konzentrieren.« Eine weitere Mutter war »ausgeglichener«, und: »Ich schlafe viel besser.« Eine Mutter freute sich über »festen Schlaf«, bessere Konzentration und mehr Ausgeglichenheit in Stresssituationen.

Fast alle Eltern, welche die Afa-Alge nahmen, berichteten von »mehr Vitalität« und »Lebensfreude«. Es gab kaum ein Elternteil, das die Afa-Alge nahm und keine Verbesserung beobachten konnte. Dieses Ergebnis zeigt, wie wichtig die regelmäßige Afa-Algen-Einnahme auch für die Eltern ist, damit der Teufelskreis »schwieriges Kind – überforderte Eltern« erfolgreich durchbrochen werden und das Zusammenleben mit Kindern wieder als eine freudige Herausforderung erlebt werden kann.

Die Inhaltsstoffe der Afa-Alge

Warum ist die Afa-Alge so wirksam bei ADS und hilft, sich besser zu fokussieren und zu konzentrieren? Inhaltsstoffe wie Aminosäuren, essenzielle Fettsäuren, blaugrüne Pigmente sowie Vitamine und Mineralien helfen dem Körper, Schwermetalle wie Blei und Kadmium auszuschwemmen, und zwar noch effektiver als die Clorella-Alge. Dies haben unter anderem Untersuchungen von Ernährungswissenschaftlern an der McGill University in den USA ergeben.[160] Schon Spuren von Schwermetallen und Umweltgiften können die Gehirnfunktionen von Kindern beeinträchtigen, was sich durch schlechtes Gedächtnis und auffälliges Verhalten äußern kann.

Methionin, eine schwefelhaltige Aminosäure in der Afa-Alge, sowie Vitamin C und Selen leiten Quecksilber aus. Zur Therapie von Kadmiumbelastung eignet sich das Zink, Kalzium, Vitamin C und schwefelhaltige Aminosäuren in der Afa-Alge. Zur Ausleitung von Blei sind vor allem Kalzium und Vitamin C sowie schwefelhaltige Aminosäuren geeignet, alle vorhanden in der Afa-Alge. Bei Aluminiumbelastung helfen das Magnesium und Vitamin B_6 in der Afa-Alge.[161] Zur Ausleitung von Umweltgiften werden Dosen bis zu 10 Gramm unter Anleitung eines Heilpraktikers oder Naturheilarztes empfohlen.

Weitere positive Wirkungen der Afa-Alge: Sie hält den Blutzuckerspiegel über Stunden stabil und versorgt das Gehirn damit konstant mit genügend Glukose. Der hohe Gehalt von leicht verdaulichen Proteinen in der Afa-Alge, darunter einer großen Zahl von Neuropeptiden, welche in der Lage sind, die Blut-Hirn-Schranke zu überwinden, dient als Grundstoff für den Aufbau von Nerven und Neurotransmittern. Bei Kindern mit ADS ist der Spiegel an Neurotransmittern wie Dopamin, Noradrenalin und Serotonin ungewöhnlich niedrig.

Die mehrfach ungesättigten essenziellen Fettsäuren in der Afa-Alge wie Eicosapentaensäure (EPA, kommt sonst nur in Kaltwasserfischen vor), Docosahexaensäure (DHA) und Alpha-Linolensäure spielen eine große Rolle für eine optimale Gehirnfunktion und -entwicklung.[162] Der Bedarf an Fettsäuren, welcher bei Jungen wesentlich größer ist als bei Mädchen, erklärt auch, warum von Aufmerksamkeitsstörungen mit und ohne Hyperaktivität weit mehr Jungen als Mädchen betroffen sind. Eine Studie der Abteilung Kinderheilkunde an der Universität von Tennessee ergab, dass die Anreicherung der Ernährung mit essenziellen Fettsäuren innerhalb von zwölf Monaten das Gedächtnis, die Lernfähigkeit und das Tempo der Informationsverarbeitung von Kindern signifikant erhöhte.

Eine Befragung einer großen Anzahl von hyperaktiven Kindern deckte auf, dass viele dieser Kinder einen Mangel an essenziellen Fettsäuren aufwiesen, entweder weil sie Linolsäure nicht umwandeln oder weil sie essenzielle Fettsäuren aus dem Darm nicht normal resorbieren können – oder weil der Bedarf an essenziellen Fettsäuren erhöht ist.[163] In der Afa-Alge findet sich auch Gamma-Linolensäure, welche als fürs Gehirn wichtige Fettsäure die Lernvorgänge und Gedächtnisleistung unterstützt.[164]

Besonders die positive Wirkung von Docosahexaensäure, DHA, auf Gedächtnis- und Lernleistung ist gut dokumentiert.[165] »DHA ist die wichtigste Fettsäure für die grauen Zellen.«[166] DHA ist in ähnlich hoher Konzentration in der Afa-Alge wie in der menschlichen Muttermilch vorhanden. Stillkinder sind klüger als Flaschenkinder und haben einen durchschnittlich um fünfzehn Punkte höheren Intelligenzquotienten. Daher wird in den USA und Japan Babynahrung bereits DHA zugefügt. Viele Kinder mit einem Mangel an essenziellen Fettsäuren wie DHA zeigen extremen Durst. Ein Mangel an DHA kann zu Lern- und Verhaltensstörungen führen.

Es wird empfohlen, zusätzlich zu den Afa-Algen täglich einen Teelöffel Hanföl, Walnussöl, Fischöl, Leinöl oder Nachtkerzenöl mit Omega-3-Fettsäuren in Kapselform oder als Öl zu geben. Omega-3-Fettsäuren erfordern einen ausreichenden Zinkspiegel, um zu funktionieren. Zink ist in der Afa-Alge ausreichend vorhanden.

In der Afa-Alge findet sich auch der Gehirn-Brennstoff Glutaminsäure, 6 Milligramm auf 100 Gramm. Ohne Glutaminsäure gäbe es kein Gedächtnis. Glutaminsäure, auch in Gerstengras vorhanden, kann den Intelligenzquotienten von Kindern um elf bis siebzehn Punkte anheben.[167] Das Gehirn braucht täglich Glutaminsäure! Sie verbessert das Lernvermögen und hilft bei Hyperaktivität und Aufmerksamkeitsstörungen. Außer in der Afa-Alge und im Gerstengras kommt Glutaminsäure in Vollweizenprodukten und in Sojabohnen vor und ist als »Glutamin Verla« in Apotheken erhältlich.

Die Afa-Alge enthält Zink, ein Mineral, das essenzielle Fettsäuren für ihre Verstoffwechselung brauchen, und leicht assimilierbares Eisen, was für eine große Aufmerksamkeitsspanne wichtig ist. Die Afa-Alge ist eine der reichhaltigsten natürlichen Eisenquellen.

Der Zinkspiegel ist bei vielen hyperaktiven Kindern zu niedrig. Zink stellt ein wichtiges Mineral für das optimale Funktionieren des Gehirns dar und ist in der Afa-Alge mit 18,7 Milligramm pro 100 Gramm ausreichend vorhanden. Zink steuert die biochemischen Verbindungen zwischen den Gehirnzellen. Es ist an mehr als 200 enzymatischen Prozessen beteiligt und ist wichtig zur Umwandlung von Fettsäuren in Prostaglandine, welche Allergiesymptome zum Verschwinden bringen und ADHD-Symptome verbessern. Im Hippokampus, dem Sitz des Gedächtnisses, findet sich die höchste Konzentration von Zink im menschlichen Körper. Ein Zinkmangel beeinträchtigt daher das Kurz- und Langzeitgedächtnis. Kinder mit einem Zinkmangel sind reizbar, weinerlich, träge und mürrisch und können durch Körperkontakt nicht beruhigt werden. Sie vertragen keine Störungen und vermeiden häufig Blickkontakt, außerdem tolerieren die Kinder eine Änderung ihrer Alltagsroutine nur schwer. Ein Zinkmangel wird mit einer niedrigen nonverbalen Intelligenz und Sprachstörungen in Verbindung gebracht, und die betroffenen Kinder können schlecht mit Stress umgehen und fühlen sich leicht überfordert. Ein hoher Zinkspiegel kann vor den schädlichen Auswirkungen einer Kadmiumbelastung schützen. Kadmium, dessen Vorkommen bei lerngestörten Kindern erhöht sein kann, verdrängt Zink aus biochemischen Reaktionen. Die Zinkwerte im Schweiß von legasthenischen Kindern betrugen nur 66 Prozent derjenigen der Kontrollkinder.[168] Ein Zinkmangel ist durch weiße Flecken auf den Fingernägeln erkennbar.

Eisenmangel ist einer der meistverbreiteten Nährstoffmängel bei Kindern und Jugendlichen und geht mit Reizbarkeit, schlechten Schulleistungen, verminderter Ausdauer und Aufmerksamkeitsstörungen einher. Nur wenn genügend Eisen im Gehirn vorhanden ist, können Nukleinsäuren und Proteine gebildet werden. Bei Eisenmangel kommt es zu einer Unterversorgung des Spitzenverbrauchers Gehirn mit Sauerstoff, und Denkleistung und Konzentration lassen nach. Die Afa-Alge ist mit 35 Mikrogramm pro 100 Gramm eine wertvolle Quelle leicht assimilierbaren Eisens. Weitere Eisenlieferanten: Gerstengrassaft, Hefe und Weizenkeime sowie Weizenkeimöl.

Kalzium ist das am häufigsten vorkommende Mineral im menschlichen Körper. 99 Prozent des Kalziums ist in den Knochen gespeichert, und der Rest zirkuliert im Zellwasser jeder Zelle. Kalzium dient zur Stabilisierung der Zellmembran von Gehirn- und Nervenzellen. Bei einem Kalziummangel wird die Übertragungsfähigkeit von Nervenimpulsen an Nachbarzellen beeinträchtigt, und dies kann zu einer Übererregbarkeit der Nerven führen. Durch Kalzium können Gehirnfunktionen von Kindern normalisiert werden, was durch das EEG überprüfbar ist. Man sollte sich vor Kalziumtabletten hüten, die aus gemahlenen Rinderknochen bestehen und oft mit Blei belastet sind. Viel besser ist es, auf pflanzliche Quellen wie die Afa-Alge, Brokkoli und Sojaprodukte zurückzugreifen. Die Afa-Alge enthält 1,2 Milligramm Kalzium und 3,8 Milligramm Kalzium-Fluorid pro 100 Gramm.

Magnesium ist wichtig für Hunderte von enzymatischen Prozessen und wird zur Bildung der DNA benötigt. Der renommierten Bertelsmann-Stiftung zufolge ist Deutschland ein Magnesium-Mangelland. Die Afa-Alge enthält 0,22 Milligramm pro 100 Gramm dieses Spurenelementes. Magnesium schützt vor den Folgen von Stress, indem es die Durchlässigkeit der Zellmembrane regelt, und ist damit für ein gesundes Nervensystem lebenswichtig. Ein Mangel an Magnesium führt zu Anspannungen, Reizbarkeit, Müdigkeit, Verwirrung, Ängstlichkeit, Stimmungsschwankungen, Konzentrations- und Gedächtnisschwäche und sogar Veränderungen der Persönlichkeit. Wenn Kinder Zuckerhaltiges essen, ist ihre Magnesiumaufnahme reduziert. Soft Drinks sollten wegen der Phosphorsäure vermieden werden, die neben Kalzium auch Magnesium ausschwemmt. Die mit 3 Prozent extrem chlorophyllhaltige Afa-Alge ist eine hervorragende Magnesiumquelle. Weitere sind Nüsse, Hülsenfrüchte, Weizenkeime und Vollkornreis.

Das Chrom in der Afa-Alge dient zur Herstellung von Aminosäuren, die wiederum Baustoffe für Neurotransmitter darstellen. Außerdem steuert Chrom die Glukoselieferung fürs Gehirn. Bei Chrommangel kann es leicht zu einer Unterzuckerung und zu einer Einschränkung der Funktion des Nervensystems kommen. Die Afa-Alge enthält pro 100 Gramm 53,3 Mikrogramm Chrom. Zahlreiche Kinder, die viel Weißmehlprodukte und Zucker verzehren, leiden unter einem Chrommangel. Ein Chrommangel kann zu Konzentrations- und Verhaltensstörungen führen. Chrom kommt im Getreidekeim vor, außerdem auch in Bierhefe, schwarzem Pfeffer und Leber. Innereien sollten wegen der Gefahr der Belastung mit Giftstoffen allerdings höchstens sporadisch verzehrt werden.

Mangan wird zur Biosynthese von Dopamin benötigt. Ein hyperaktiver Junge mit Hyperaktivität und Aufmerksamkeitsstörungen litt zusätzlich unter Wutanfällen. Er bekam täglich

Mangan, und die Hyperaktivität besserte sich wesentlich, außerdem verschwand sein Tinnitus.[169] In 100 Gramm Afa-Álgen sind 3,2 Milligramm Mangan enthalten.

Auch das Spurenelement Bor ist in der Afa-Alge mit 1,4 Milligramm pro 100 Gramm enthalten. Ein Defizit an Bor führte bei Schulkindern zu schlechtem Abschneiden in Tests und einer Verschlechterung des Kurz- und Langzeitgedächtnisses.

Das Germanium in der Afa-Alge ist ein seltenes Spurenelement, das nicht mehr in ausreichender Menge in unseren Böden und damit auch in unseren Lebensmitteln zu finden ist. Die Afa-Alge enthält pro 100 Gramm 26,7 Mikrogramm von diesem Spurenelement. Germanium erhöht die Sauerstoffversorgung von Gehirn und Körper. Dadurch verbessert sich vor allem die Durchblutung des Gehirns. Verhaltensstörungen bessern sich, und mit Germanium werden sogar beeindruckende Erfolge bei Psychosen, Tics und Epilepsie erzielt.[170] Außer in der Afa-Alge und im Gerstengrassaft findet sich Germanium in Knoblauch, Ginseng, Bärlauch, Brunnenkresse und bestimmten Heilwässern.

Die Folsäure in der Afa-Alge ist für die Entwicklung eines hohen Intelligenzquotienten notwendig und wird zum Aufbau der Neurotransmitter Serotonin und Noradrenalin benötigt. 100 Gramm Afa-Algen enthalten 100 Mikrogramm vom Spurenelement Folsäure. Deutschland ist ein Folsäure-Mangelland. Nach Angaben der Deutschen Gesellschaft für Ernährung betrifft der Folsäuremangel etwa 97 Prozent aller Männer und 99 Prozent aller Frauen! Bei einem Mangel vertreibt die Gabe von Folsäure Trübsal und depressive Verstimmungen,[171] Folsäuremangel führt zu Unruhezuständen, Zerstreutheit, Gedächtnisschwäche, mangelnder Lebensfreude und Schlafstörungen. Folsäure kommt außer in der Afa-Alge auch in grünem Pfeffer, Eiern, Hefe, Gerstengrassaft, Nüssen und Kuhmilch vor.

Vitamin B_6, in der Afa-Alge ausreichend vorhanden, ist Ausgangsstoff zahlreicher Botenstoffe im Gehirn und damit »Allroundhelfer im Nervensystem«. Vitamin B_6 ist nötig, um Tryptophan in den Stimmungsaufheller oder das Glückshormon Serotonin umzuwandeln, und zur Herstellung der Botenstoffe Dopamin und Norepinefrin. Vitamin B_6 ist ein wichtiger Faktor für die Aktivität des Nervensystems. Ein Mangel kann zu Angstzuständen, Gedächtnisschwäche, Nervosität und Konzentrationsschwäche führen. Kinder mit Lernstörungen haben oft einen Mangel an Vitamin B_6. Die Kombination von Magnesium und Vitamin B_6 ist besonders wirksam, um hyperaktive Kinder zu beruhigen. Avocados und Gerstengrassaft sind wichtige Vitamin-B_6-Quellen.

Ein Mangel an Vitamin B_{12} kann zu neurologischen Problemen wie Gedächtnisschwäche und Stimmungsveränderungen führen. Vitamin B_{12} oder Kobalamin dient zum Aufbau des Stresshormons bzw. des Neurotransmitters Serotonin. Mit Vitamin B_{12} bildet der Körper Methionin, wichtig für positive Empfindungen wie Glück, Freude und Liebe und heitere Gelassenheit. Die Afa-Alge enthält zwei- bis dreimal so viel Vitamin B_{12} wie Rinderleber und stellt damit die reichhaltigste Nahrungsquelle an diesem wichtigen Vitamin dar! Vitamin B_{12} bringt mehr Sauerstoff ins Gehirn und verbessert dadurch das Gedächtnis. Außerdem hüllt es die Nervenzellen mit dem Myelinschutz ein und schützt damit die Nervenzellen vor »Kurzschlüssen«. Ein Mangel an Vitamin B_{12} führt zu Nervosität, Apathie, Gedächtnisschwäche und träger Gedankenaktivität. 100 Gramm Afa-Algen enthalten 175 Mikrogramm Vitamin B_{12}. Auch Gerstengrassaft und Spirulina-Algen enthalten Vitamin B_{12}, daneben auch Weizenkeime und Bierhefe.

Die Afa-Alge ist die Pflanze mit dem höchsten Betakarotin-Gehalt, 4000 Mikrogramm pro 100 Gramm. Betakarotin schützt vor Gedächtnisverlust und ist wichtig für die gesamte Sauerstoff- und Nährstoffversorgung des Gehirns. In der Afa-Alge findet sich die ganze »Familie« der Betakarotine, von Alpha-Karotin über Delta- zu Gamma-Karotin. Betakarotine schützen die Nervenzellen vor einer Verhärtung. Betakarotin verbessert die kognitiven Fähigkeiten und schützt vor Hirnschäden. Außer in der Afa-Alge gibt es Betakarotin in Gerstengrassaft, der Spirulina-Alge, Wildkräutern, Karotten, Spinat, Brokkoli und Tomaten.

Vitamin C schützt vor Stress, indem es der Hirnanhangdrüse die Ausschüttung von Stresshormonen ermöglicht. Bei Bedarf produziert Vitamin C blitzschnell zusammen mit Aminosäuren die Neurotransmitter Adrenalin, Dopamin und Noradrenalin und steuert so unsere Aktivitäten und unser Verhalten. Vitamin C findet sich in den Synapsen der Gehirn- und Nervenzellen und dient der Informationsübertragung zwischen den einzelnen Zellen. Außerdem wirkt es als Antioxidans, und eine ausreichende Vitamin-C-Versorgung von etwa 200 Milligramm zur normalen Ernährung kann bei Kindern den Intelligenzquotienten um drei bis vier Punkte erhöhen.[172] Es ist viel besser, Vitamin C aus natürlichen Quellen wie Afa-Alge, Gerstengrassaft und Acerolakirschen-Saft zuzuführen, da sie den gesamten Vitamin-C-Komplex als auch Bioflavonoide, Pflanzenbegleitstoffe, enthalten. Vitamin C ist auch in der Lage, Giftstoffe zu binden und auszuscheiden. Gute Vitamin-C-Quellen sind Ananas, Papayas, rote Paprika, schwarze Johannisbeeren, Kiwi, Brokkoli, Erdbeeren, Orangen, Grünkohl und Kartoffeln.

Niacin unterstützt den Energiehaushalt des Gehirns und dient zur Sauerstoffversorgung von Gehirn- und Nervenzellen. Niacin hat sich zur Behandlung von Hyperaktivität, Stimmungsschwankungen, psychischen Störungen und Lernschwierigkeiten bewährt. Es hilft, das Gehirn besser zu durchbluten, und verstärkt die Wirkung der Aminosäure Tryptophan. Niacin schwemmt Gifte und Schwermetalle aus und wird auch erfolgreich bei Schizophrenie und Depressionen eingesetzt. Außerdem ist es Teil des Glukose-Toleranzfaktors und hilft, Reizbarkeit abzubauen. Durch das Raffinieren von Getreide gehen bis zu 90 Prozent des Niacins verloren. Abraham Hoffer, ein Pionier im Einsatz orthomolekularer Nährstoffe, verwendete Niacin erfolgreich bei Lernstörungen und Hyperaktivität. In der Afa-Alge ist ausreichend Niacin vorhanden, daneben findet sich Niacin auch in Vollkornprodukten, Bierhefe, Erdnüssen, Gerstengrassaft und Eiern.

Das Thiamin oder Vitamin B_1 in der Afa-Alge – 0,48 Milligramm auf 100 Gramm – ist wichtig zur Produktion von Neurotransmittern, Nukleinsäuren und Nerven- sowie Gehirnzellen. Thiamin dient als Fitmacher für den Geist und fördert die Kommunikation zwischen Gehirn, Nerven und Muskeln. »Insgesamt sorgt es dafür, dass Kinder und Erwachsene sich besser auf ihre Aufgaben konzentrieren können und ihr Verstand schneller und effektiver arbeitet.«[173] Der Niacin-Spiegel hat einen Effekt auf die kognitiven Fähigkeiten von Kindern und dämpft Reizbarkeit und Nervosität. Als Vorstufe vom Neurotransmitter Acetylcholin fördert es die Kommunikation der Gehirnzellen miteinander und verbessert die Kapazität zu lernen. Vitamin B_1 wird durch Zucker und polierten Reis verbraucht.

Die Afa-Alge enthält ungewöhnlich viele Ribonukleinsäuren oder RNA, wichtig zur Regeneration des Gehirns und für besseres Gedächtnis, Konzentration und Gedankenklarheit. An der DNA- und RNA-Synthese ist auch Vitamin B_{12} beteiligt, ebenfalls in der Afa-Alge vorhanden, und zwar zwei- bis dreimal so viel wie in der Vitamin-B_{12}-reichen Rinderleber.

Weitere Stoffe, die in der Afa-Alge vorhanden sind und die Gehirnfunktionen stärken: Tyrosin, Ausgangsstoff der Botenstoffe Dopamin und Norepinephrin, wichtig unter anderem für eine ausgeglichene Stimmungslage; Phenylalanin, fördert die Produktion von stimmungsaufhellenden Endorphinen und stärkt Konzentration, Wachsamkeit und Lernfähigkeit; Tryptophan, Vorstufe des Neurotransmitters Serotonin, der als Tranquilizer und Stressabbauer wirkt; Histidin, leitet Schwermetalle aus, welche die Gehirnfunktionen beeinträchtigen können. Diese wichtigen Aminosäuren werden im Körper zu Botenstoffen.

Wie die Afa-Alge auf der spirituellen Ebene wirkt

Indigo-Kinder fühlen sich oft »wie ein König, der für einen Bauern arbeitet und als Sklave angesehen wird«.[174] Es ist wichtig, sie respektvoll und liebevoll zu behandeln und damit ihre spirituelle Natur anzusprechen. Daneben ist auf eine vitalstoffreiche, lebendige Nahrung mit einer hohen Schwingung zu achten, die auch Kinder durchlässiger für Botschaften ihres höheren Selbst macht. Obst und Gemüse sollten aus Bio-Anbau kommen und möglichst frisch verzehrt werden. Fleisch hat eine niedrige Schwingung und sollte nur gelegentlich oder gar nicht gegessen werden.

In meinem Buch *Die Heilkraft der Afa-Alge* habe ich beschrieben, dass die Afa-Alge hilft, leichter zu meditieren, in Kontakt mit höheren Bewusstseinsebenen zu kommen, intuitiver zu werden, und die Gehirnintegration sowie die Aktivierung der rechten Gehirnhälfte fördert. Von diesen Auswirkungen profitieren selbstverständlich auch Kinder mit Aufmerksamkeitsstörungen! Die Afa-Alge hilft bei der Verwirklichung des Ziels, Kinder zu heilen, nicht zu behandeln. Ritalin ist, wie gezeigt wurde, kein Heilmittel, sondern eine »Zudeckmethode«, welche die äußeren Anzeichen – die Symptome – unterdrückt, ohne die eigentliche, zugrunde liegende Ursache zu beheben. Dadurch wird das Problem auf Dauer verschlimmert.

Viele Kinder gewinnen mehr innere Ruhe, Selbstwertgefühl und Intuition, wenn sie die Afa-Alge nehmen. Ihre Frustrationstoleranz wächst, und sie werden glücklicher! Kinder, die täglich 1 bis 1,5 Gramm Afa-Algen nehmen, dazu einen Teelöffel Leinöl, stellen dem Gehirn die nötigen Vitalstoffe zum Aufbau von Neurotransmittern zur Verfügung. Ein Jugendlicher mit ADS schreibt: »Ich hatte ein ganz neues Gefühl von innerer Kraft und fühlte mich ruhiger und ausgeglichener als je zuvor«, und empfiehlt »diese Supernahrung mit einer hohen Schwingung und lebenden Essenz«.[175]

Mein Sohn ist mehr in Kontakt mit seinen inneren Qualitäten wie heitere Gelassenheit, innerer Frieden, bedingungslose Liebe und Lebensfreude und strahlt sie mehr aus, seit er regelmäßig die Afa-Alge nimmt. Ähnliches berichten andere Eltern, die ihren Kindern mit ADS die Afa-Alge geben. Wie lässt sich diese Wirkung erklären? Das, was ich jetzt als Erklärungsversuch schreibe, ist nicht wissenschaftlich belegt, sondern hypothetisch. Ich bezweifle aber, ob es mit herkömmlichen Methoden je wissenschaftliche Beweise für eine Wirkung auf der spirituellen Ebene geben wird, da es ja um feinstoffliche Energie geht.

Offenbar erdet die Alge, welche die Information vom Urbeginn des Lebens vor mindestens dreieinhalb Milliarden Jahren in sich trägt. Die Afa-Alge ist von ihrer Energie her sehr weiblich, fürsorgend, mütterlich, nährend und aufbauend. Die Alge hilft offenbar, das überbeanspruchte Nervensystem von Kindern mit ADS zu entspannen und zu regenerieren. Sie sind wieder mehr in ihrer Mitte und können sich besser zentrieren und konzentrieren. Ihre manchmal überschießende Energie wird harmonisiert, und sie lernen, mehr Kraft von innen zu schöpfen. Wenn Kinder die Afa-Alge nehmen, verändert sich ihr Zeitempfinden, sie können sich seelisch erholen, und sie haben die Zeit, scheinbar nicht vollkommen durchlaufene Entwicklungsschritte nachzuholen. Sie reifen sozusagen nach. Kinder werden in sich ruhender, »runder« und geschlossener und strahlen eine innere meditative Ruhe aus, welche manchen anderen Kindern angeboren ist. Kinder, die keinen inneren Halt haben, werden mit ihrer eigenen spirituellen Kraft in Kontakt gebracht, sie lernen wieder »die Reise nach innen«, was sehr wichtig ist in einer Gesellschaft, die sehr auf Äußeres ausgerichtet ist. Die Afa-Alge soll sogar Kindern und Erwachsenen helfen können, ihre Seele stärker zu inkarnieren. Vielleicht lassen sich hierdurch zu einem Teil die »High«- und »Glücksgefühle« erklären, die viele bei der Einnahme oder später erleben.

Die Afa-Alge hilft bei allen Schwächen, »emotionaler Unterernährung«, Stresssyndromen, Hektik und körperlichen sowie seelischen und geistigen Defiziten. Sie glättet »raue Stellen« im Nervensystem, stopft »Lecks« auf allen Ebenen und schenkt Zu-Friedenheit und Geborgenheit, das Bewusstsein von Urvertrauen.

Die Afa-Alge ist durch ihren hohen Anteil an RNS in der Lage, Zellkerne zu regenerieren und damit Schwächen in der Informationsübertragung auszugleichen. Jede Zelle kann sich sozusagen die Stoffe aussuchen, die sie zur Reparatur und für optimales Funktionieren braucht. Der Informationsaustausch der Zellen auch im Gehirn wird optimiert, es kommt nicht mehr zu »Kurzschlüssen« oder »Übertragungsfehlern«. Die Afa-Alge wirkt für Kinder mit ADS wie eine Stimmgabel, die den Ton der Harmonie aussendet und die Zellen wieder daran erinnert, wie Harmonie klingt, und somit ein kohärentes Schwingungsfeld erzeugt. Die Wildalge vom Klamath-See enthält nach Professor Karl J. Abrams eine »Symphonie der Nährstoffe«, die sich auch auf den seelisch-geistigen Bereich harmonisierend auswirkt. Geist und Seele richten sich wieder mehr nach innen, um aus der eigenen spirituellen Mitte Kraft, Klarheit und Harmonie zu schöpfen.

Das Wesen wird mit der Afa-Alge liebevoller, der Blick sanfter, der Verstand klarer und der Geist wacher. Die Alge ist besonders für die Kinder gut, die sich in ihrer eigenen Haut nicht wohl fühlen und denen »etwas fehlt« bzw. die depressiv verstimmt sind. Dadurch »heilt« sie die seelische und spirituelle Ebene. Die Afa-Alge schenkt innere Kraft und Stärke und hilft Kindern, sich daran zu erinnern, wer sie wirklich sind, und unabhängiger von der Beurteilung durch ihre Umwelt wie Familie und Lehrer zu werden. Indigo-Kindern hilft die Alge offenbar, sich leichter an ihre »Mission«, ihre Aufgabe auf diesem Planeten, zu erinnern.

Die Afa-Alge hilft Kindern und Erwachsenen, mehr Selbstwertgefühl aufzubauen, mehr Selbstvertrauen, und aus der Position der Stärke auf andere Menschen freundlich zuzugehen. Kleine und große Menschen werden mit der Afa-Alge wie kleine Sonnen, die Freude und bedingungslose Liebe (Wärme) und Weisheit (Licht) aus ihrer Mitte heraus ausstrahlen.

Das richtige Frühstück für hyperaktive Kinder

Immer mehr Kinder verlassen ohne Frühstück das Elternhaus. Oft bekommen sie auch kein Pausenbrot mit, sondern Geld, mit dem sie sich am Schulkiosk Süßigkeiten kaufen. Der Schulerfolg hängt auch vom Frühstück ab. Ein solches Kind kann sich unmöglich für längere Zeit konzentrieren und bei der Sache sein. Wie schon gesagt wurde, bringt Zuckerhaltiges den Blutzuckerspiegel durcheinander, man spricht von einer »Zuckerschaukel«, und nach einem anfänglichen »Kick« fühlt sich der Betroffene nach kurzer Zeit noch energieloser als vorher. Zucker kann den Adrenalinspiegel von Kindern im Blut auf das Zehnfache der Ausgangswerte steigen lassen, was erklärt, warum Kinder nach einer zuckerreichen Mahlzeit zu Symptomen wie Angst, Reizbarkeit und Konzentrationsschwierigkeiten neigen. Man spricht von »Hypoglykämie« oder Unterzuckerung. Dieses Phänomen und seine Folgen für Körper und Seele habe ich ausführlich in meinem Buch *Stevia – sündhaft süß und urgesund*[176] beschrieben.

Wenn Kinder ohne Frühstück zur Schule geschickt werden, reagieren sie impulsiver und machen mehr Fehler.[177] Diejenigen, bei denen der Blutzucker am tiefsten gefallen war, handelten am impulsivsten und machten die meisten Fehler. Sie hatten Probleme beim Lesen und anderen schulischen Aufgaben. Die Kinder ohne Frühstück konnten sich an wichtige Details des Testbildes schlecht erinnern. Calatin: »Das erinnert an die leichte Ablenkbarkeit hyperaktiver Kinder und die Unfähigkeit, zwischen Wichtigem und Unwichtigem zu entscheiden.«[178]

Für die optimale Schulleistung von Kindern ist daher ein gutes Frühstück nötig. Nach einem nahrhaften Frühstück verhielten sich die Schüler überlegter und arbeiteten genauer, und ihre Fehlerquote war deutlich geringer. Außerdem konnten sie sich an wesentliche Einzelheiten eines Testbildes viel besser erinnern. Sie konnten eine arithmetische Aufgabe schneller und mit weniger Fehlern lösen. An Kölns Schulen gibt es eine Aktion »Gesundes Frühstück«. Dort hat man erkannt, dass Kinder nur selten das richtige Frühstück bekommen und durch den dadurch entstehenden Nährstoffmangel Konzentrationsschwächen die Folge sind. Regelmäßig lädt eine Ernährungsexpertin daher Kölner Schulklassen ein und zeigt ihnen, wie ein »richtiges Frühstück« aussieht. Emsig bereiten die Schüler ihr Frühstück zu und stürzen sich dann auf selbst gemachte Bananenmilch, Obstsalat und Vollkornbrot mit fettarmem Belag.[179] Dieses Beispiel sollte Schule machen!

Wichtig ist es, hyperaktiven Kindern möglichst keinen Zucker, keine Süßstoffe und keine Produkte mit ausgemahlenem Mehl zu geben. Raffinierte Kohlenhydrate haben ein viel niedrigeres Verhältnis von Zink zu Kadmium als Vollkornprodukte, da Zink im Keim und in der Kleie konzentriert ist. »Lernstörungen bei Kindern, deren Kohlenhydrate vorwiegend aus raffinierten Quellen stammen, können daher in Zusammenhang mit einem relativ niedrigen Zink-Kadmium-Quotienten stehen.«[180] Vollkornprodukte haben außerdem den Vorteil gegenüber einer allgemein üblichen Mangelkost, dass sie Vitamine in ihrem natürlichen Verbund und Vitamine der B-Gruppe enthalten, die in Obst und Gemüse nicht vorkommen. Fertigprodukte mit vielen Zusatzstoffen und Zucker, wie bestimmte Müslimischungen oder die Milchschnitten und ähnliche Produkte, sollten durch frische, vollwertige Nahrungsmittel ersetzt werden.

Nach den Empfehlungen von Keith Conners[181] sollte das erste Frühstück neben Kohlenhydraten – zum Beispiel süßen

Früchten oder einem Vollkornbrot mit Honig – auch hochwertige Proteine wie Sojaprodukte, Käse, Getreidegräser oder Algen enthalten. Milch- und Weizenprodukte sollte man austesten, da es sich um die Hauptallergene unter den Nahrungsmitteln handelt.

Dr. Martin Pirke vom Max-Planck-Institut in München konnte nachweisen, dass Tryptophan als Vorstufe des »Wohlfühlhormons« Serotonin in größeren Mengen das Gehirn erreicht und für eine gute Stimmung sorgt, wenn eine Kombination aus Kohlenhydraten und proteinreichen Nahrungsmitteln gegessen wurde.[182] Wenn nur Eiweiß verzehrt wird, gelangen andere Aminosäuren ins Gehirn, die das Tryptophan verdrängen. Führt man zusätzlich Kohlenhydrate zu, werden diese anderen Aminosäuren vom »Zuckerverwerter« Insulin zurückgehalten.

Meine Kinder bekommen morgens einen Teller mit verschiedenen frischen Obstsorten, in der Regel aus Bio-Anbau, wie Melone, Apfel und Birne mit einigen Walnüssen oder eingeweichten Mandeln. Daneben haben sie ihren Eierbecher stehen mit abgezählten Presslingen Afa-Algen und drei Leinölkapseln für die mehrfach ungesättigten Omega-3-Fettsäuren, die zum Aufbau der Neurotransmitter und Nervenzellen benötigt werden. Wichtig finde ich, den Kindern zu erklären, dass es sich bei den Afa-Algen nicht um Tabletten oder Pillen, sondern um konzentrierte Nahrungsmittel handelt, wie zum Beispiel Trockenfrüchte, damit sie keine »Pillenmentalität« entwickeln.

Einige hyperaktive Kinder vertragen kein Vollkornbrot, stattdessen ist selbst gebackenes Graubrot mit langer Teigführung oder Graham-Brot empfehlenswert. Zur Korrektur des Kadmium-Zink-Quotienten bieten sich Afa-Alge und Gerstengras-Presslinge und Gerstengrassaft, angerührt aus Pulver, an. Wer den süßlich-bitteren Gerstengrassaft nicht mit Wasser angerührt mag, kann versuchen, ihn mit Ananassaft anzurühren. Dann schmeckt er nach meinen Erfahrungen auch Kindern, die um gesunde Dinge eher einen Bogen machen.

Als zweites Frühstück ist wieder eine Kombination aus Eiweiß und Kohlenhydraten zu empfehlen, wie zum Beispiel Vollkorntoast oder Vollkornbrötchen mit Sojawurst, und dazu Gemüse wie Möhren oder Obst. Kaufen Sie am besten Vollkornbrötchen und -toast im Naturkostladen, weil in normalen Bäckereien nur 30 Prozent des Mehls aus dem vollen Korn zu bestehen braucht. Bereiten Sie zu Hause einfache Mahlzeiten mit frischem Salat und Gemüsen zu, wenn möglich aus unbelastetem Bio-Anbau. Preiswertes Obst und Gemüse aus kontrolliert-biologischem Anbau nach EU-Richtlinien gibt es heute schon in Supermärkten wie HL, Minimal, Toom und Rewe, die Marke heißt »Füllhorn«.

Bei meinen Kindern sind selbst gebackene »Müsliriegel« fürs zweite Frühstück beliebt. Sie zerkleinern dafür eine Orange, einen Apfel und ein paar Rosinen sowie vier Haselnüsse so fein wie möglich, mischen dies mit 10 Esslöffeln Vollkornflocken (am besten mit der Flockenquetsche selbst gepresst) und vermischen dies mit zwei Esslöffeln Honig und etwa einem halben Liter Milch, bis ein weicher und zäher Teig entstanden ist. Aus diesem Teil formen Sie handliche Riegel und backen sie im auf 180 Grad vorgeheizten Ofen für 10 Minuten oder etwas länger, je nachdem, wie fest die Riegel werden sollen. Diese Riegel liefern mit ihren Kohlenhydraten, Kalzium, Faserstoffen sowie Fettsäuren optimalen Gehirn-Brennstoff auch für Klassenarbeiten und Prüfungen.[183]

Vielleicht können Sie sich dazu entscheiden, sich einen Kleingarten anzulegen, in dem Sie Ihr eigenes giftfreies Obst und Gemüse anbauen. Die Pacht ist zumeist erschwinglich.

Der positive Nebeneffekt: Sie und Ihre Kinder sind draußen und arbeiten in frischer Luft. Meine Kinder haben je einen Obstbaum, ein Beet mit Erdbeeren und ein Gemüsebeet in unserem Hausgarten.

Hyperaktive Kinder haben meist einen erhöhten Bedarf an essenziellen Nährstoffen wie bestimmten Fettsäuren, Vitaminen und Mineralstoffen. Außerdem sind, wie schon gesagt wurde, in unseren Lebensmitteln nicht mehr so viele Vitalstoffe enthalten wie früher, man spricht von »Vitalstoffdefiziten«.

Die zusätzlichen Nährstoffe, die hyperaktive Kinder brauchen, sollten nicht mit Megadosen an Vitaminen und Mineralstoffen zugeführt werden, sondern durch *natürliche* Nahrungsergänzungen wie Frischsäfte, Gerstengrassaft, Algen, hochungesättigte Fette wie Leinöl, Nachtkerzenöl oder Hanföl und Gerstengras als Pulver oder Presslinge. Sehr gute Erfahrungen bei meinen Kindern habe ich mit den natürlichen Produkten aus Bio-Anbau aus Obst und Gemüse der Firma LifePlus gemacht, wie z. B. »Daily Bio Basics« oder »Proanthenols« (OPC aus Traubenkernen).

Calatin warnt eindringlich vor unkontrollierter Selbstmedikation mit Vitaminen und Mineralien nach dem Motto »Viel hilft viel«. In größeren Mengen über längere Zeit eingenommen, können solche Stoffe Nebenwirkungen hervorrufen, den Stoffwechsel durcheinander bringen und sogar toxisch wirken.

Regelmäßige gemeinsame Mahlzeiten mit den Eltern fördern bei Kindern ein gesundes Essverhalten, berichtet das US-Fachmagazin *Archives of Family Medicine,* und diese Erkenntnis wurde in einer Studie mit 16 000 Teenagern an der Harvard Medical School in Massachusetts, USA, bestätigt.[184] Die Kinder nehmen dann mehr Obst und Gemüse und weniger zuckerhaltige Nahrung zu sich. Sich selbst überlassen, greifen Jugendliche oft zu Fertiggerichten und kommen dadurch nicht zu den empfohlenen »fünfmal am Tag Obst und Gemüse«. Gesunde Essgewohnheiten haben einen Langzeiteffekt, indem sie die späteren Ernährungsweisen von Kindern prägen, vorausgesetzt, beim Essenstisch wird nicht geschimpft und kritisiert. Daher sind gemeinsame Mahlzeiten in harmonischer Atmosphäre – ohne Schulprobleme zu thematisieren oder Ermahnungen auszusprechen – gerade für Kinder mit Lern- oder Verhaltensproblemen sehr wichtig.

Auch das gute Beispiel der Eltern zählt. Nur, wenn Sie sich ebenfalls gesund ernähren, sind Sie für Ihre Kinder glaubwürdig und motivieren sie für gesunden Genuss. Auf Doppelbödigkeiten – die Mutter predigt gesunde Ernährung, nascht aber selbst am liebsten Pralinen – reagieren Kinder zu Recht allergisch. Von einer Umstellung auf Vollwertkost aus Bio-Anbau und natürliche Nahrungsergänzungen profitieren alle Familienmitglieder, und das Kind mit ADS fühlt sich nicht mehr als Außenseiter.

Gerstengrassaft für Kinder mit ADS

Johannes Holler empfiehlt in seinem Buch *Das neue Gehirn*,[185] bei Arbeitsbesprechungen und Konferenzen statt Kaffee Gerstengrassaft für bessere Konzentration zu reichen. Gerstengrassaft stellt, so Holler, eine »wertvolle Gehirnnahrung« dar, die zugleich nährt und entgiftet. Der Saft schmeckt angenehm wie grüner Tee mit einem leichten Aroma von frischen Erbsen oder Spinat. Er enthält nicht nur Eisen und Chlorophyll, sondern für die optimale Eisenaufnahme auch Kupfer, Kalium und Folsäure. Anämie aufgrund von Eisenmangel geht mit

Konzentrationsschwäche und psychischer Überanstrengung einher. Grüner Gerstengras-Extrakt enthält Eisen in organisch gebundener Form als zweiwertiges Eisen, das sofort vom Darmtrakt aufgenommen werden kann und dem Blut – und dem Gehirn – unmittelbar zur Verfügung steht. Es wird empfohlen, dass Kinder und Erwachsene dreimal täglich 2 bis 4 Gramm Gerstengras-Extrakt in Wasser aufgelöst trinken.

Professor Karl J. Abrams war der Erste, der darauf hinwies, wie wichtig die Afa-Alge und Getreidegrassaft für Kinder mit Aufmerksamkeitsstörungen und Hyperaktivität sind. In seinem Buch *Attention Deficit Hyperactivity Disorder – A Nutritional Approach*[186] wendet er sich heftig gegen Ritalin. Statt synthetischer Drogen mit gravierenden Nebenwirkungen empfiehlt er bestimmte Nahrungsmittel, eine Änderung von Lebensgewohnheiten und natürliche Nahrungsergänzungen.

Abrams propagiert biologisch angebautes Obst und Gemüse, weil sie helfen, den Organismus von Umweltgiften zu befreien, und weil sie wesentlich mehr Inhaltsstoffe wie Vitamine und Mineralstoffe, wie zum Beispiel Zink, enthalten als industriell angebautes Gemüse. Außerdem empfiehlt er, bestimmte Nahrungsmittel wie Zucker, Soft Drinks, Fertigprodukte, Lebensmittel in Dosen, Tunfisch (wegen der Schwermetallbelastung), Farbstoffe und Konservierungsstoffe zu meiden. Um den Bedarf an lebenswichtigen Enzymen zu decken, empfiehlt Abrams neben täglich 1,5 Gramm Afa-Alge Getreidegrassäfte wie Gersten- und Weizengrassaft. Man hat festgestellt, dass die Enzyme in Getreidegrassäften optimal mit den Enzymen im menschlichen Verdauungstrakt zusammenarbeiten. Viele Kinder mit ADS haben Verdauungsprobleme wie Blähungen oder Verstopfung. Gerstengras enthält ein besonders kraftvolles Enzym in hoher Konzentration, nämlich Superoxid-Dismutase (SOD), das als Antioxidans wirksamer als Vitamin E ist. Darüber hinaus enthält Gerstengrassaft zahlreiche Polypeptide, hochwertige Eiweiße, welche der Körper zum Aufbau von Nervenzellen benötigt, und eine Fülle von Mineralstoffen wie Chrom, Eisen, Magnesium, Mangan und Kalzium, von denen viele Kinder mit ADS-Symptomen einen Mangel aufweisen.

Gerstengrassaft hat den Vorteil, dass er auch für Kinder mit Candida-Befall gut verträglich ist, weil Gerstengrassaft im Gegensatz zum süßlichen Weizengrassaft nicht den Pilz füttert. Die Bitterstoffe im Gerstengrassaft stärken außerdem Milz, Bauchspeicheldrüse und Magen. Gerstengrassaft enthält etwa doppelt so viele Enzyme wie Weizengrassaft und dazu noch ein besonders kraftvolles Antioxidans, Glycosyl Isovitexin. Wer Gerstengras nicht selbst anbauen und auspressen will – Hinweise dazu in meinem Gerstengrassaft-Buch –, kann sich aus pulverisiertem Gerstengraspulver einen Gründrink anrühren.

Gerstengrassaft ist ein wahres Power-Elixier und daher die ideale Gehirnnahrung. Er liefert doppelt so viel Kalzium wie Milch, doppelt so viel Kalzium und Kalium wie Weizengras, etwas dreißigmal mehr von allen »Nerven-Vitaminen« des Vitamin-B-Komplexes wie Milch und zusätzlich das wichtige B_{12}-Vitamin, ebenso reichhaltig Provitamin A (Betakarotin) und siebenmal so viel Vitamin C wie die entsprechende Gewichtsmenge Orangen, fünfmal so viel Eisen wie Spinat und große Mengen der wichtigen Mineralstoffe Magnesium, Kalium, Kupfer und Zink. Dieses Nährstoffprofil kann keine tierische Nahrung bieten. Derart konzentrierte, natürliche Nahrungsergänzungen sind angesichts wachsender Vitalstoffdefizite in unseren Lebensmitteln unverzichtbar besonders für Kinder, die für ihre optimale Gehirnfunktion noch mehr davon als Erwachsene brauchen.

Außerdem enthält Gerstengrassaft einen hohen Anteil an

essenziellen Fettsäuren wie zum Beispiel Linol- und Linolensäure, wichtig besonders für Kinder mit Aufmerksamkeitsstörungen, da hieraus Neurotransmitter und Nervenzellen gebaut werden. Diese Fettsäuren liegen bei Gerstengrassaft in idealer Zusammensetzung von 50 Prozent Linolensäure, 20 Prozent Palmitinsäure und 9 Prozent Linolsäure vor. Darüber hinaus enthält Gerstengrassaft neben allen acht essenziellen Aminosäuren noch weitere elf in ausgewogener, für Körper und Gehirn optimaler Zusammensetzung. Die Aminosäuren im Gerstengrassaft sind leicht verdaulich und hinterlassen nicht, wie Eiweiß tierischer Herkunft, Schlacken im Darm. Kinder im Wachstum und unter Schulstress haben einen erhöhten Bedarf an Vitamin C, Mineralstoffen und B-Vitaminen, alle in Gerstengrassaft reichlich vorhanden.

Meine Kinder mögen am liebsten das von Dr. Yoshihide Hagiwara entwickelte »Green Magma«, das es in allen Apotheken, in vielen Reformhäusern und auch im Versand als Pulver oder auch als Presslinge gibt. Es schmeckt angenehm süßlich und kann auch mit Säften wie Ananas- oder Birnensaft gemischt werden. »Green Magma« stammt aus Bio-Anbau von mineralstoffreichen Böden in Kalifornien und ist besonders leicht assimilierbar, weil für die Herstellung nicht das Gerstengras pulverisiert wurde, sondern der Saft aus Gerstengräsern schonend gepresst wird. Freya und Michael trinken jeden Morgen ein Glas Gerstengrassaft, angerührt aus einem Teelöffel »Green-Magma«-Pulver. Morgens machen seine Inhaltsstoffe munter, während abends ein Glas Gerstengrassaft überaktive Kinder beruhigt und schläfrig macht. Das liegt am hohen Gehalt an Tryptophan und Serotonin, Stimmungsaufhellern, die abends vom Körper in das Schlafhormon Melatonin umgewandelt werden.

Weitere Strategien,
die bei ADS helfen

Bauen Sie
das Selbstwertgefühl
Ihres Kindes auf

»Behandle Menschen, als ob sie so sind, wie
sie sein sollten. Dadurch hilfst du ihnen, zu
dem zu werden, zu dem sie in der Lage sind.«
Dr. Thomas Armstrong

Immer wieder taucht in der medizinischen Literatur die Behauptung auf, ADS oder ADHD seien eine »Krankheit« und daher medikamentös zu behandeln. Das medizinische Modell wird immer raumgreifender und deklariert vieles in unserem Leben als Problem oder gar Störung. Alle Abweichungen von einer kulturell geprägten Norm werden gleich als »pathologisch« bzw. krankhaft angesehen. Willkür aufgrund verschiedener Weltbilder ist damit Tür und Tor geöffnet. Ich selbst habe wie gesagt innerhalb einer Woche erlebt, dass ein Kinderpsychiater meinen Sohn als »krank« und behandlungsbedürftig beurteilt hat, während ein anderer Kinderarzt diese Diagnose weit von sich wies und von Fehldiagnose sprach. »Wenn Ihr Kind ADS hat, haben 80 Prozent aller Kinder ADS!«

Der liebe Gott möchte uns als eine bunte Blumenwiese, nicht als ein Stück langweiligen englischen Rasen. Ein Gänseblümchen würde nicht auf die Idee kommen, sich mit einer Rose zu vergleichen. Unsere Situation ist so, dass wir Fachleute haben, die unsere Kinder anhand von »Rosen-Standards« beurteilen und klassifizieren, ohne die Einzigartigkeit und Schönheit eines Gänseblümchens oder einer Nelke bewundern und wertschätzen zu können. In der Kinderheilkunde herrscht, was Kinder mit Aufmerksamkeitsstörungen und Hyperaktivität betrifft, ein negatives Modell vor. Anstatt die inneren Qualitäten und Talente der Kinder zu erforschen und zu fördern, wird darüber spekuliert, was in ihren Genen oder in ihrem Gehirn *fehlen* könnte.

Wenn ein Kind von seiner Umgebung als »krank« betrachtet wird, wie soll es sich dann anders verhalten? Unser Bild von einem Menschen steckt den Rahmen, in dem wir ihn wahrnehmen können. Eine Erwartungshaltung hat die Tendenz, sich zu verwirklichen. Haben wir ein negatives Bild von einem Kind – krank, fehlerhaft, unwillig, zurückgeblieben oder Ähnliches – kann sich das Kind auch nur so verhalten. Wenn wir unser Kind hingegen als einzigartig betrachten, vielleicht auch als eine alte, unsterbliche Seele oder als ein göttliches Wesen, dann kann es auch sein Bestes geben und sich von seiner besten Seite zeigen.

Überlegen Sie sich als Eltern oder andere Bezugspersonen, ob Sie als Erstes Ihr/das Kind so akzeptieren, wie es ist. Wenn Sie es ablehnen, wird das Kind diese Ablehnung spüren, und sich ungeliebt fühlen und entsprechend verhalten. Versuchen Sie also zuerst, Ihr Kind anzunehmen, wie es ist, und nicht, es ändern zu wollen oder unter Ihre Kontrolle zu bringen. Halten Sie in Ihrem Herzen von jedem Menschen die positivste Vision fest. Man kann es nicht oft genug wiederholen: Unsere Kinder sind nicht unser Eigentum, sondern eine kostbare Leihgabe und Boten einer Welt von morgen, zu der wir keinen Zutritt haben.

Wenn wir von einem »hyperaktiven Kind« oder einem Kind »mit ADS« sprechen, wird sich das Kind sehr bald mit diesem Attribut identifizieren, als wenn es einen Virus im Gehirn hätte, eine chronische Entzündung oder ein anderes Gebrechen. Viele Kinder leiden unter den Etiketten, die ihnen damit aufgedrückt werden, und auch unter den umgangssprachlichen wie »verrückt«, »dumm«, »wild« oder »Störenfried«. »Du bist...« ist eine starke Botschaft, die nach Erfüllung schreit. Identifizieren Sie Kinder nicht mit ihrem Verhalten, sondern bemühen Sie sich darum, in allen Situationen das Beste in ihnen zu sehen. Wenn schon Etiketten, können Sie sich ein positives ausdenken, wie zum Beispiel »besonders aktives, lebendiges Kind«.

Das bereits mehrfach zitierte Buch *Die Indigo-Kinder* von Caroll Lee zeigt, dass ein spiritueller Ansatz den betroffenen Kindern viel eher gerecht wird. Wenn wir uns entscheiden, das vielleicht manchmal anstrengende Verhalten von Kindern als kraftvoll, intensiv, sensibel, beharrlich, empfänglich anzusehen statt als dickköpfig, schwierig, unmöglich und bedrohlich, wird sich über die Veränderung unserer Einstellung auch das Verhalten des Kindes ändern. Wenn Kinder, die jetzt geboren werden, Boten einer neuen Welt sind, können wir ihnen gerecht werden, wenn wir sie mit den Maßstäben der alten messen? Manchmal wird unsere Geduld vom Verhalten eines Kindes überstrapaziert, während dasselbe Verhalten uns zu einem anderen Zeitpunkt erfreuen und amüsieren kann.

Viele Kinder, die mit ADS oder ADHD diagnostiziert werden, bewahren sich kindliche Verhaltensweisen bis ins Erwachsenenalter. In der Bibel wird gefordert: »Werdet wie die Kinder.« Schon Maria Montessori hatte den Satz geprägt: »Ohne das Kind, das ihm hilft, sich ständig zu erneuern, würde der Mensch degenerieren.« Mahatma Gandhi sagte, dass wir von der Weisheit der Kinder nur lernen können, wenn wir uns ihnen in Bescheidenheit und Ehrfurcht nähern.

Viele Wissenschaftler sind der Auffassung, dass unsere Gesellschaft dringend mehr Menschen braucht, die sich bestimmte Charakteristika kleiner Kinder bewahrt haben, wie Kreativität, Spontaneität, Sensibilität, Neugier, Wissensdurst, Neugierde, Vorstellungskraft und Humor. Viele Kinder, die mit ADS diagnostiziert werden, tragen solche Eigenschaften ins Erwachsenenleben hinein und können unsere Kultur damit befruchten und vermenschlichen, und wir sollten sie mit großer Achtung und großem Respekt behandeln, damit sie in der Lage sein werden, einen wertvollen Beitrag für unsere Kultur zu leisten.

Ein hyperaktives Kind ist immer ein sehr lebendiges Kind. Diese Eigenschaft ist wichtig zur Verbesserung der Welt! Bemühen Sie sich, negative Etikettierungen »umzudrehen«. Aus »hyperaktiv« wird »energetisch«, aus »impulsiv« wird »spontan«, aus »leicht ablenkbar« wird »kreativ«, aus »Tagträumer« wird »phantasiebegabt«, aus »unaufmerksam« wird »globaler Denker mit einem weiten Fokus«, aus »unvorhersehbar« wird »flexibel«, aus »streitsüchtig« wird »unabhängiger Geist«, aus »reizbar« wird »sensibel«, aus »schwierig« wird »anspruchsvoll«, aus »Aufmerksamkeitsstörung« wird »einzigartig«.[187] Diese positiven Begriffe wirken wie ein »Hoffnungsmagnet«, in dessen Richtung Ihr Kind gezogen wird.

Alltäglich impfen Eltern und Lehrer Kinder mit Botschaften, die ihr ganzes Leben bestimmen können, wenn sie nicht auf deutlichen Widerspruch treffen. Viele Erwachsene sind großzügig mit negativer Kritik, sagen Kindern aber kaum, dass sie gut sind und dass sie geliebt werden, weil sie denken, das wüssten sie bereits. Es ist sehr wichtig für alle Kinder (und alle Menschen), zu *wissen*, dass man sie liebt. Nur mit reichlich positiver Verstärkung, Lob und Liebe kann ein Kind sich optimal entwickeln und geistig und körperlich wachsen.

Kinder mit Aufmerksamkeitsstörungen oder Hyperaktivität tragen ungeheure Reserven von kreativer Energie in sich. Winston Churchill, Ludwig van Beethoven, Louis Armstrong, Thomas Edison und Mozart waren solche Kinder, und es ist nicht auszudenken, wenn ihr Genie und ihre Talente mit Ritalin unterdrückt worden wären! Churchill wurde von seinen Lehrern als »ungezogenster Junge in ganz England« bezeichnet und musste öfters die Schule wechseln. Louis Armstrong verbrachte etliche Zeit in einer Anstalt für schwer erziehbare Jungen. Paul Cézanne war bekannt für seine Wutausbrüche und Tobsuchtsanfälle schon als Kind. Arturo Toscanini ließ sich als Kind zu keiner Tätigkeit bewegen, zu der er keine Lust hatte. Lesen Sie die Autobiographie dieser Menschen, und lesen Sie sie Ihren Kindern vor, um positive Rollenmodelle aufzuzeigen. Schlagen Sie den Lehrern vor, ein Schulprojekt über »hyperaktive Helden« durchzuführen. Vermitteln Sie damit Ihrem Kind die Botschaft: »Wenn *die* Erfolg hatten, werde ich das auch schaffen!«

Helfen Sie Ihrem Kind, soziale Kompetenz zu entwickeln

Viele Kinder mit ADS haben Schwierigkeiten, mit anderen gut auszukommen; ihre soziale Kompetenz ist unterentwickelt. Ihre Impulsivität hindert sie daran, von anderen akzeptiert zu werden. Oft fühlen sie sich als Außenseiter. Ein Teufelskreis beginnt. Häufig bleibt ihnen nur, andere zu ärgern, um Aufmerksamkeit zu erregen. Das Ergebnis ihrer Ausbrüche, ihrer Aggressionen und ihrer Hyperaktivität: Gleichaltrige lehnen sie ab. Dieses Gefühl, nicht dazuzugehören und abgelehnt zu werden, kann zu Traurigkeit und Depressionen führen und der Treibstoff dafür sein, noch aggressiver und negativer mit potenziellen Spielkameraden umzugehen. Schätzungen gehen davon aus, dass etwa 60 Prozent der Kinder mit ADS in irgendeiner Weise von ihrer Altersgruppe sozial abgelehnt werden.[188]

Mit sozialer Kompetenz ist man nicht von Geburt aus ausgestattet, sondern sie wird im Laufe der Zeit erworben, zum Beispiel durch Eltern, Geschwister und Rollenmodelle – und indem man sie mit seinen Spielkameraden einübt. Es ist von Nutzen, soziale Fähigkeiten mit seinen Kindern zu trainieren, zum Beispiel im »Familiengespräch« (siehe weiter unten: »Halten Sie Familientreffen ab«). Hilfreich ist es auch, mit ihnen gemeinsam ausgewählte Fernseh- oder Kinofilme anzusehen und dann anschließend darüber zu sprechen. Vor kurzem habe ich mir mit meinem Sohn, der schon eine Freundin hat, den Film »Crazy« angesehen. In diesem Film wird gezeigt, wie Jugendliche miteinander und mit einem behinderten Klassenkameraden umgehen. Ich habe auch zum Beispiel den Film »Am 8. Tag« aus der Videothek ausgeliehen, in dem mongoloide Kinder die Hauptrolle spielen. Wir haben uns den Film einige Mal angeschaut und darüber gesprochen, und ich konnte beobachten, dass mein Sohn hilfsbereiter mit behinderten Kindern umgeht. Hilfreich ist es auch, das Kind in eine integrierte Klasse zu geben, in der geistig und körperlich behinderte Kinder integriert sind, damit Kinder lernen, Rücksicht zu nehmen und hilfsbereit zu sein. Ein Vorteil dieser Klassen ist auch, dass eine zusätzliche Lehrkraft zur Verfügung steht und die Klassen kleiner sind. Dies kommt den Interessen aller Kinder entgegen, und besonders ADS-Kinder profitieren davon.

Empfehlenswert ist es, seine Kinder in soziale Aktivitäten einzubinden, wie in eine Pfadfindergruppe, die Waldkinder,

Ferien-Veranstaltungen von Umweltzentren, der Kindergruppe von Greenpeace, dem NABU, dem B.U.N.D., der Freiwilligen Feuerwehr, dem Tierschutzverein oder anderer am Gemeinwohl interessierter Organisationen. Finden Sie heraus, was Ihrem Kind Spaß macht, und fördern Sie sein Engagement. Ich selbst habe früher mit meiner Zwillingsschwester, als Engel verkleidet, in Altersheimen Weihnachtslieder auf der Flöte gespielt, im Tierheim ölverschmierte Vögel gereinigt und mit Unterstützung meiner Eltern mit vierzehn die erste Schülergruppe von »Amnesty International« gegründet. Mein Sohn war schon mit sechs Jahren bei den Pfadfindern und besucht jetzt regelmäßig einen alten Mann, den er zufällig bei einem Unfall kennen gelernt hat. Kinder sind von klein auf sozial eingestellt, diese Veranlagung braucht man nur zu fördern. Wenn sich Kinder im Umgang mit anderen bewähren können, gewinnen sie mehr Selbstbewusstsein, was vor allem für Kinder mit ADS sehr nützlich ist.

Es gibt »Spiele ohne Sieger«, welche die soziale Kompetenz und nicht das übliche Konkurrenzdenken fördern. Solche Spiele kann man auch bei Kindergeburtstagen und anderen Familienfeiern sowie Straßen- und Nachbarschaftsfesten anleiten. Wichtig ist es, dass Ihr Kind Spielkameraden mit nach Hause nehmen darf. Wenn es nur einen wirklichen Freund hat, ist es für den Schulstress und für den Stress, der manchmal in der Familie herrscht, besser gewappnet. Rollenspiele helfen, mit Neckereien und Provokationen anderer friedlich umzugehen.

Erkundigen Sie sich, ob an der Schule Ihres Kindes Techniken für friedliche Konfliktbewältigung trainiert werden und auch Teamwork gefördert wird. Wenn nicht, regen Sie solche Methoden auf Elternsprechtagen und Elternabenden an. Wenn Sie erfahren, dass Ihr Kind in der Schule gemobbt wird oder ein Lehrer Ihr Kind vor anderen herabsetzt, engagieren Sie sich und sorgen Sie dafür, dass dieses Verhalten aufhört. Wenn der Lehrer »stur« bleibt, wechseln Sie die Klasse oder die Schule. Wichtig ist es natürlich, in der Familie um Gewaltlosigkeit und friedliche Konfliktbewältigung bemüht zu sein und damit ein positives Beispiel zu geben. Wenn in der Familie Streit, Schreien oder sogar körperliche Gewalt an der Tagesordnung sind, verliert man die Glaubwürdigkeit vor seinen Kindern. Man kann nur von seinen Kindern verlangen, was man selbst bereit zu tun ist.

Warum Familientherapie manchmal eine gute Idee ist

Auf einer Sitzung einer Selbsthilfegruppe über Kinder mit ADS wagte ein Psychologe zu sagen, dass das Problem der Kinder sicherlich auch mit mangelnder Zuwendung von Seiten der Eltern und Problemen innerhalb der Familie zu tun habe. Eine Welle der Empörung schlug dem Referenten entgegen. Es gibt wie gesagt eine Tendenz bei betroffenen Eltern, eine Mitverantwortung für die Probleme ihrer Kinder vehement abzulehnen. Dabei existieren viele Studien, die einen Zusammenhang von unfähigen oder überforderten Eltern mit hyperaktivem, impulsivem oder leicht ablenkbarem Verhalten ihrer Kinder nahe legen. Auch die »Vorteile« einer solchen Sichtweise wurden schon erörtert: Die Annahme, ADS sei eine biologische Störung, enthebt Eltern (und Lehrer) jeder Verantwortung für das Verhalten von Kindern. Um es noch einmal zu betonen: mir geht es hier keineswegs um »Schuld«, sondern um Mitverantwortung. In meinen Augen machen es sich viele Eltern, Erzieher und Lehrer zu einfach und werden dem Problem nicht gerecht, wenn sie aus ihren Kindern »Kranke« machen, die man nur mit der »richtigen Medizin« behandeln muss.

In den USA geht es sogar so weit, dass die von Ciba gesponserte Selbsthilfegruppe CH.A.D.D. behauptet, dass nicht etwa »frustrierte, aufgebrachte und ärgerliche Eltern bei ihren Kindern A.D.H.D. verursachen, sondern dass Kinder mit ADS Eltern dazu bringen, frustriert, aufgebracht und ärgerlich zu sein«.[189] Verkehrte Welt: Wenn Eltern Erziehungsprobleme, Probleme im Job oder in der Familie haben, könnte es demzufolge ja an ihrem Kind mit ADS liegen!

Familientherapeuten sehen die Familie als eine Einheit. Probleme, die ein Mitglied hat, werden nicht als alleiniges und individuelles Problem dieser Person betrachtet, sondern als ein Problem innerhalb des Systems der Familie. Im Rahmen dieser Sichtweise kann ein Kind, das ein hyperaktives Verhalten an den Tag legt, ein Ausdruck sein für Spannungen innerhalb seiner Familie. Vielleicht sind Spannungen unter Geschwistern, zwischen den Eltern, zwischen Kind und einem Elternteil oder sogar mit den Großeltern oder weiteren Verwandten die Ursachen.

Eine Mutter kann mit ihrem auffälligen Kind von einem Spezialisten zum anderen gehen und wird über kurz oder lang einen finden, der ihr Kind mit ADS diagnostiziert und ihre Projektion bekräftigt und zementiert. Eine Diagnose, die ADS bei einem Kind feststellt – und eine solche Diagnose ist bei vielen Ärzten und Kinderneurologen nach meinen Erfahrungen schnell ausgesprochen –, kann tiefere Schwierigkeiten in einer Familie maskieren und zudecken.

Forschungsergebnisse zeigen, dass Familien, in denen ein oder mehrere Kinder mit ADS diagnostiziert wurden, nicht ohne Probleme sind. In diesen Familien gibt es häufiger Partnerschaftsprobleme, die Wahrscheinlichkeit, dass ein oder beide Elternteile psychische Probleme haben, ist größer.[190] Kinder scheinen am glücklichsten aufzuwachsen, wenn Mutter und Vater aneinander interessiert sind und liebevoll miteinander umgehen.

Eltern können natürlich behaupten, diese Probleme würden von ihrem problematischen Kind verursacht. Schaut man sich aber solche Familien genauer an, stellt man fest, dass Kinder sich in der Regel in Gegenwart ihrer Mütter viel leichter ablenkbar, hyperaktiver und impulsiver benehmen als mit ihren Vätern.[191] In sehr vielen Familien sind Beziehungsstreitigkeiten zwischen den Eltern an der Tagesordnung. Der Einfluss der Eltern auf die Kinder ist größer als umgekehrt, und es ist erwiesen, dass unterschiedliche Familienstrukturen sehr wohl die Erfahrung und die Ausprägung einer kindlichen Störung beeinflussen.[192]

Es gibt Familienpsychologen, welche die Diagnose ADS akzeptieren und Familien dabei helfen, Grenzen zu setzen, klarer zu kommunizieren und das Selbstwertgefühl aller Beteiligten zu verbessern. Ich empfehle Therapeuten, welche die ganze Familie als eine Art Patienten oder Klienten behandeln, um herauszufinden, welche Muster dem ADS-Syndrom zugrunde liegen oder es vielleicht sogar hervorgerufen haben. Viele Therapeuten schauen tief in die Vergangenheit und beziehen die Großeltern und andere Verwandte mit ein. Es hängt von der Therapieart ab, wie lange eine solche Maßnahme dauert, ob nur einige Sitzungen oder sogar einige Jahre.

Wenn Sie Familientherapie als eine Möglichkeit ansehen, heißt dies nicht, dass Sie irgendeine Art von Schuld auf sich nehmen und für die Verhaltensprobleme oder Aufmerksamkeitsstörungen Ihres Kindes verantwortlich sind. Familientherapie spannt den Rahmen weiter und sieht die Ursachen für die Symptome von Kindern nicht im Kind selbst, sondern als Teil einer größeren Struktur, die nicht nur Sie und Ihren Partner einschließt, sondern auch wichtige Verwandte in Gegenwart oder Vergangenheit. Es geht im besten Sinne nicht nur um die Heilung und Ganzwerdung Ihres Kindes, sondern um Ihre eigene Heilung und die anderer Familienangehörigen.

Eine bessere Familienpolitik

Es ist in unserer Gesellschaft nicht leicht, Kinder geborgen aufwachsen zu lassen. Steve Biddulph: »Überlastete Eltern erreichen irgendwann einen Punkt, an dem sie nicht mehr liebevolle und fürsorgliche Eltern sein können.«[193] Es ist wichtig, dass sich die Eltern nicht nur um ihre Kinder kümmern, sondern auch um sich selbst. Kinder brauchen gesunde und glückliche Eltern. Viele Eltern sind überfordert, angespannt und mit den Nerven am Ende. Schuldgefühle unseren Kindern gegenüber können dazu führen, dass wir noch mehr arbeiten, damit wir das Geld dafür verdienen, unseren Kindern noch mehr Materielles bieten zu können. Lassen wir uns nicht von den Aussagen der Werbung verführen. Nehmen Sie die Hilfe von anderen an, niemand kann allein Kinder großziehen. Wenn Sie selbst keine Kinder haben, helfen Sie Kleinfamilien, ihnen die Last der Kindererziehung zu erleichtern.

Setzen Sie sich dafür ein, dass Familien mehr Unterstützung bekommen, materielle wie immaterielle. Es geht nicht an, dass Mütter kleiner Kinder gezwungen sind, arbeiten zu gehen, weil die Familie auf das zusätzliche Einkommen angewiesen ist. Viele Familien mit zwei Verdienern haben zu viel Stress. Ehen scheitern, weil es an Zeit mangelt, eine echte Beziehung zueinander aufzubauen und zu pflegen. Steve Biddulph fordert angesichts der Trennungsängste vor allem von kleinen Jungen, dass man ihnen vor dem dritten Lebensjahr eine längere Trennung von der Mutter erspart. Fremd betreute Jungen sind oft unruhig und aggressiv. Keine Generation hat jemals so wenig Zeit für ihre Kinder, ihre Zukunft, investiert wie die heutige. Dies wird sich einmal rächen.»Unsere Gesellschaft hat sich unmerklich zu einem Giftstoff für Familien entwickelt«, so Biddulph. Eltern mangelt es an Zeit für eine erfolgreiche Partnerschaft – und um sich ausreichend um ihre Kinder zu kümmern.

Die Konsequenz besteht darin, Eltern ein Gehalt zu zahlen, die sich entscheiden, ihre Vorschulkinder zu Hause zu versorgen.»Es ist eine Tragödie, dass so viele Menschen widerwillig einen Beruf ausüben und ihre Kinder von Fremden großziehen lassen, während gleichzeitig so viele Arbeit suchen und nicht finden können.«[194] (Siehe auch »Plädoyer für eine neue Familienpolitik« im Anhang.)

Halten Sie Familientreffen ab

Familientreffen oder -konferenzen sind wichtig, weil alle Beteiligten sich als gleichwertig erleben und lernen, Konflikte friedlich zu lösen. Kinder erleben ihre Eltern nicht mehr als die »Bestimmer«, sondern haben ein Ventil, ihre Unzufriedenheit loszuwerden und die Situation zu verändern. Außerdem lernen Kinder Problemlösungsstrategien und ihre Gefühle auszudrücken.

Als ich in den fünfziger und sechziger Jahren aufwuchs, war es noch nicht üblich, sich mit den Kindern an einen Tisch zu setzen und »Demokratie im Kleinen« zu üben. Mit der Idee der »Familienkonferenz« nach Gordon[195] wurde ich erst viel später, während meines Pädagogikstudiums, in Kontakt gebracht. Und es dauerte sehr lange – meine Tochter war fünf und mein Sohn zwölf –, bis ich die Familienkonferenz zu einer festen Institution in unserer »Patchworkfamilie« (wir wohnen mit dem Vater meiner Tochter unter einem Dach, aber nicht in derselben Wohnung) machte.

Eine Freundin, die mit der Familienkonferenz groß geworden ist, kann sich noch gut an zwei Ereignisse erinnern. Bei einer Party im Hobbykeller hatten die Kinder den Teppich mit Saftflecken verdreckt. Sie wurden in der Familienkonferenz dazu verpflichtet, den Teppich wieder sauber zu machen, und erhielten für ein Wochenende Fernsehverbot. Als ihre Eltern im Hobbykeller einige Wochen später eine Party veranstalteten, passierte dasselbe, und sie wurden mit denselben Sanktionen bestraft!

Was meiner Freundin so gefiel: die Gleichberechtigung von Kindern und Eltern und dass auch die Kinder Einfluss nehmen und die Eltern zur Verantwortung ziehen können.

Gerade für Kinder, die mit ADS diagnostiziert sind, ist es wichtig, eine attraktive Alternative zu dem kontrollierenden Verhaltenstraining zu haben, das den Eltern oft neben einer medikamentösen Therapie für ihr Kind vorgeschlagen wird. Bei ADS sind bisher nur zwei Methoden anerkannt: Medikamente wie Ritalin und Verhaltenstraining. Dass und warum ich Ritalin ablehne, habe ich bereits deutlich gemacht. Ich lehne auch das Verhaltenstraining, das mit Belohnungen operiert, ab. Verhaltenstraining untergräbt in meinen Augen Initiative, Kreativität, Kooperationsfähigkeit und den Wunsch, für das eigene Wohl zu lernen. Gute Hundetrainer benutzen keine Belohnungen, weil Hunde diese dann auch in der Zukunft erwarten. Wenn Belohnungen nicht gut für Hunde sind, wie können sie es dann erst für unsere Kinder sein? Aus dem Grunde werden Sie in diesem Buch kein Kapitel über Verhaltenstraining für Kinder mit Aufmerksamkeitsstörungen finden.

Familientreffen sind regelmäßige Zusammenkünfte aller Familienangehörigen, um über Themen, die eine Bedeutung für die Familie haben, zu sprechen. Etwa die Hälfte der Zeit sollte man sich um die Probleme einzelner Familienangehöriger kümmern, und in der anderen Hälfte sollte es um Probleme gehen, welche die Familie als Gruppe betreffen. Auf diesen Konferenzen wird der kooperative Raum geschaffen für Austausch, gegenseitiges Lob und Zuwendung, den Austausch von Gefühlen, das Aufstellen von Familienregeln, die Planung von schönen Ereignissen, die Bewältigung von Konflikten und die Lösung von Problemen. Durch eine solche Institution innerhalb der Familie wird deutlich gemacht, dass die Eltern keine »Alleinherrscher« sind, und es werden wichtige demokratische Fähigkeiten wie Entscheidungsfindung, Problemlösung und Konsensfindung trainiert. Auch kleine Kinder können wunderbar mit diesem Instrument umgehen.

Bei den Familientreffen gibt es ein paar Regeln zu beachten. Die Treffen sollten regelmäßig, etwa einmal die Woche, stattfinden, und zwar am besten immer am gleichen Tag zur selben Zeit. Wir haben den Dienstagabend zwischen 19.00 und 19.30 Uhr festgesetzt. Hinterher essen wir Abendbrot und sehen uns dann gemeinsam den Film »Wunder der Tierwelt« im WDR an, meist unser einziges gemeinsames Fernseherlebnis. Zwanzig bis dreißig Minuten sind lang genug. Jede Woche hat ein anderes Familienmitglied den Vorsitz, und es sollte auch ein wöchentlich wechselnder Sekretär bestimmt werden, der sich Notizen macht. Unsere Tochter kann noch nicht schreiben und hält das Gesagte mit ihrem Kassettenrekorder fest. Jeder, der dran ist, darf ausreden. Hier die Regeln zusammengefasst:

- Pünktlich anfangen und aufhören.
- Jeden ausreden lassen.

- Nicht die Meinung oder die Gefühle eines anderen kritisieren.
- Jeder hat die Chance, etwas zu sagen, es gibt aber keinen Redezwang.

Die Kunst des aktiven Zuhörens wird in dem sehr lesenswerten Buch von Thomas Gordon, *Familienkonferenz,* ausführlich erklärt. Der Erwachsene bestätigt die Gedanken und Gefühle des Kindes und hilft ihm, sich die Sache selbst klar zu machen, ohne Lösungen anzubieten, Ratschläge zu erteilen, vorschnell »Rettungsmaßnahmen« zu verkünden oder das Kind von seinen Problemen abzulenken. Vielen Erwachsenen fällt es am Anfang schwer, die Lösungsfindung – und das damit verbundene Vergnügen – dem Kind zu überlassen. Es ist nützlich, sich als Elternteil zu vergegenwärtigen, dass das Kind langfristig davon profitiert, wenn es Probleme allein löst. So sieht ein Problemlösungsverfahren aus:

- Das Problem beim Namen benennen.
- Sich verschiedene Lösungen ausdenken.
- Alle Lösungsvorschläge miteinander vergleichen.
- Die beste Lösung gemeinsam auswählen.
- Bei dem nächsten Familientreffen berichtet der Gruppenleiter, zu welchem Ergebnis die Lösung geführt hat und ob vielleicht Änderungen nötig sind.

Schon Fünfjährige können dieses Schema begreifen und die fünf Schritte nachvollziehen! Jedes Familienmitglied kann auch Hilfe und Unterstützung von anderen Familienmitgliedern erbitten. Kinder genießen es, wenn man ihnen die Möglichkeit gibt, ihren Eltern bei wichtigen Angelegenheiten zu helfen. Dabei wird die emotionale Intelligenz von Kindern entwickelt und außerdem der Sinn für Familienzusammengehörigkeit und gegenseitige Unterstützung.

Bei jedem Familientreffen werden das Ergebnis des letzten Treffens wiederholt, alte und neue Themen besprochen, das Gesagte zusammengefasst und Entscheidungen gefällt. Die Zusammenfassung des letzten Treffens sollte in der Woche danach an alle Familienmitglieder verteilt werden. Entscheidungen werden am besten nach dem Konsensprinzip gefällt und nicht nach dem Mehrheitsprinzip. Entscheidungen, die aufgrund einer Abstimmung erfolgen, hätten das Problem, dass sie eventuell von der Minderheit sabotiert würden. Alle Entscheidungen können auf dem nächsten Familientreffen wieder aufgehoben werden. In einem dicken Schreibheft können im Laufe der Woche Anregungen für das nächste Treffen festgehalten werden.

Ein paar Beispiele von Entscheidungen aus unseren Familientreffen: Wir beschlossen nach Sicht des Familienkontos einstimmig, einen Katzenzaun anzuschaffen, der 100 Quadratmeter unseres Gartens für unsere beiden Katzen einzäunt, sodass sie nach draußen können, ohne Gefahr zu laufen, von Autos überfahren zu werden. Jedes Kind übernimmt kleine Aufgaben im Haushalt: Freya macht regelmäßig das Katzenklo sauber, Michael räumt die Spülmaschine aus und bereitet mindestens einmal die Woche das Mittagessen zu. Wir haben uns gemeinsam auf einen »Süßigkeitstag« geeinigt, den Sonntag, an dem sich die Kinder ein Eis und eine weitere Süßigkeit aussuchen können. In der übrigen Woche gibt es keine Süßigkeiten. Wir als Eltern waren erstaunt, wie begeistert die Kinder von diesem Vorschlag waren, und hatten irrtümlich mit Protest und langen Diskussionen gerechnet! Wir haben uns dafür entschieden, dass unsere Katze »Benita« einmal Junge bekommt und wir die einmalige Erfahrung Katzen-Kinderstube trotz der vermehrten Arbeitsbelastung für uns alle wichtig finden. Weil wir unsicher waren, ob Freya mit fünfeinhalb schon in die Schule sollte, haben wir einen Intelligenztest und Test für soziales Verhalten durchführen lassen und uns danach einstimmig entschieden, dass sie schon in die Schule geht. Für unseren nächsten Winterurlaub haben wir uns für das Dritte-Welt-Land Gambia entschieden, und im Frühling wollen wir wieder in den Skiurlaub fahren, wenn es unsere finanziellen Mittel zulassen.

In vielen fortschrittlichen Schulen sind ähnlich wie Familientreffen strukturierte »Klassentreffen« eingeführt worden. Es kann dabei um einen Ausflug gehen, um neue Spielgeräte auf dem Pausenhof oder um die Disziplin in der Klasse. Viele Lehrer begrüßen diese Institution als einen Weg, von einem Disziplinierungssystem, was auf einem kontrollierenden Verhaltensänderungsprogramm beruht, zu einem zu kommen, was die inneren Kräfte stärkt und zu einem gegenseitigen Problemlösungsprogramm führt.[196]

Besonders im Anfangsstadium ist es wichtig, die Kinder zur Teilnahme zu motivieren. Oft reden Kinder mit Aufmerksamkeitsstörungen viel, gehen aber nicht sehr auf die Kommunikation mit anderen ein oder schweifen vom Thema ab. Es ist wichtig, die Treffen nicht mit Kritik, sondern mit Lob zu beginnen, sonst verlieren die Kinder leicht das Interesse. Wichtig ist es für die Erwachsenen, sich zurückzuhalten und den Kindern den »Vortritt« zu lassen. Es hat sich bewährt, das Treffen mit einer schönen gemeinsamen Aktivität abzurunden, wie einem Film, einem Spiel oder einer sportlichen Aktivität.

Für Kinder mit Aufmerksamkeitsstörungen ist es wichtig, dass sie auf Familientreffen nicht zur Zielscheibe von negativer Kritik oder gar verbalen Angriffen werden. Rudolf Dreikurs,[197] der Begründer der »Familienkonferenz«, sagt: »Das

Geheimnis des Erfolges der Familienkonferenz liegt in der Bereitschaft aller Familienmitglieder, sich einem Problem als einem »Familienproblem« zu nähern.« Wenn also ein Kind mit Aufmerksamkeitsstörungen und Hyperaktivität dieses Verhalten auch während der Treffen zeigt, sollte man das Thema als ein Familienthema ansprechen, um seinen Rat fragen und sein Verhalten nicht zum alleinigen Tagesordnungspunkt machen. Wenn ein »Problemkind« sich als gleichwertig angenommen fühlt und selbst als Vorsitzender oder Sekretär eine wichtige Aufgabe erfüllen kann, besteht die Chance, dass es mit seiner eigenen Power in Kontakt kommt, um seine Fähigkeiten zur Selbstdisziplin und Impulskontrolle auszubauen und damit seine Schwierigkeiten und auch die anderer Familienangehöriger zu lösen.

Kinder brauchen Grenzen

»Standfeste Liebe«

In den USA gibt es eine Bewegung der »robusten Liebe« *(tough love),* die Eltern ermutigt, ihren Kindern gegenüber bestimmt aufzutreten, und sie bietet lohnende Hilfen und Rezepte gerade von Eltern mit Problemkindern. Steve Biddulph vertritt einen ähnlichen Ansatz, den er »standfeste Liebe« nennt, und er meint dabei standfestes Eingreifen aus der Liebe zum Kind nach dem Motto: »Ich liebe dich, und gerade deswegen erlaube ich dir nicht, dich so aufzuführen.«

»Laissez-faire« und antiautoritäre Erziehung sind »out«. Ein Beispiel, wohin eine solche Nichterziehung führt, ist Dudley im Buch *Harry Potter und der Stein der Weisen.* Dudley wird von seinen Eltern hemmungslos verwöhnt. Sein »Dankeschön«: Er schlägt auf wehrlose Kinder ein, denkt nur an sich, lebt seine Fernsehsucht ungeniert aus, manipuliert seine Eltern mit gespielter Weinerlichkeit und Wutanfällen, zerstört mutwillig sein zahlloses Spielzeug, lügt wie gedruckt, ist nie mit irgendetwas zufrieden und quält Tiere.

Wenn Sie kein solches Kind möchten, müssen Sie Ihren Kindern klare Grenzen und nachvollziehbare Regeln vorgeben. Kinder, die in ihrem Verhalten widersprüchlich sind und hin und her schwanken, brauchen Regeln und Grenzen wahrscheinlich noch mehr. In konsequenten »Rückgrat-Familien«, die mit Liebe, aber zuverlässigen Regeln und Erwartungen erziehen, haben Kinder die größten Chancen, unabhängige, selbstbewusste Führungspersönlichkeiten mit sozialer Verantwortung und Leistungsorientierung zu werden. Kinder, die mit einem Laissez-faire-Erziehungsstil (nicht) erzogen wurden, sind überdurchschnittlich oft verantwortungsscheu, haben weniger Selbstbewusstsein und sind eher ängstlich und unselbständig. Ihr Leben ist ein Chaos, weil sie keine Selbstdisziplin kennen.

Stellen Sie klare Regeln für zu Hause auf, die Sie schriftlich fixieren und, bunt und groß, für alle sichtbar aufhängen. Beteiligen Sie Ihre Kinder an dieser Regelfindung. Die Regeln sollten positiv formuliert sein, ähnlich wie unser Grundgesetz, zum Beispiel: »Der Körper eines Menschen ist unantastbar« – und nicht: »Du darfst niemanden verletzen.« Regeln müssen natürlich eingehalten werden, und wenn nicht, sollten Verstöße Folgen haben, wie ein Familientreffen, einen Vertrag, einen plötzlichen Ortswechsel, eine Auszeit und Ähnliches. Mit »standfester Liebe« (Biddulph) können Sie auf Ohrfeigen und Schimpfen verzichten, eine vertrauensvolle Beziehung zu Ihren Kindern aufbauen und anfangen, das Familienleben zu genießen, egal, ob Sie ein »arbeitsintensives« zweijähriges Kind oder einen »stürmischen« Vierzehnjährigen haben.[198]

Kinder brauchen auch eine tägliche Routine, also immer die gleiche Zeit, wann sie ins Bett gehen, aufstehen, die Mahlzeiten einnehmen usw. Kinder lieben es, wenn man abends immer dasselbe Gute-Nacht-Lied singt, immer vorm Essen denselben Tischspruch gemeinsam aufsagt und sie morgens mit immer demselben Morgenlied weckt. Man kann auch Musik einsetzen, um eine Phase einzuläuten, wie die Vorbereitung für das Zubettgehen, indem man zum Beispiel »Goodnight« von den Beatles spielt. Wenn diese Routine einmal geändert werden muss, was nicht die Regel werden sollte, muss man die Kinder rechtzeitig vorher darüber informieren, indem man zum Beispiel sagt: »Morgen müssen wir nach der Schule Oma vom Bahnhof abholen, wir gehen dann später zusammen essen.«

Trainieren Sie Wut- und Impulskontrolle

Kinder, die mit ADS diagnostiziert wurden, neigen zu impulsivem und manchmal aggressivem Verhalten. Gerade Jungen verlieren oft wegen ihres hohen Testosteronspiegels die Kontrolle über sich und werden aggressiv. Schätzungsweise 40 bis 50 Prozent der Überweisungen in eine Kinderklinik beziehen sich auf wütende und aggressive Kinder, mit denen die Eltern nicht mehr klarkommen. Wie können wir kleine wütende »Monster« bändigen? Die Antwort lautet: emotionale Umerziehung!

Besonders Jungen lieben Raufereien. Wenn Sie als Vater mit Ihrem Jungen, er ist vielleicht drei oder vier Jahre alt, balgen, zieht er meist an irgendeinem Punkt der Balgerei die Augenbrauen zusammen, schiebt den Unterkiefer vor und bekommt eine finstere Miene. Während das Spiel noch fröhlich begann, fängt Ihr Sohn plötzlich an, mit Armen und Beinen auf Sie einzuschlagen. Als Vater – oder, wenn dieser nicht da ist, als Mutter – müssen Sie die Aktion sofort abbrechen und in ruhigem

Ton mit Ihrem Kind reden. Erklären Sie ihm, dass der Körper verletzlich ist und dass Spiele nicht so ausarten sollten, dass man sich gegenseitig weh tut. Stellen Sie klare Regeln auf: Knie- und Ellenbogenstöße, Beißen, Kratzen, Faustschläge und Tritte sind absolut tabu! Fragen Sie: »Meinst du, du kannst dich an diese Regel halten?« Kein Junge wird diese Frage verneinen. Dann fangen Sie die Balgerei von vorn an. So wird Ihr Junge/Ihr Kind mit der Zeit Selbstbeherrschung lernen. Er weiß, dass er sich wild benehmen kann, weiß aber auch, wann es genug ist. Machen Sie Ihrem Jungen klar, dass ein »richtiger Mann« sich und sein Verhalten immer unter Kontrolle hat und niemals gewalttätig wird.

Werden Sie als Vater aktiv! Und lassen Sie sich nicht einreden, dass Erziehung Frauensache sei. Jungen, die ohne Vater aufwachsen, neigen häufiger zu Gewalt und geraten öfter in Schwierigkeiten und schließen sich eher Teenager-Gangs an.[199] Seien Sie sich des positiven Einflusses bewusst, den Sie auf die Zukunft anderer Menschen haben, und genießen Sie es, Vater zu sein. Wer in einem männlichen Körper lebt, muss lernen, ihn zu steuern, und wissen, wann es genug ist. Wenn ein Vater nicht vorhanden ist, müssen Sie als Mutter sowohl den weiblichen als auch den männlichen Teil der Erziehung übernehmen. Ich genieße spielerische Raufereien mit meinem Sohn.

Eine weitere Art des Trainings ist eine große Hilfe bei Geschwisterstreitereien, aber auch generell zur Impulskontrolle. Meine Tochter ist vom Sternzeichen her doppelter Skorpion und sehr leicht aufbrausend. Ihr Bruder weiß natürlich genau, womit er sie in Rage bringen kann, zum Beispiel, indem er »Baby« zu ihr sagt oder dieses Wort unhörbar mit den Lippen formt. Das ist für sie die größte Beleidigung. Da wir als Eltern wussten, dass sie bald zur Schule kommt, war uns klar, dass wir mit ihr trainieren müssen, ihre Gefühle unter Kontrolle zu haben, da sich sonst handfeste Streitigkeiten in der Schule anbahnen würden.

Wir spielen mit Freya ein Spiel, bei dem sie sich konzentrieren muss, wie Mühle, Mensch ärgere dich nicht, Schach oder Mikado. Wir nennen das Spiel »Still liegt der See«, weil sie ruhig ihr Spiel weitermachen muss, egal, was ihr Bruder sagt oder tut. Michael darf sie ärgern, wie er will, mit der einzigen Ausnahme: Berühren ist verboten. Freya übt sich darin, ihren Zorn zu kontrollieren, wenn sie geärgert wird. Michael flüstert ihr zum Beispiel »Pferdebläh« ins Ohr, neben »Baby«, das zurzeit schlimmste Schimpfwort unter den beiden, oder pustet ihr ins Ohr und macht Tiergeräusche. Freya weiß, dass sie ihren Bruder ignorieren soll, und konzentriert sich weiter auf ihre Tätigkeit und atmet tief und langsam. Ruhig nimmt sie einen Mikado-Stab auf. »Beachte deinen Bruder nicht, wenn du gewinnen willst«, sagt sie zu sich selbst. Sie lernt dabei, sich gegen Frechheiten und Frotzeleien zu wappnen. Sie bekommt jedes Mal einen zusätzlichen Punkt, wenn sie keinerlei Reaktion auf das Ärgern zeigt. Dann werden die Rollen vertauscht. So lernen Kinder emotionale Selbstbeherrschung und Kontrolle.

Wenn Sie ein Videogerät haben, können Sie dieses Spiel filmen und Ihren Kindern vorspielen. Sie sind stolz auf ihr positives Beherrschen einer Situation mit Hänseleien, und ihr positives Verhalten prägt sich bei ihnen ein. Bringen Sie Ihre Kinder mit den körperlichen Anzeichen vor einem Wutanfall in Kontakt und machen Sie dadurch Kinder mit körperlichen Veränderungen wie Gesichtsausdruck, Körperhaltung und angespannten Atem vertraut. Dann können Kinder diesen Prozess rechtzeitig stoppen, innehalten, tief durchatmen und sich ablenken, indem sie zum Beispiel leise ein bestimmtes Lied singen oder rückwärts zählen. Sie können diese Selbstbeherrschungstechniken im Spiel »Der See bleibt still« einüben, in denen Kinder Situationen ausgesetzt sind, die sie eigentlich zornig machen.

Es gibt noch weitere friedliche Konfliktlösungsstrategien, und vielleicht existiert in der Schule Ihres Kindes eine Ausbildungsgruppe für »Mediatoren«, Konfliktvermittler, in der schon neun- und zehnjährige Kinder zu Vermittlern ausgebildet werden. Wenn nicht, regen Sie die Bildung einer solchen Gruppe an, im Interesse der Kinder, Eltern und Lehrer. Kinder und Jugendliche, die sich vorher nur schlecht zu beherrschen vermochten, konnten zu sehr effektiven Vermittlern ausgebildet werden, und auch ihr Verhalten verbesserte sich dramatisch.[200] Eine friedliche Welt wird es nur mit Menschen geben, die gelernt haben, Konflikte friedlich zu lösen. Leisten Sie einen Beitrag dazu, indem Ihre Kinder lernen, ihre negativen Gefühle zu kontrollieren, andere nicht verbal und körperlich zu verletzen und über ihre Gefühle zu sprechen.

Erwägen Sie, die Schule zu wechseln

Als mein Sohn von einem bekannten Hamburger Kinderpsychiater mit »ADS« diagnostiziert wurde und Ritalin bekommen sollte, war ich damit nicht einverstanden und suchte nach den wahren Ursachen. Nach der vierten Klasse war er auf ein neusprachliches Gymnasium gekommen. Der Klassenlehrer mochte Michael von Anfang an nicht und rief fast jede Woche bei mir an, um mir zu sagen: »Ihr Sohn passt nicht auf unsere Schule, und er passt nicht in meine Klasse.« Durch ein Elterngespräch erfuhr ich, dass der Klassenlehrer meinen Sohn schon innerlich »abgeschrieben« hatte. Als ich den Lehrer fragte, ob er die Kinder in seiner Klasse liebe, schaute er mich verständnislos an und meinte: »Sie wollen doch damit nicht sagen, dass ich 27 Kinder lieben soll!« Doch, entgegnete ich, das habe Rudolf Steiner von seinen Lehrern erwartet, denn wenn Sie ein Kind nicht mögen, haben Sie keinen Kontakt zu seiner Seele, und wie wollen Sie die Persönlichkeit eines Menschen führen, wenn Sie keinen Kontakt zu seiner Seele haben?

Das Verhältnis des Lehrers zu meinem Sohn wurde nicht besser, sondern schlechter, und der Junge bekam eine »Drei« in Sport, obwohl er sportlich sehr begabt ist und ein Jahr später, auf seiner neuen Schule, bei den Bundesjugendspielen eine Goldmedaille als bester Tischtennisspieler der Schule gewann und Dritter im Landeswettbewerb für Schwimmen in Hamburg wurde. Auf dem Gymnasium meines Sohnes bekamen Kinder in Mathematik eine »Sechs«, wenn sie zwar richtig, aber nach dem falschen Weg gerechnet hatten. Nach Rückfragen sagte der Lehrer, es handele sich ja nicht um eine Bewertung von Leistung, sondern um eine Disziplinierungsmaßnahme. Die Mutter des betroffenen Jungen, der mit seiner »Sechs« weinend nach Hause gelaufen kam und nachher Klassenbester wurde, war beinah sprachlos: »Fällt Ihnen denn sonst nichts ein, was die Disziplin verbessern könnte?«

Als ich erkannt hatte, dass es in der Schule meines Sohnes vor allem um Wissensvermittlung und Aussieben ging und weniger um Pädagogik, bemühte ich mich um eine andere Schule. Manchmal, wenn die »Chemie« mit einem Lehrer nicht stimmt, reicht natürlich auch ein Wechsel in eine andere Klasse. Es gibt leider Schulen, die an Kindern mit Lernschwierigkeiten nicht interessiert sind. Sie bemühen sich lediglich um die Leistungselite und um ihren akademischen »Ruf«. Machen Sie um solche Schulen am besten einen Bogen. Dort werden lerngestörte Kinder entweder unter Druck gesetzt oder links liegen gelassen – oder beides. Eine Schule, die sich nicht für die menschlichen Probleme der ihr anvertrauten Kinder interessiert, ist nicht das Richtige für Ihr Kind. Schulen müssen bereit sein, ihr Bestes für Ihr Kind zu geben.

Der Klassenlehrer meines Sohnes wusste noch nicht einmal, dass es Kinder mit ADS gibt, geschweige denn, wie sie gefördert werden können. Er warnte mich nur davor, dass mein Sohn in der Pubertät auf die schiefe Bahn gelangen und kriminell werden könne, wenn er sich weiter so unmöglich benähme. Als Michael merkte, dass sein Lehrer ihn innerlich »fallengelassen« hatte, buhlte er als Klassenclown um negative Aufmerksamkeit und bemalte zum Beispiel die Schulmauer mit einem farbigen Haarspray. Als er daraufhin mehrmals die Schulordnung abschreiben sollte, meinte er, darüber stände ja gar nichts drin. Sein Lehrer meinte mir gegenüber, eine solch intelligente Antwort habe er von einem Sechzehnjährigen erwartet, aber nicht von einem Zehnjährigen.

Ich entschied mich also für ein Privatgymnasium mit kleinen Klassen bis zu zwanzig Schülern und Ganztagsunterricht bis 16.00 Uhr ganz in der Nähe. Die Unterrichtseinheiten sind nicht 45 Minuten lang, sondern anderthalb Stunden, weil man erkannt hat, dass man Unterrichtsstoff nicht in zu kleinen, voneinander isolierten Einheiten vermitteln sollte. In einem »Schülerbuch« werden der Stoff, die Noten aller Arbeiten und die Termine der nächsten Arbeiten festgehalten, sodass es weder für Schüler noch für Eltern noch »böse Überraschungen« gibt. Wenn Michael um 16.30 Uhr nach Hause kommt, braucht er keine Schularbeiten mehr zu machen, und wir können die Freizeit dann mit Schönem verbringen. Das Familienleben ist durch den Wegfall der Schularbeiten wesentlich harmonischer geworden.

Jetzt muss ich zwar jeden Monat Schulgeld plus die Kosten für Schulbücher bezahlen, weiß meinen Sohn aber in guten

Händen. Mehr als die Hälfte des Schulgeldes wird von privaten »Sponsoren« wie der Großmutter und zwei Freunden der Familie getragen, sodass die finanzielle Belastung für mich als allein verdienende Mutter nicht zu groß ist. Die Lehrerschaft an diesem Ganztagsgymnasium ist nicht überaltert, in der Regel hoch motiviert, und Michael gehört zu den Klassenbesten mit sieben Zweien und drei Dreien. Er sitzt direkt vor dem Lehrerpult, was für Kinder mit Aufmerksamkeitsstörungen sehr nützlich ist.

Es gibt in Deutschland bereits eine Schule für Kinder mit ADS. Hans Biegert ist Leiter einer spezialisierten Privatschule in Bonn, die ADHD-Kinder zur mittleren Reife und zum Abitur führt. Die als untragbar etikettierten »Störenfriede« werden oft auf Sonderschulen abgeschoben, obwohl die meisten einen durchschnittlichen oder überdurchschnittlichen Intelligenzquotienten haben. Viele Lehrer empfinden die Rastlosigkeit der ADHD-Kinder als Sabotage. In der Privatschule von Hans Biegert ist alles anders. Dort gibt es nur dreizehn Schüler pro Klasse, und die zusätzlichen Kosten werden auf Antrag vom Jugendamt bezahlt. Die Lehrer arbeiten mit direktem Blick- und Körperkontakt, Frontalunterricht und langes Dozieren ist verpönt. Der Unterrichtsstil ist nicht lahm und hölzern, sondern expressiv. Es geht in kleinen Schritten, mit vielen Wiederholungen und viel Abwechslung voran. Es gibt nur wenige Abbrecher, und die Warteliste ist lang. Solche Schulen müsste es überall geben.[201]

In einigen Großstädten gibt es auch öffentliche Ganztagsgymnasien, allerdings sind sie personell genauso schlecht wie andere öffentliche Schulen ausgestattet, und es sind zu viele Kinder in der Klasse. Einige Privatschulen bieten kleine Klassen und Ganztagsbetreuung, verlangen aber auch ein erhebliches Schulgeld, das sich nicht alle Eltern leisten können. Eine

Unterbringung im Internat ist noch teurer und kommt für kleinere Kinder nicht infrage.

Die Kritik an der Art des Unterrichtens an unseren öffentlichen Schulen wächst. Harvard-Professor Howard Gardner[202] wirft den Schulen vor, immer noch von pädagogischen Lerntheorien des 19. Jahrhunderts auszugehen, wonach nur der verbale und mathematische Lernstil praktiziert wird. Nach seiner »Theorie der multiplen Intelligenz« gibt es mindestens sieben Arten, die festlegen, wie Menschen lernen und Leistung erbringen, nämlich die verbale, logisch-mathematische, räumliche, musikalische, kinästhetische, interpersonale und die intrapersonale Art. Kinder mit ADHD sind oft taktil veranlagt, müssen alles be-greifen, und sie brauchen Bilder und Erlebnispädagogik. Für sie wäre eine Pädagogik ideal, welche spielerische, Überraschungs- und Phantasieelemente miteinander verbindet. Aktives Lernen und Alltagsbezug bei Projekten sind aber nicht nur für Kinder mit Aufmerksamkeitsstörungen wichtig, sondern kreative Unterrichtsmodelle, die alle sieben Intelligenzformen ansprechen, würden auch allen anderen Kindern nützen. Was für Kinder mit Aufmerksamkeitsstörungen gut ist – kleine Klassen, motivierte Lehrer und lebendiger Unterricht, der auf individuelle Lernstile der Kinder eingeht –, sollten eigentlich Selbstverständlichkeiten sein, von denen *jedes* Kind profitiert! Wie behandeln wir unsere Kinder, unsere Zukunft, wenn wir sie aus finanziellen Gründen einer ungenügenden pädagogischen Betreuung und Ausbildung überlassen? Was nützt der Hinweis auf geburtenschwache Jahrgänge den Kindern, die jetzt mit unserem Schulsystem zurechtkommen müssen?

Es fehlt in Deutschland an Privatschulen und öffentlichen Schulen, die den Leistungsdruck von den Kindern nehmen, sodass sie wieder Freude am Schulbesuch entwickeln können.

Die Waldorfschulen sind vielleicht eine gute Alternative, was den fehlenden Leistungsdruck in unseren Klassen und die Lebendigkeit und Ganzheitlichkeit der Wissensvermittlung sowie das positive Menschenbild anbelangt, aber für viele Kinder mit Aufmerksamkeitsstörungen angesichts von Klassengrößen von bis zu vierzig Kindern nicht ideal. Um jedem dieser vielen Kinder einigermaßen gerecht zu werden, muss der Lehrer in meinen Augen schon fast ein Genie sein. Allerdings werden die Kinder auf Waldorfschulen oft in zwei Gruppen unterrichtet. Rudolf Steiner ging es um eine »Erziehung zur Freiheit« und die Heranbildung eines schöpferischen Menschen. Die Kinder und Jugendlichen, die sich am »ärgsten« aufführten, betrachtet die Waldorfpädagogik als zumeist milieugeschädigt und besonders hilfsbedürftig.[203]

Auch bei den privaten Schulen ist Vorsicht geboten, einige Privatschulen und Internate sind noch rigider, phantasieloser und noch weniger flexibel als öffentliche Schulen. Natürlich kommt es auch sehr auf den jeweiligen Lehrer an. Einige der alternativen bzw. privaten Schulen nehmen keine Kinder, die mit ADS diagnostiziert wurden, auf, andere allerdings wollen nicht einmal frühere Zeugnisse sehen und erlauben den Kindern einen totalen Neubeginn.

Scheuen Sie keine Mühen, die optimale Schule für Ihr Kind herauszufinden. Hospitieren Sie im Unterricht, bevor Sie sich entscheiden. Machen Sie sich mit der Philosophie der Schulform vertraut, prüfen Sie sich, ob Sie damit übereinstimmen können, und überlegen Sie, ob Sie den zusätzlichen Arbeitsaufwand leisten können, den einige Privatschulen von den Eltern erwarten.

Engagierte Privatschulen haben normalerweise kein Problem mit Kindern, die mit ADS oder ADHD diagnostiziert wurden. Einige Schulen, wie die Schüler-Schule Schenefeld in

Schleswig-Holstein, sind von ihrem Programm her vollständig auf Aktivitäten, die von den Schülern selbst ausgehen, aufgebaut, und Schüler bestimmen schon von Anfang an mit über ihre Lernschwerpunkte und ihre Arbeitszeiten. Ein Schulleiter einer solchen Schule in den USA sagt: »Die einzigen Schüler, die uns vor ernsthafte Probleme gestellt haben, waren die wenigen, die über eine lange Zeit Medikamente wie Ritalin verordnet bekommen haben, die oft total ins ›Schwimmen‹ kommen in einer Umgebung, die sie nicht durch strenge Kontrollen unterwirft.«[204]

Achten Sie darauf, dass die Schule, auf die Ihr Kind geht, nicht zu groß und damit unpersönlich ist. Eine Grundschule sollte höchstens 400, eine Haupt- oder weiterführende Schule maximal 600 Schüler haben, damit ein Kind oder Jugendlicher sich einigermaßen vertraut und geborgen fühlen kann. In ineffizienten »Bildungsfabriken« mit oft mehr als tausend Schülern bilden sich leicht »Banden«, es kommt oft zu Auseinandersetzungen und Schikanen. Für zart besaitete Kinder sind Rudolf-Steiner-Schulen oder andere alternative Einrichtungen vielleicht das Richtige, die meist eine warme, fürsorgliche Atmosphäre haben. Aggressionen sind dort weniger an der Tagesordnung.

Es wird Zeit, dass sich unsere Schulen verändern, von Institutionen der reinen Wissensvermittlung zu lebendigen Stätten der Lebensfreude und des Lerneifers und der individuellen Förderung von unterschiedlichen Bedürfnissen: »Nicht gefragt soll werden: Was braucht der Mensch zu wissen und zu können für die soziale Ordnung, die besteht; sondern: Was ist im Menschen veranlagt und was kann in ihm entwickelt werden? Dann wird es möglich sein, der sozialen Ordnung immer neue Kräfte aus der heranwachsenden Generation zuzuführen. Dann wird in dieser Ordnung immer das leben, was die in sie eintretenden Vollmenschen aus ihr machen; nicht aber wird aus der heranwachsenden Generation das gemacht werden, was die bestehende soziale Organisation aus ihr machen will.« (Rudolf Steiner)

Klassische Homöopathie und ADS

Samuel Hahnemann (1755–1843), der Begründer der Homöopathie, forderte, dass Ähnliches mit Ähnlichem geheilt werden soll. Durch einen gezielten Reiz werden in der Homöopathie die Selbstheilungskräfte des Körpers ganzheitlich auf der Ebene von Körper, Seele und Geist aktiviert. Die Schulmedizin glaubt, dass zum Beispiel ein Heuschnupfenmittel bei allen Patienten gleich wirkt. Ein Homöopath wird für zehn Patienten vielleicht zehn verschiedene Mittel brauchen, je nach den Begleitumständen und Ursachen der Beschwerde. Wichtig ist es, sich an einen »klassischen Homöopathen« zu wenden, einen Arzt oder Heilpraktiker, der eine *langjährige* Ausbildung genossen hat. Denn jeder Arzt oder Heilpraktiker, der einige Wochenenden Fortbildung in Homöopathie absolviert hat, kann sich als »Homöopath« bezeichnen. Es gibt Krankenkassen wie die »Securvita« oder »IKK«, welche die Kosten für eine homöopathische Behandlung übernehmen.

Seitdem die »einfachen« Kinderkrankheiten keine Bedeutung mehr darstellen, nehmen chronische Krankheiten von Kindern, darunter häufig psychische und psychosomatische, zu. Die Homöopathen erzielen große Erfolge bei ADHD-Symptomen. Sie beziehen die möglichen Ursachen wie Nahrungsmittelunverträglichkeiten, Umwelteinflüsse wie die Belastung mit Pestiziden, soziale Einflüsse wie Stress und Hektik sowie Bewegungsmangel und familiäre Probleme mit ein.

Mithilfe der Homöopathie können die schädlichen Auswirkungen von Psychopharmaka wie Ritalin ausgeleitet und die Ichfindung des Kindes gestärkt werden, sodass diese Medikamente überflüssig werden.

Gerade bei multikausalen Störungen wie Unkonzentriertheit oder Hyperaktivität kann die klassische Homöopathie wirksam werden, weil sie an der Konstitution ansetzt und die Eigenarten sowie die Persönlichkeit der Kinder in ihrer Gesamtheit berücksichtigt. Der Homöopath betrachtet die Symptome als Versuch des Organismus, wieder in die Homöostase, ein dynamisches Gleichgewicht, zurückzufinden. Mit dem richtig gewählten Konstitutionsmittel können Schwächen eines Individuums ausgeglichen werden.

Die homöopathischen Mittel wirken energetisch, nicht chemisch: Die Ausgangssubstanzen werden nach genauen Vorschriften verdünnt (potenziert). Je höher die Potenz, desto tiefgreifender ist die grundlegende Wirkung.

Homöopathische Arzneimittel, die bei Unruhe, Nervosität, Impulsivität, unruhigem Schlaf, Aggressivität und Ungeduld verschrieben werden, sind »Hexenkräuter« wie Stramonium und Hyoscyamus, aber auch Sulfur, Phosphor, Tarantula und Tuberculinium. Bei Schulangst hilft Calcium carbonicum, Austernkalk, durch Barium carbonicum können sich Kinder besser konzentrieren, durch Aethusa cynapium, Hundspetersilie, können sich »Tagträumer« wieder aktiv am Unterricht beteiligen, Ammonium carbonicum, Hirschhornsalz, kann sprunghaftes Verhalten ändern, und mit Ferrum phosphoricum, Eisenphosphat, lernen Kinder mit Freude Gedichte und Vokabeln auswendig. Auch bei Prüfungsangst gibt es geeignete homöopathische Mittel. Viele Eltern können ebenfalls von Homöopathie profitieren: Bei mangelnder Geduld hilft die Brechnuss, bei überzogenen Erwartungen der Bärlapp und bei mangelndem Vertrauen in die Fähigkeiten des Kindes Arsenicum album. Von Selbstmedikamentierung ist abzuraten, weil die Wahl des richtigen Mittels in die Hand eines erfahrenen Homöopathen gehört und von der Anamnese, der Vor- oder Krankengeschichte, abhängt.

Ein Kind, das ruhelos war, stotterte, Tics hatte, jeden Abend seinen Schlafplatz wechselte und Schlafstörungen hatte, bekam Aranea ixobola, das Gift der Kreuzspinne, in stark verdünnter Form (potenziert). Dieses Mittel hilft bei neurologischen Störungen wie Angstzuständen und Zuckungen. Nach einem viertel Jahr war der Junge in der Praxis kaum wiederzuerkennen. Er konnte ruhig sitzen, seine Tics und sein starkes Verlangen nach Süßigkeiten waren verschwunden, er schlief ruhig und blieb nachts in seinem Bett.

Der Homöopath kann allerdings nur etwas ausrichten, wenn ein Kind zu Hause genügend positive Anreize und Unterstützung für seine Entwicklung bekommt. Kinder können letztlich immer nur so glücklich oder unglücklich sein wie die Erwachsenen, in deren Welt sie groß werden müssen.

Bachblüten: sanfte Hilfe für Kinderseelen

> *»Du mein Kind und ich Dein Wesen,*
> *das Du wähltest um zu sein,*
> *wollen leben und genesen,*
> *mildern dieses Daseins Pein.«*
>
> Joanna Stadler

Die Bachblütentherapie wurde vom englischen Arzt Eduard Bach (1886–1936) entwickelt. Er entdeckte intuitiv 38 verschiedene Heilmittel, denen er jeweils seelische Symptome zuschrieb. Nach Bach haben bestimmte wild wachsende Blumen,

Büsche und Bäume höherer Ordnung durch ihre hohe Schwingung die Kraft, unsere menschlichen Schwingungen zu erhöhen und unsere Kanäle für die Botschaften unseres spirituellen Selbst zu öffnen; es gibt keine echte Heilung ohne eine Veränderung in der Lebenseinstellung, des Seelenfriedens und des inneren Glücksgefühles. Die Bachblütenessenzen sind auch für die Behandlung negativer seelischer Zustände von Kindern geeignet. Erwachsene und Kinder können durch ihre Gabe mit sich selbst in Harmonie kommen.

Bachblüten unterstützen Kinder dabei, Erfahrungen zu verarbeiten und erstarkt aus diesen hervorzugehen. Sie helfen bei negativen Einstellungen wie Minderwertigkeitskomplexen und bei emotionalen Erregungen wie Angst, Impulsivität, Wutausbrüchen, Eifersucht und Ungeduld. Nur wenn Körper, Seele – Verstand und Gefühle – und Geist in Harmonie sind, ist ein Mensch glücklich. Krankheit ist nach Bach ein Ausdruck einer Disharmonie zwischen diesen Teilen unserer Persönlichkeit.

Bach[205] schreibt zur Blütentherapie für Kinder: »Es geht vor allen Dingen darum, zu geben und nur zu geben, sanfte Liebe, Schutz und Geleit, bis die Seele die eigene Persönlichkeit selbst lenken kann.«

Auch für die Eltern sind Bachblüten eine große Unterstützung, weil sie ihnen helfen, mit den verschieden gearteten Persönlichkeiten eines Kindes umzugehen, Projektionen zu vermeiden und Liebe und Verständnis statt Konflikte oder unterdrückte Gefühle entstehen zu lassen. Die Blütenessenzen öffnen die Tür für unsere Gefühlswelt und zum Unterbewusstsein. Es wird Eltern empfohlen, die gleichen Blüten wie ihre Kinder einzunehmen, weil sie meist die »Themen« ihrer Sprösslinge widerspiegeln.

Schon Kinder und Säuglinge reagieren auf Bachblüten, sogar stärker und sensibler als Erwachsene. Weil Eltern ihre Kinder in diesem Lebensalter noch nicht fragen können, müssen sie sich bei der Auswahl der richtigen Blüten am Verhalten und dem Gemütszustand der Kinder orientieren. Wenn der Säugling nicht durchschläft oder die Nacht zum Tage macht, empfehlen sich »Heather« (Heidekraut) gegen das Verlangen, ständig die »Nummer eins« sein zu wollen, »Holly« (Stechpalme) gegen wütendes Schreien, »Red Chestnut« (rote Rosskastanie) gegen das Bedürfnis, nur in Mutters Armen zu sein, »Vine« (Weinrebe) gegen das absolute Bedürfnis, den Tyrannen durchzusetzen, und »Mimulus« (gefleckte Gauklerblume) gegen die Angst vorm Alleinsein.

Für die Trotzphase haben sich die Bachblüten »Vine« gegen das Machtbedürfnis und »Holly« gegen Aggressivität und Eifersucht bewährt. Wenn Kinder zahnen und weinerlich sind, hilft »Walnut« (Walnuss), die Blüte, die »den Durchbruch schafft«, auf körperlicher und seelischer Ebene. Man kann sie nicht nur zum Schlucken geben, sondern auch das Zahnfleisch damit einreiben. Der »Seelentröster« schlechthin ist »Star of Bethlehem« (Doldiger Milchstern), eine Bachblüte, die auch »Schmerzbesänftiger« genannt wird. Bei Unfällen, vor Prüfungen und bei Schockerlebnissen bewirken die Notfalltropfen, »Rescue Remedy«, wahre Wunder. Rescue hilft bei Schmerz und Schock und verhütet, dass sich seelisches Leid in körperlichen Schäden manifestiert. Jede Mutter sollte sie in der Handtasche dabei haben. Ihre Wirkung überzeugt sogar eingefleischte Bachblüten-Skeptiker! Auch die »Rescue Creme« wirkt als Allheilmittel, diesmal äußerlich, zum Beispiel bei Wespenstichen, Schnittwunden, Verbrennungen und Verstauchungen.

Als Mischung für die Eltern empfehlen sich die Bachblüten »Beech« (Rotbuche) für mehr Toleranz, »Chicory« (Wegwarte) für mehr Akzeptanz und »Red Chestnut« (rote Rosskastanie) für leichteres Loslassen, wenn Mutter oder Vater von übergroßer Ängstlichkeit um das Kind betroffen sind. Achten Sie darauf, dass für Kinder kein Alkohol zum Konservieren der Tropfen, sondern stattdessen ein paar Tropfen Obstessig genommen werden. Zwei bis vier verschiedene Blüten, mehr sollten es nicht sein. »Das Wenige hilft meist mehr.«

Wenn Ihr Kind ein Tagträumer ist und alles um sich herum vergisst, Sie und andere manchmal sogar nicht erkennt, und Ihr Kind auch in der Schule geistesabwesend ist und sich in Tagträumereien verliert, ist »Clematis« die richtige Blüte. Die Kinder werden durch die Einnahme dieser Blüte wach und wachsam für ihre Umgebung im Hier und Jetzt.

Wenn Sie einen kleinen Unruhegeist haben, der durch Wutanfälle, hektische Bewegungen und überstürzte Entscheidungen auffällt, sollten Sie ihm »Impatiens« geben.

Haben Sie ein Kind, das sich durch zu wenig Selbstbewusstsein und Selbstwertgefühl auszeichnet? Dann könnte »Larch« die richtige Bachblüte sein. »Olive« ist die richtige Blüte, wenn Ihr Kind ständig müde ist und sich seelisch, geistig und körperlich überfordert fühlt. »Cayenne« hilft Kindern, die als »Trödler« sehr langsam und phlegmatisch sind und beim normalen Tempo in der Schule nicht mithalten können. Wenn Ihr Kind voller Ängste und schüchtern ist, sollten Sie es mit »Mimulus« versuchen. Wenn ihr Kind phasenweise depressiv ist, ohne ersichtlichen Grund, ist »Mustard« die richtige Blüte.

Diese und weitere Indikationen finden Sie beispielsweise in dem Buch *Bachblüten für Konzentrationsstörungen bei Schülern* von Christel Clausnitzer.[206] Mit Bachblüten können Sie nichts falsch machen. Sie wirken schlimmstenfalls gar nicht, wenn Körper und Seele eine Blüte als »nicht notwendig« erkennen. Nebenwirkungen sind nicht möglich. Mit dieser einfachen Therapie können Sie also keine Schäden anrichten, aber Kindern helfen, ihre Seelenqualitäten tiefer zu erfahren und mit der Natur und ihren Gesetzen mehr im Einklang zu sein. Die Blüten können auch uns Erwachsene tiefer in die Seele eines Kindes – und die eigene – führen.

»Lebensquell Schüßlersalze«

Es war im Jahre 1873, als der Arzt Dr. Wilhelm Heinrich Schüßler (1821–1898) sein so genial einfaches wie umfassend wirksames Verfahren entwickelte, nach dem er so lange gesucht hatte: Die Therapie mit zwölf Lebenssalzen, die in jedem menschlichen Organismus vorkommen. In homöopathischer Form eingenommen, helfen diese Mineralsalze, Zellen und Nerven auf vielfältige Weise zu regenerieren. Geist, Seele und Körper können wieder ins Lot kommen, und viele Krankheiten werden auf diese Weise ursächlich therapiert.

Die körpereigenen und homöopathisch aufbereiteten Salze näher kennen zu lernen und anzuwenden, lohnt sich für jeden, und als natürliche Heilmittel können sie gerade auch bei hyperaktiven Kindern mit Aufmerksamkeitsstörungen eingesetzt werden. Neben ihren höchst eigenständigen und ursächlichen Heilkräften unterstützen die zwölf Schüßlersalze alle schulmedizinischen wie naturheilkundlichen Anwendungen und Therapien.

Zwölf körpereigene mineralische Salze sind es, die unsere Lebensqualität mitbestimmen und uns die Kraft vermitteln, zu denken, zu fühlen und zu handeln. Sie geben unserem Körper Form, unseren Gedanken Struktur und unserer Seele Raum, und sie verbinden uns mit allem Lebendigen. Sie sind Träger, Brückenbauer und Kraftspender für organisches Leben. Diese Mineralsalze werden von der Schüßlersalz-Expertin und

Buchautorin Monika Helmke-Hausen[207] als »Lebenssalze«
bezeichnet, »denn sie sind Energieträger für unser Blut und unsere Zellen, Brückenbauer und Kraftspender für organisches
Leben«. Als Funktionsmittel steuern sie unsere Hormone und
unser Gemüt wie unsere Stoffwechselvorgänge, und als so genannte Elektrolyte verbinden sie unsere Zellen und Organe
untereinander. Sie geben uns Standfestigkeit, stärken unsere
Willenskraft und Zielgerichtetheit genauso, wie sie den Zugang zu unserer Seele erleichtern, uns »durchwärmen«, uns
zentrieren und in Verbindung mit unseren Aufgaben in diesem
Leben bringen.

Die zwölf Salze entschlacken und entgiften unser Bindegewebe, in dem sich besonders viele Giftstoffe festsetzen, sie
steuern den Flüssigkeitshaushalt unserer Zellen, Gewebe und
aller Fließsysteme, sie stärken unsere Nerven und unser Gemüt
und geben uns Halt in vielerlei Stresssituationen unseres modernen Lebens. Geist, Gedanken und Gemüt werden hell und
klar. Ihre vitalisierenden Eigenschaften sind oft unmittelbar
spürbar, und sie können uns bei all den Herausforderungen
und Nöten unseres Menschseins, in einfachen wie schwerwiegenden, in akuten wie chronischen Erkrankungen und bei
Schmerzen unterstützen.

Gerade auch für Babys und Kinder jeden Alters können sich
die zwölf Salze als ein Segen erweisen. Welche Therapien bei
hyperaktiven Kindern auch immer angewandt werden, die
heilsamen Schüßlersalze sollten nach Ansicht von Monika
Helmke-Hausen mit dabei sein. Und schließlich tun sie nicht
nur den betroffenen Kindern, sondern auch ihren Eltern und
der gesamten Familie gut.

Wenn man seinen Kindern Schule und Lernen erleichtern
will, ihnen helfen möchte, wenn sie ein »Morgenmuffel« sind
oder nicht einschlafen können, wenn Kinder erschöpft, ner-

vös, gestresst sind, wenn sie glauben, ihre Probleme nicht in den Griff zu bekommen oder unter Depressionen leiden, Migräne, Neuralgien, Waden- oder sonstige Krämpfe, Nacken-, Rücken-, Spannungs- oder sonstige Schmerzen haben, wird man von den Heilkräften der Schüßlersalze profitieren. Die zwölf Salze gleichen aus und wirken als Funktionsmittel auf der Zellebene stets harmonisierend und zentrierend. Sie regulieren den Wärmeorganismus, erden, beruhigen, entstressen und helfen, Konzentration und Entspannung, Aktivität und Ruhephasen leichter zu gestalten und zu erleben. Auch stärken sie Kindern und Erwachsenen den Rücken, machen uns zielgerichteter und bringen mehr Geordnetheit auf die körperliche wie die geistige und seelische Ebene. Gerade diese Eigenschaften können sich bei hyperkinetischen Kindern und natürlich auch bei ihren gestressten Eltern als sehr nützlich erweisen.

Die Hauptmittel bei Hyperaktivität, die Sie nach Rücksprache mit einem erfahrenen Therapeuten anwenden sollten, sind die folgenden:

Calcium phosphoricum (Nr. 23) wirkt steuernd und regulierend auf die Schilddrüse ein und ist damit das wichtigste Basissalz bei dieser Erkrankung. Es wird unter anderem auch in Nerven, Gehirn, Rückenmark, Drüsen, Blut und Zellkernen benötigt. Hinzu ist es ein Nähr-, Wachstums- und Regenerierungsmittel. Es wirkt nervennährend und sorgt für angemessene Reizbeantwortung, besonders auch für Kindergarten- und Schulkinder und fördert das Selbstbewusstsein.

Silicea (Nr. 11) als das zweitwichtigste Salz beim hyperkinetischen Syndrom und als eines der Nervenmittel der Biochemie steigert die Widerstandsfähigkeit gegen Reize aller Art und hilft, den entgleisten Stoffwechsel zu normalisieren. Es vermittelt ordnende, strukturierende, schützende Kräfte und ist hilfreich bei chaotischem Gemüt, Ängsten, Stress, Zerstreutheit, Vergesslichkeit und Verantwortungsscheu.

Natrium phosphoricum (Nr. 9) reguliert den Fettstoffwechsel und gehört damit zu den wichtigsten Basismitteln beim hyperkinetischen Syndrom. Es neutralisiert die Überproduktion von Säuren im Organismus, normalisiert den Stoffwechsel und scheidet Säuren aus.

Ferrum phosphoricum (Nr. 3) ist als Sauerstoffüberträger der Biochemie unentbehrlich für alle Entzündungen, auch für entzündliche Erscheinungen im Nervensystem. Es stärkt den Wärmeorganismus, gibt Basiskraft und Grundwärme, es beruhigt, schenkt Widerstandskraft und vermittelt zunehmende Standfestigkeit, Ruhe und Konzentration.

Als unterstützende Mittel dienen Kalium chloratum, phosphoricum, Magnesium phosphoricum und Natrium chloratum.

Kalium chloratum (Nr. 4), ein Drüsenfunktions- und Entgiftungsmittel, unterstützt die Ausleitung unpassender und toxischer Stoffwechselprodukte. Es hilft, sich besser auf eine Sache auszurichten und sich nicht ständig mit wechselnden Angelegenheiten zu beschäftigen.

Kalium phosphoricum (Nr. 5): Als ein großes Nervenmittel der Biochemie unterstützt es das Salz Nummer elf, Silicea, in seiner Wirkung und hilft bei blockierten Energiekreisläufen.

Magnesium phosphoricum (Nr. 7), das große Entspannungs-, Entkrampfungs- und Schmerzmittel der Biochemie, wirkt lösend, ausgleichend, entstressend und harmonisierend.

Natrium chloratum (Nr. 8) regelt den Wasserhaushalt des Organismus und hilft, Toxine auszuscheiden und Seelenverletzungen loszulassen, die sich im Körpergeschehen als Krankheitszustände manifestiert haben. Es bringt Grundwärme und Festigkeit und stärkt den Wärmeorganismus.

Und hier noch ein Tipp für die gestressten Eltern: Mit Ferrum phosphoricum (Nr. 3) und immer wieder einmal der »heißen Sieben«, Magnesium phosphoricum, werden Sie Ihr verbessertes Nervenkostüm sicherlich bald spüren und damit auch mehr Energie für Ihre herausfordernde Aufgabe zur Verfügung haben. Dies wünsche ich Ihnen jedenfalls!

Berührung, wichtig für Beruhigung und Harmonie

Berührt zu werden ist wichtig für alle Kinder und Erwachsenen, ganz besonders aber für Kinder mit Aufmerksamkeitsstörungen. Wenn wir berühren und berührt werden, setzt der Körper Endorphine, Glückshormone, frei, die uns zufrieden machen und sogar Schmerzen lindern können.

Wenn ein Kind »außer sich ist« und zum Beispiel mit Gegenständen um sich wirft, wenn es abgelenkt ist oder sich mit einem anderen Kind streitet, hilft oft eine sanfte Berührung an der Schulter. Damit »sagen« wir dem Kind: Ich trete mit dir in Kontakt, ich beachte dich, du bist mir wichtig. Bei allen Naturvölkern, die noch den ursprünglichen menschlichen Bedürfnissen gemäßer leben, steht Körperkontakt hoch im Kurs. Schon Babys werden den ganzen Tag getragen, von ihren Müttern, Tanten oder Geschwistern. Je mehr Körperkontakt von Anfang an, desto glücklicher und selbstbewusster sind die Menschen. Leider ist Körperkontakt in unserer westlichen Kultur nicht so sehr verbreitet. Der Kontakt auch zu kleineren Kindern findet hauptsächlich auf der verbalen Ebene oder durch Blicke statt.

Seit Tausenden von Jahren ist »Handauflegen« eine bewährte Heilmethode für körperliche und seelische Probleme gewesen. In Form des »authentischen Reiki« erlebt diese (Selbst-)Heilungsmethode derzeit eine Renaissance. Am Anfang erscheint es Menschen ungewohnt, sich selbst oder anderen eine Stunde lang die Hände aufzulegen. Nach dieser Eingewöhnungsphase genießen die Betroffenen aber diese schöne und vertraute Zeit. Für Kinder ist es nach meinen Erfahrungen ganz natürlich und normal, durch Handauflegen sich selbst und anderen helfen zu können. Wenn ein Kind sich im Kindergarten verletzt hat und nach einem Pflaster ruft, fragt meine fünfjährige Tochter: »Hast du keine Kraft in den eigenen Händen?«, und hält ihre kleinen Hände über die Wunde. Besonders für hyperaktive und Kinder mit Aufmerksamkeitsstörungen sind Berührungen meist ein wahrer Segen.

Kinder, die mit ADS diagnostiziert worden sind, haben eine hohen Bedarf an Stimulation, und das schließt die Stimulation durch Berühren ein. Wenn wir diese Kinder beobachten, stellen wir fest, dass sie fast ununterbrochen etwas berühren (müssen): Sie kneten einen Radiergummi, während sie schreiben, berühren die Möbel, wenn sie durch die Wohnung gehen, schubsen und rütteln an ihren Freunden (und »Feinden«!), während sie mit ihnen reden, oder sie fassen erst einmal alles Obst an, bevor sie sich für eine Sorte entscheiden. Intuitiv versorgen sich die Kinder durch dieses Verhalten mit physischer Stimulation.

Eltern, Kindergärtnerinnen und Lehrer können dieses Bedürfnis nach nichtsexueller Berührung erfüllen. Zum einen eignen sich dafür Umarmungen, eine der wirksamsten Möglichkeiten, Stress und Frustrationen abzubauen und Muskeln zu entspannen. Außerdem erdet jede Berührung und hilft dem Kind, wieder im Körper und damit im »Hier und Jetzt« und in Kontakt mit all seinen Sinnen zu sein. Hilfreich sind neben Umarmungen und Streicheln auch Massagen, Fußmassagen,

Rubbeln, leichtes Kratzen des Rückens oder das authentische Reiki. Gerade ältere Kinder lassen sich oft nicht mehr gern oder länger umarmen und streicheln. Dann sind Massagen oder Reiki-Behandlungen eine gute Alternative (siehe auch das folgende Kapitel).

Beim Massieren sollte man einiges beachten. Ich vermittle bundesweit eine besondere Massagetechnik, die »Azidose-Therapie«, welche entspannt, beruhigt und gleichzeitig entsäuert und das Säure-Basen-Gleichgewicht fördert. Man sollte seine Kinder nur mit warmen Händen massieren. Kinder mögen gern Entspannungsmusik wie »Angel Love for Children« von Aeoliah oder »The Fairy Ring« von Mike Rowland (»Oreade Music«; solche Musik gibt es in spirituellen Buchläden, man kann sie auch in normalen Buchläden bestellen). Kinder lieben sanfte, aber feste Berührungen. Zu leichte Berührungen empfinden sie als Kitzeln. Schön wäre es, wenn die Kinder sich revanchieren und auch die Erwachsenen massieren könnten. Das stärkt ihr Selbstwertgefühl, und Kinder sind in der Regel Naturtalente, was Massagen anbelangt. Bei älteren Kindern, die manchmal Massagen nicht mögen, hilft auch Kitzeln und freundschaftliches Balgen. Wenn wir zusammensitzen, zum Beispiel beim gemeinsamen Anschauen eines Tierfilms, achte ich darauf, mit einem oder beiden Kindern Körperkontakt zu haben.

In den USA hat der Kinderarzt und Buchautor Thomas Berry Brazelton[208] das »Halten« populär gemacht und empfiehlt es besonders für Klein- und Vorschulkinder. Brazelton: »Wenn ein Kind sich hysterisch aufführt, kann ein Elternteil das Kind sanft auf einen Schaukelstuhl setzen, es sicher halten und es sanft schaukeln, bis es sich entspannt. Dann kann der Erwachsene anfangen, sanft zu singen, und dann, wenn das Kind wieder in der Lage ist, zuzuhören, leise mit ihm sprechen und ihm erklären, durch was es eben hindurchgegangen ist und was es daraus lernen kann.« Auf diese Weise kann das Kind mit der Zeit auch Methoden entwickeln, sich selbst zu beruhigen. Eine ähnliche Methode, »therapeutisches Halten«, wurde vor einigen Jahren von Kinderärzten an 24 hyperaktiven Kindern ausprobiert und hatte beeindruckende Ergebnisse. »Alle reagierten positiv, und bei fünfzehn der Kinder fand eine totale Remission sowohl der Hyperaktivität als auch von anderen Symptomen wie kurze Aufmerksamkeitsspanne, Aggressivität und antisoziales Verhalten statt.«[209]

In der Schule haben einige Lehrer Angst, dass Berührungen als sexuelle Annäherung missverstanden werden könnten. Oft reichen aber auch leichte Berührungen wie an die Schulter fassen, dass ein abgelenktes und zerstreutes Kind wieder in der Lage ist, sich zu fokussieren. Hilfreich sind auch Nackenmassagen, die sich die Kinder selbst geben können. Wenn die Konzentration nachlässt, hilft die Übung »Palmieren«, indem man die Augen mit beiden Händen abdeckt und eventuell sanft die Gegend um die Augen massiert, um Spannungen abzubauen.

Der Lehrer könnte auch die Kinder aufstehen lassen. Jeder massiert den Nacken seines rechten Nachbarn für ein bis zwei Minuten und dann den seines linken Nachbarn. Mit ein wenig Phantasie kann man Übungen mit Körperkontakt in den Unterricht einbauen. Kinder können sich gegenseitig Zahlen oder Buchstaben auf den Rücken malen oder sich selbst Akupressurpunkte für mehr Aufmerksamkeit und Konzentration drücken. Wichtig ist, sich zu erinnern, dass Berühren das Natürlichste der Welt ist und zu unserer menschlichen Natur gehört. Auch bei diesem Thema bringen uns Kinder mit ADS in Kontakt mit etwas, was nicht nur sie vermehrt, sondern wir alle dringend brauchen, und wir können ihnen für diese Botschaft dankbar sein.

Meditation, authentisches Reiki,
»Die Fünf ›Tibeter‹« & Co.

Die Fähigkeit, aufmerksam zu sein, hat unser Überleben gesichert. Wer unaufmerksam war, konnte Gefahren nicht oder erst zu spät erkennen. Heute erfordert viel mehr unsere Aufmerksamkeit als früher, und besonders Kinder sind damit häufig überfordert. Die Fähigkeit, aufmerksam zu sein, ist für den Erfolg in unserer Gesellschaft lebenswichtig. Die gute Nachricht: Diese Fähigkeit kann man trainieren.

Seit Jahrtausenden haben die Menschen Meditationstechniken praktiziert. Sie sind Bestandteil jeder Religion. Gerade heutzutage, wo wir Meditation mehr brauchen als je zuvor, wird diese Technik, den Geist zu sammeln, nur noch von wenigen praktiziert. Dabei profitieren nicht nur Yogis davon, ihren Geist so zu trainieren, dass er nicht mehr durch Außenreize abgelenkt wird und gedankliche Ruhe einkehrt, egal, wie chaotisch die äußeren Bedingungen sind.

Neue Forschungen belegen, wie wichtig Übungen zum Fokussieren und Meditationstechniken für Kinder sind, die ADS diagnostiziert wurden. In einer Studie an der St. John's University in New York praktizierten 24 Kinder mit ADS-Symptomen eine Meditationstechnik, indem sie langsam atmeten und laut das Sanskrit-Wort »ahnam« wiederholten, was »namenlos« bedeutet. Am Anfang der Meditation wiederholten die Kinder das Wort laut, bis sie immer leiser wurden und das Mantra nur noch im Geiste sagten. Die Meditationsdauer wurde allmählich von zwei auf acht Minuten verlängert. Die Kinder wurden aufgefordert, diese Meditation mindestens dreimal in der Woche auszuüben und eine Checkliste zu führen. Am Ende der vierten Woche wurden sie einem Test unterzogen, und es stellte sich heraus, dass sie signifikant weniger impulsiv und abgelenkt waren und ihre selektive Aufmerksamkeit sich im Vergleich zur Kontrollgruppe verbessert hatte.[210]

Die Transzendentale Meditation (TM)

Es gibt verschiedene Meditationsarten. Mit meinem Sohn Michael mache ich sehr gute Erfahrungen mit der »Transzendentalen Meditation«, eine Mantren-Meditation, die Maharishi Mahesh Yogi begründet hat und die durch die Beatles bekannt wurde. Ab dem zehnten Lebensjahr können Kinder in diese Meditationstechnik eingeführt werden, manchmal auch schon früher. Wir sitzen jeden Morgen und Abend zusammen und meditieren mit unserem Mantra, einem heiligen Klang. Die Meditationszeit richtet sich nach dem Lebensalter: Mit zehn Jahren meditiert man zweimal täglich zehn Minuten, mit elf Jahren elf Minuten usw. Seit Michael meditiert, ist er wesentlich ruhiger geworden und lässt sich nicht mehr so leicht provozieren, außerdem kann er sich besser konzentrieren.

Es gibt in jeder größeren Stadt TM-Meditationszentren, in denen auch Kinder diese einfache und wirksame Technik erlernen können (Anbieter von Kursen in Transzendentaler Meditation finden Sie unter diesem Stichwort im Telefonbuch oder über die Zentrale in Schledehausen, Tel. 0 54 02/84 83, Fax 87 38). Durch TM verschwinden mit der Zeit auch psychosomatische Beschwerden wie Schlafprobleme, Fingernägelkauen oder Bettnässen. Schön ist es, mit den Kindern zusammen zu meditieren, da die Eltern ebenfalls von TM profitieren, indem sie mehr heitere Gelassenheit ausstrahlen und effektiv Stress abbauen.

Das authentische Reiki

Das authentische Reiki ist eine weitere Meditationstechnik und ein uraltes Energiesystem zur Aktivierung ausschließlich universaler Energie. Sie ist einfach, auch von Kindern zu erlernen. Ich praktiziere diese Technik seit 1982 und lehre sie bundesweit in Seminaren seit 1984. Meine jüngste Teilnehmerin in einem Kinderkurs war erst vier Jahre alt! Es handelt sich um eine Selbsthilfetechnik, die man auch für andere einsetzen kann. Die Gedanken werden ruhiger und konstruktiver, die Impulsivität lässt nach, und die seelische Ebene wird harmonisiert. Durch die vermehrte Ausschüttung von Endorphinen wirkt das authentische Reiki als Stimmungsaufheller. Wir stärken über die Aktivierung der Thymusdrüse unser Immunsystem und bauen Azidose oder Übersäuerung ab. Als Eltern können wir unsere Kinder mit unseren Händen behandeln, was die meisten Kinder sehr genießen.

In meinem Buch *Das authentische Reiki* habe ich beschrieben, wie besonders Kinder und ganz besonders Kinder mit ADS von dieser Methode profitieren können. Sie gewinnen mehr Selbstwertgefühl und werden sich ihrer spirituellen Natur bewusster. Sie bauen Ängste und Komplexe ab. Außerdem machen sie die wertvolle Erfahrung, dass sie die Kraft, für ihr eigenes Wohlbefinden zu sorgen, in den eigenen Händen haben. Sie werden immun, was Glückspillen und Drogen angeht. Dieser Bewusstseinszustand ist auch für Eltern wichtig, die für ihre Kinder Vorbildcharakter haben. Beim authentischen Reiki lernt man, negative Gefühle nicht hinunterzuschlucken, sondern zu transformieren, umzuwandeln, indem man ihre Ursachen erkennt. Man lernt, Konflikten nicht aus dem Weg zu gehen, sondern sie friedlich zu lösen.

Jeden Morgen und jeden Abend gebe ich meinem Sohn etwa 15 Minuten Reiki, das heißt ich lege die Hände auf seinen Körper. Besonders beliebt bei ihm ist eine Position, wo ich eine Hand auf den Hinterkopf auf die Höhe des Dritten-Auge-Zentrums lege und die andere auf seinen Rücken auf der Höhe vom Solarplexus-Zentrum. Wenn mein Sohn krank ist oder Probleme hat, gibt er sich auch selbst Reiki. Jeden Morgen gebe ich ihm zusätzlich eine Einstimmung, die ihn auf der psychischen Ebene harmonisiert. Wenn ich unterwegs bin, kann ich mit dem authentischen Reiki meinen Kindern Energie ausrichten und ihnen eine Einstimmung schicken. Das hilft mir, mit ihnen auf den inneren Ebenen in Verbindung zu bleiben und etwas für ihr seelisches und körperliches Wohlbefinden zu tun, auch wenn ich nicht bei ihnen bin.

Auf Vorträgen werde ich gefragt, wie ich als viel beschäftigte Mutter überhaupt Zeit für diese Meditationstechnik finde. Meine Gegenfrage: »Wie kann man Kinder haben und nicht meditieren?« Damit meine ich: »Wie kann man Kinder aufziehen, wenn man nicht mit seiner inneren Kraftquelle in Verbindung steht?« Mit dem authentischen Reiki kann das Familienleben so harmonisch werden, dass Kinder und Eltern diese Harmonie auch in die Schule, den Kindergarten und den beruflichen Alltag hineintragen.

Fokussierung

Die Aufmerksamkeitsspanne von Kindern lässt sich ausdehnen, indem man sie immer länger auf Gegenstände wie eine brennende Kerze, eine Wolke, eine Blume oder ein Bild schauen lässt. Man kann diese Übung auch mit geschlossenen Augen durchführen, wobei sich die Kinder etwas vorstellen, zum Beispiel ihr Lieblingsspielzeug oder ihren Lieblingsort, und sich darauf fokussieren. Wenn man abgelenkt wird, kann man einfach zum Gegenstand der Betrachtung zurückfinden.

Diese Art von Übungen kann man von zwei bis zu zwanzig Minuten täglich durchführen. Auf jeden Fall sollten die Kinder Spaß an den Übungen haben, und man darf das Ganze nicht zu einer bitterernsten Angelegenheit werden lassen.

Energieausstrahlung nach Alexander Aandersan

Alexander Aandersan ist ein englischer Geistheiler und Lehrer, der seit einigen Jahren im In- und Ausland so genannte »Energieausstrahlungen« und Seminare gibt. Er sagt, er sei angeschlossen an kosmische, universale und von einigen auch »göttlich« genannte Energie und erweitert unsere Kapazität, mit dieser Energie zu arbeiten. Über seine Arbeit habe ich eine Broschüre, *Alexander Aandersan. Eine Kraft wirkt Wunder* geschrieben, die über die »Alexander Aandersan Society« erhältlich ist, welche auch Seminare mit ihm organisiert.

Alexander Aandersan hat Musik komponiert, die sehr harmonisierend zum Beispiel auf aggressive und unruhige Kinder wirkt (Bezugsquelle im Anhang). Die Musik besteht aus machtvollen Klanggebilden, die sich auflösen oder in andere Harmoniestrukturen übergehen und sich in ergreifenden Tonfolgen gegenseitig durchdringen. Allen Kompositionen ist gemeinsam, dass sie Aggressionen abbauen und positive Gefühle wachrufen.

Eine Bekannte harmonisierte die Atmosphäre in der Schulklasse ihres Sohnes durch Energieausstrahlungen von zu Hause aus. Cliquenbildung und Mobbing waren an der Tagesordnung gewesen. Nach nur wenigen Energieausstrahlungen stellten die Lehrer auf einem Elternabend fest, dass ihre Schüler viel hilfsbereiter geworden waren und sie jetzt in Harmonie zusammenarbeiteten. Erklären konnten sie sich diese für sie überraschende Entwicklung nicht.

Ich habe ähnliche Erfahrungen gemacht. Weil die fünfte Klasse des Privatgymnasiums, in die mein Sohn ging, nach Aussagen der Klassenlehrerin »so chaotisch« war, hatte sie die geplante Klassenreise verschoben. Während der Reise strahlte ich jeden Tag Energie auf die Klasse aus. Als sie zurückkamen, fragte ich die Lehrerin etwas bang, wie es denn so war. Ihre

Antwort: »Hervorragend. Es gab nicht eine Prügelei und noch nicht mal einen ernsthaften Streit.«

Die Cds wie »Botschaft der Liebe« von Alexander Aandersan werden erfolgreich in vielen Schulen und Kindergärten als Hintergrundmusik gespielt, um schwierige und aggressive Kinder zu beruhigen und die Atmosphäre zu harmonisieren.

»Die Fünf ›Tibeter‹«

Mein erstes Buch heißt Die Fünf »Tibeter« mit Kindern – Gesundsein darf Spaß machen! Seitdem ich das Buch geschrieben und die Übungen in Schulen, in Kinderkursen und in Einzelberatungen für Kinder weitergegeben habe, weiß ich, dass und warum diese einfachen Riten aus dem fernöstlichen Yoga-System besonders nützlich für hyperaktive und Kinder mit Aufmerksamkeitsstörungen sind.

Was ist das Geheimnis dieser fünf Riten, deren Ausübung täglich nur etwa eine Viertelstunde beansprucht und deren Wirkung über Stunden zu spüren ist? Nach der Lehre der Mönche im tibetischen Shangri La, der »Heimat« der Übungen, besitzt der Körper sieben Haupt-Energiezentren, die man sich als wirbelnde Kraftfelder vorstellen kann. Jeder dieser »Wirbel« stellt ein kraftvolles energetisches Feld dar und hat einen bestimmten Bezug zu einer der sieben Hormondrüsen im endokrinen System des Körpers. Die Hormone regeln alle Funktionen des Körpers, aber auch unsere Stimmung und die Art unserer Gedanken.

Durch die Übungen der »Fünf ›Tibeter‹« werden unsere Energiezentren angeregt und entwickeln sich harmonisch. Es kann nicht mehr so leicht zu Energieblockaden und körperlichen Störungen kommen. Durch die Steigerung der Abwehrzellenproduktion wird das Immunsystem gestärkt. Besonders interessant sind die Übungen, weil sie nicht nur körperliche

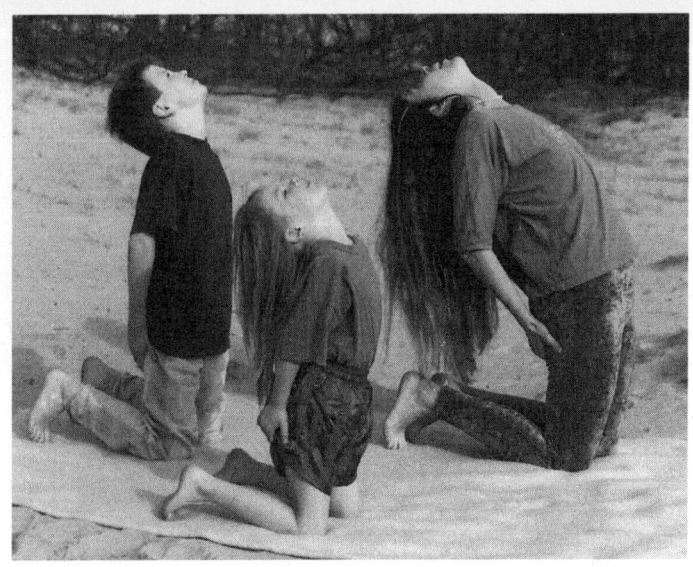

Eine Übung aus »Die Fünf ›Tibeter‹« mit Kindern

Beschwerden wie Kopfschmerzen oder Rückenprobleme lindern, sondern auch auf der seelischen – der emotionalen und mentalen – Ebene wirken und die Auswirkungen von Stress und Hektik mildern. Kinder – und ihre Lehrer und Eltern! – können mit ihnen Nervosität, Unruhe, Depressionen, Ängste und Frustrationen abbauen und einen Gemütszustand von heiterer Gelassenheit trainieren. Nach den Übungen kann man sich leichter konzentrieren, innerlich sammeln, man hat mehr Lebensfreude, ist kreativer und steht den Anforderungen des Alltags positiver gegenüber.

Man kann die Übungen leicht an jedem Ort durchführen. Ich praktiziere sie mit meinen Kindern. Bevor mein Sohn eine Klassenarbeit schreibt, macht er morgens »Die Fünf ›Tibeter‹«, weil er weiß, dass er sich dann leichter konzentrieren kann.

Chris Griscom, die Wiederentdeckerin der Übungen, schreibt in ihrem Vorwort zu meinem Buch: »In der Nizhoni School for Global Consciousness [der von ihr gegründeten ›Niszoni Schule für globales Bewusstsein‹ in Sante Fé, New Mexico] setzen wir das Drehen ein, um Lesestörungen zu beheben und Spannungen abzubauen, damit wir uns ganz auf den Unterricht und die innere Arbeit konzentrieren können. Die jungen Menschen bewegen mit dieser machtvollen Methode angestaute Energien – gleich ob diese geistiger, sexueller oder emotionaler Natur sind. Die Fünf ›Tibeter‹ haben eine wunderbare Wirkung auf die Integration der feinstofflichen Körper und des grobstofflichen. Alle, die sie ausüben, haben ein Leuchten in den Augen, das eine hohe Schwingungsfrequenz des Körpers und die erwachte Anwesenheit des göttlichen Lichts anzeigt.«

Durch die »Tibeter« fühlen sich Kinder in ihrem Körper zu Hause. Sie lösen energetische Blockaden, und negative Energie kann freigesetzt werden. Durch das Ausführen der Riten bilden die Kinder geometrische Figuren mit ihren Körpern und lernen, sich zu konzentrieren und ganz entspannt und wach im »Hier und Jetzt« zu sein. Kinder jeden Alters drücken sich gern durch Bewegung aus. Bei den »Fünf ›Tibetern‹« haben sie Erfolgserlebnisse, weil ihnen mit ihren biegsamen Körpern einige der Übungen leichter als zum Beispiel ihren Eltern fallen. Kinder genießen die Bewunderung von Erwachsenen. Sie erleben ein Gefühl von Stärke und Kraft, die es ihnen erlauben, sich Eltern und anderen Erwachsenen gegenüber als gleichwertig wahrzunehmen. Gefühle von Trennung und Rebellion werden überflüssig.

Sport und körperliche Bewegung

Es gibt Erstklässler, die haben das motorische Niveau alter Menschen.

Heidi Lindner, Bewegungstherapeutin

Wenn es um Sparaktionen an Schulen geht, werden meist die Sportstunden gestrichen. In Hamburg wurde die Wochenstundenzahl im Sportunterricht an Grund-, Haupt- und Realschulen auf zwei reduziert. Vielfach fallen Sportstunden aus oder werden von fachlich nicht für den Sportunterricht ausgebildeten Lehrern gegeben. Mangelnde körperliche Bewegung hat negative Auswirkungen auf die körperliche und geistige Entwicklung von Kindern.

Eine Gleichbehandlung des Schulsports mit anderen Fächern ist noch Utopie.[211] Die Heilpraktikerin Gabriele Mathies fordert:[212] »Kinder müssen toben, spielen und ihre Bewegungsmöglichkeiten ausprobieren können.« Die geistige Entwicklung wird nämlich auf der körperlichen Ebene vorbereitet. Heidi Lindner gilt als »Erfinderin« phantasievoller Bewegungsübungen für Kinder und Eltern: »Früher tobte man noch auf den Feldern.« In einer Zeit, in der Kinder mit dem Auto zur Schule gefahren werden, an Übergewicht leiden oder stundenlang vor dem Fernseher »geparkt« werden, hat die Autorin erschreckende Defizite in puncto Bewegung ausgemacht, die sie in ihrer Buchreihe »Hier bewegt sich was« im eigenen Pipo-Verlag bekämpft. Lindner: »Turnen trainiert fürs Leben.«

Besonders hyperaktive Kinder und Kinder mit Aufmerksamkeitsstörungen profitieren von mehr Bewegung. Lehrer, die mit Kinesiologie vertraut sind, lassen »zappelige« Schüler auf Gymnastikbällen sitzen, machen mit ihnen Bauchtanz, lassen sie Rechenaufgaben hüpfen oder lassen Fuchsschwänze an den Tischen der Schüler anbringen, die sie streicheln können,

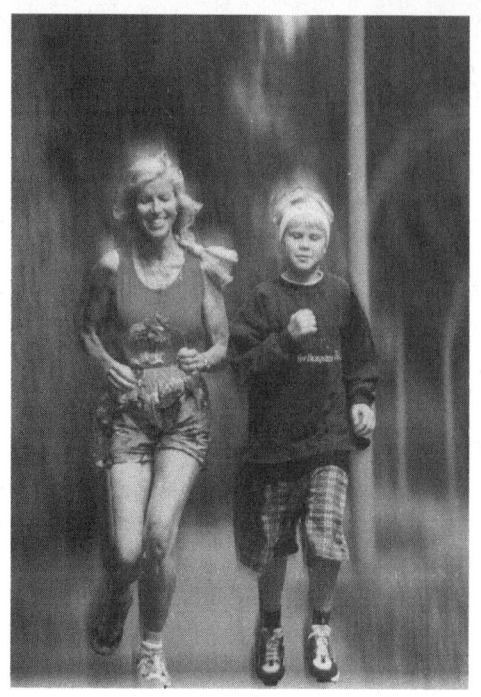

während sie dem Unterricht folgen oder Aufgaben lösen. Einige Lehrer lassen bewegungsfreudige Kinder im Unterricht umherwandern, die Tafel wischen oder die Blumen gießen, weil sie herausgefunden haben, dass sie dann viel besser aufpassen und lernen können.

Es ist wichtig, bewegungsfreudigen Kindern eine Möglichkeit zu bieten, ihre physischen Energien zu kanalisieren, ohne andere Kinder oder den Lehrer zu stören. Wer hat festgelegt, dass Kinder still sitzen müssen, um etwas zu lernen? Die Idee, ein hyperaktives Kind direkt vor das Lehrerpult allein zu setzen, ist vielleicht nicht ideal. Das Kind ist versucht, sich ständig umzudrehen, um mitzubekommen, was in der Klasse läuft.

Eine bessere Möglichkeit wäre, das Kind an eine Wand zu setzen, wo es aufstehen kann, ohne andere zu stören. Da bei den meisten Kindern mit ADHD die linke Gehirnhälfte weniger aktiv ist als die rechte, wäre ein Platz an der rechten Wand der beste. Manche Lehrer stellen unruhigen Kindern zwei Tische am gegenüberliegenden Teil des Klassenraums zur Verfügung. Wenn das Kind aufsteht, hat es immer einen Ort, wohin es gehen kann!

Stehpulte oder Gymnastikbälle kommen dem Bewegungsdrang der Kinder in der Schule und auch zu Hause ebenfalls entgegen. Einige Lehrer erlauben Decken, auf denen das Kind liegen und arbeiten kann. Noch immer ist der Teppich oder sein Schlafsofa der liebste Arbeitsplatz meines Sohnes, auf denen er beim Malen, Rechnen oder Schreiben hin und her rutscht. Einige Eltern haben das Schreibpult auf einer alten Nähmaschine angebracht, und ihr Kind ist ständig mit seinen Beinen in Bewegung, wenn es arbeitet. Vielleicht lässt sich auch ein Lehrer von dieser Idee begeistern, wenn er dadurch einen aufmerksamen Schüler dazugewinnt.

In Montessori-Kindergärten können Kinder in Hängematten schaukeln. Eine stabile Hängematte kann man, mit entsprechend großen Dübeln und Haken, im Kinderzimmer anbringen. Die Hängematte in seinem Zimmer war lange Zeit der Lieblingsplatz meines Sohnes. Am besten, man schafft sich gleich eine große mexikanische Hängematte an, in der die ganze Familie quer Platz hat.

In China machen alle Schüler vor Schulbeginn Tai Chi, eine meditative Bewegungsart. Als Eltern oder Lehrer kann man in Pausen Kinder-Bewegungsprogramme durchführen wie Gymnastik, »Die Fünf ›Tibeter‹«, Yoga, Chi Gong, Tai Chi, Aerobikübungen, Ballspiele mit Luftballons, einmal um die Schule rennen oder Volkstanz, die angestaute Energien befreien und kanalisieren und *allen* Kindern zugute kommen. Ich habe in der zweiten und dritten Klasse in der Grundschule meines Sohnes für die Schüler »Fünf-›Tibeter‹«-Seminare gegeben, und alle machten begeistert mit. Einige Schüler praktizieren die Übungen immer noch zu Hause, nach immerhin drei Jahren! Es ist traurig, dass durch Sparmaßnahmen an den Schulen besonders die Sportstunden wegfallen. Mein Sohn hat in der fünften Klasse auf dem Gymnasium nur zwei Sport- und eine Schwimmstunde pro Woche.

Zu Hause ist ein Schaukelstuhl oder ein Gymnastikball nützlich, auf dem Ihr Kind schaukeln und hin- und herrutschen kann. Mein Sohn liebt es, auf unserem Hometrainer zu sitzen und zu radeln, während er ein Buch liest. Werden Sie kreativ, um den in meinen Augen vollkommen natürlichen Bewegungsdrang Ihres Kindes zu befriedigen!

Bewegung ist nicht nur wichtig, um »Dampf abzulassen«, sondern auch, um dem Gehirn eine gesunde Entwicklung zu ermöglichen. Eleonore Procházka empfiehlt bei Hyperaktivität sportliches Training zum Stressabbau und zur Sauerstoffversorgung von Körper und Gehirn. Neben einer vitalstoffreichen Ernährung spielt körperliche Bewegung in der Biochemie des Gehirns Ihres Kindes eine wichtige Rolle. Durch Bewegung wird das Gehirn besser durchblutet und mit Sauerstoff versorgt und die Produktion von Endorphinen, Glückshormonen, angeregt. Kinder (und Erwachsene), die Ausdauersportarten wie Joggen oder Rollerblades-Fahren ausüben, sind seelisch ausgeglichener und belastbarer. Sie kommen mit Stress besser klar. Sportliche Aktivität über 90 Minuten verdreifacht die Serotoninmenge im Gehirn![213] Ein gewisser Spiegel dieses Botenstoffes im Gehirn ist nötig, um emotional ausgeglichen und optimistisch sein und negative Impulse wie Wut kontrollieren zu können.

Als ich den Zusammenhang zwischen Sport und guter Gehirnleistung erkannte, habe ich für meine Kinder ein großes Trampolin für den Garten mit vier Metern Durchmesser angeschafft. Jeden Tag, außer bei strömendem Regen, wird es eifrig von beiden benutzt. Ich habe meinen Sohn ermutigt, sein Hobby – Tischtennis spielen – im Verein auszuüben. Er hat dort bereits etliche Turniere gewonnen und war auch schon für ein paar Tage auf einer Tischtennis-Freizeit. Er hat mittlerweile auch eine Goldmedaille bei den Bundesjugendspielen als Bester seiner Schule gewonnen. Michael kann Ski fahren, reiten, windsurfen, Rollerblades fahren und hervorragend schwimmen. Durch diese Sportarten hat sein Selbstbewusstsein enorm profitiert. Er kann jetzt schon besser Ski, Rollerblades fahren und windsurfen als ich, und ich habe in diesen Sportarten jahrelange Praxis. Zurzeit interessiert er sich dafür, eine östliche Kampfsportart zu erlernen, und weiß noch nicht, ob er Capoeira oder Kung Fu lernen möchte. Auch meine Tochter ist ein Bewegungsnaturell. Sie reitet, tanzt Ballett, läuft im Winter Ski, hat sich mit vier Schwimmen beigebracht und fährt begeistert Rad und Rollerblades. An meinen Kindern sehe ich, wie wichtig tägliche Bewegung für gute Laune und Ausgeglichenheit ist.

Durch Sport können Kinder lernen, ein guter Verlierer zu sein, sich über längere Zeit zu konzentrieren, im Team zu spielen, ihr Bestes zu geben, sich für langfristige Ziele einzusetzen – und die wichtige Lektion, dass Einsatz und Übung Erfolg nach sich ziehen. Diese »Charakterschulung« ist gerade für Kinder mit Aufmerksamkeitsstörungen wichtig, aber für andere Kinder natürlich auch. Es entstehen Freundschaften und das Gefühl, dazuzugehören. Wichtig ist es, sich daran zu erinnern, dass Sport ein Spiel ist. Die Eltern sollten sich den Trainer sorgfältig anschauen und sich auch selbst überprüfen, ob ihr sportlich erfolgreiches Kind nicht in die »Talentfalle« fällt und für sie stellvertretend ihre Träume nach Erfolg und Anerkennung erfüllt. Kinder sind im Allgemeinen nicht fanatisch, sondern zufrieden, bei Sport Spaß zu haben, es sei denn, Erwachsene stacheln sie an.

Professor Hermann Gall von der Pädagogischen Hochschule Ludwigsburg gilt als Initiator von internationalen Sportprojekten. Er führt in Kenia und verschiedenen Ländern Südamerikas mit seinen Studenten ein Projekt »Bewegte Schule – gesunde Schule« durch, das den Dauer-Sitzzwang in den Schulen auflockert und eine bewegungsfreudigere Gestaltung der Lernumwelt, des Schulumfeldes und der Pausenhofaktivitäten umfasst. Eine Schule im argentinischen Centenario hat das Programm als Prävention gegen die dort virulente Gewalt auf dem Schulhof weiterentwickelt.[214] Was für Länder der Dritten Welt nützlich ist, würde Schulen in Deutschland sicherlich auch gut zu Gesicht stehen. Wir Menschen sind von Natur aus »Bewegungstiere«, und wir sollten uns lieber über »seditative« Kinder Gedanken machen, die klaglos wie festgewachsen stundenlang still sitzen. Sich bewegen ist Leben! Von mehr Bewegung zu Hause und in der Schule würden nicht nur hyperaktive Kinder profitieren, sondern alle.

Was körperliche Bewegung angeht, wäre es gut, wenn Eltern nach gemeinsamen Interessen Ausschau hielten. Viele Väter fahren stundenlang durch die Gegend, um ihre Kinder zum Training zu fahren, wobei dann Fremde ihre Kinder trainieren, die ihnen oft gleichgültig gegenüberstehen. Es wäre sicher für alle Beteiligten sinnvoller, eine Aktivität auszusuchen, die beiden Freude macht. Sie können eine Tischtennisplatte im Garten aufstellen oder gemeinsam Fußball oder Federball spielen. Das ist eine gute Gelegenheit, sich zu unterhalten und sich gegenseitig an seiner Gegenwart zu erfreuen.

Beschränkung von Fernsehen
und Computerspielen

Als meine Zwillingsschwester und ich klein waren, hatten wir noch keinen Fernseher. Ich erinnere mich sehr genau daran, dass wir schon sechs Jahre alt waren, als wir das alte Schwarzweißgerät von unserer Großmutter erbten. Jahrelang gab es als einzige Fernsehsendung um 19.00 Uhr das »Sandmännchen« für uns zu sehen, darüber hinaus nur noch »Ein Platz für Tiere« von Professor Grzimek. Hängt die rasante Zunahme von Kindern mit Aufmerksamkeitsstörungen und Lernproblemen vielleicht mit der ebenfalls rasanten Zunahme ihres Fernsehkonsums zusammen? Heutzutage schauen deutsche Kinder durchschnittlich zweieinhalb Stunden pro Tag fern, amerikanische sogar schon 24 Stunden in der Woche. Das ist ein ganzer Tag! Amerikanische Kinder verbringen mit Fernsehen mehr Zeit als mit irgendeiner anderen Beschäftigung außer dem Schlafen. Wenn das US-Durchschnittskind fünf Jahre alt ist, hat es so viel Zeit mit Fernsehen verbracht wie ein Collegestudent in Hörsälen während eines Zeitraums von vier Jahren.[215] Zu bedenken ist, dass es sich hierbei um *Durchschnitts*werte handelt und einige Kinder noch viel mehr Stunden vor der »Glotze« verbringen ...

Eigentlich müsste man einen offiziellen Warnhinweis an Fernsehern anbringen: »Vorsicht, Fernsehen gefährdet die Gesundheit und die schulische Karriere Ihrer Kinder!« Fernsehen ist die Hauptursache für den Anstieg von fettleibigen Kindern, und Fettleibigkeit ist ein Gesundheitsrisiko. Außerdem sind dicke Kinder oft dem Spott anderer Kinder ausgesetzt. Und: Fernsehen macht psychisch abhängig. Ein Großteil der TV-Sendungen hat nur die Aufgabe, Zeit totzuschlagen. Kinder, die viel fernsehen, zeigen weniger Gefühle und sind schwächer in der Schule. Die Forscher einer Gruppe Psychophysiologie an der Uni Freiburg wiesen nach, dass die schulischen Leistungen von Vielsehern vor allem im Fach Deutsch wesentlich schlechter sind als bei Gleichaltrigen, die in ihrer Freizeit stattdessen mehr Sport treiben. Bei Kindern, die häufig fernsehen, sind die Kontakte zu Freunden und Familienangehörigen reduziert.[216]

Bevor ein amerikanisches Kind fünfzehn Jahre alt ist, hat es durchschnittlich mehr als 10 000 Morde im Fernsehen gesehen, in realistischen oder in Trickfilmen. Die Experten streiten sich immer noch darüber, ob Gewaltszenen im Fernsehen gewalttätiges Verhalten fördern und gefühlsmäßig verrohen oder nicht. Für mich steht dies außer Frage, weil Kinder in der Prägephase sind und Bilder einen bleibenden Eindruck hinterlassen. Zweifellos werden Kinder durch Gewalt im Fernsehen und gewalttätige Computerspiele den Gefühlen anderer und der realen Welt gegenüber unempfindlicher, und viele Experimente mit Kindern zeigen, dass brutale Filme zu aggressivem Verhalten führen.[217]

Forscher sehen einen Zusammenhang zwischen der schnellen Bildfolge im Fernsehen und dem hyperkinetischen Syndrom. Alle paar Sekunden ändert sich die Kameraeinstellung und der Fokus. Diese Technik programmiert geradezu eine kurze Aufmerksamkeitsspanne. Psychologen argwöhnen, dass das hyperaktive Kind versucht, die Dynamik auf dem TV-Schirm nachzuahmen, indem es ständig sein Objekt der Aufmerksamkeit wechselt. An Sensationen und schnelle Bildfolgen gewöhnt, werden langsamere Erfahrungen in der Wirklichkeit schnell langweilig, und die Aufmerksamkeit schweift ab.

Dies erlebe ich auch bei meinen Kindern: Schon wenn wir am Dienstagabend den Film »Wunder der Tierwelt« angeschaut haben, der nur eine Dreiviertelstunde dauert, haben beide Kinder, und besonders mein Sohn, einen immensen Bewegungsdrang. Es ist dann immer eine Kissenschlacht oder eine Rangelei fällig, wobei ich merke, dass besonders mein Sohn leicht aggressiv ist. Dies ist kein Wunder, wenn man Kinder beim Fernsehen beobachtet. Sie haben einen leicht geöffneten Mund und einen leeren Blick und scheinen förmlich in den Apparat hineinkriechen zu wollen. Ständig muss ich sie ermahnen, den Mindestabstand von zwei Metern einzuhalten. Sie sind eine Stunde passiv und wie hypnotisiert. Der aktive Teil des Gehirns bleibt ausgeschaltet. Fernsehen, auch mit friedlichen Inhalten, macht nach meinen Erfahrungen unruhig und aggressiv, weil dadurch Energie angestaut wird, die sich hinterher entladen muss!

Ich empfehle, den Fernsehkonsum und die Zeit für Videospiele auf eine Stunde pro Tag während der Woche und zwei Stunden am Wochenende zu beschränken – und auch bei dieser Stunde im Blick zu haben, was sich unsere Kinder anschauen. Diese »Fernsehdiät« ist auch die Empfehlung von international anerkannten Psychologen und Kinderärzten wie Steve Biddulph, Thomas Armstrong und T. Berry Brazelton. Fernsehen ganz zu verbieten, isoliert die Kinder, sie können dann mit ihren Freunden und Klassenkameraden nicht mehr mitreden und fühlen sich als Außenseiter. Nachrichten kommen in meinen Augen nicht infrage, auf jeden Fall nicht für Kinder unter zehn Jahren. Es handelt sich bei den Nachrichten um ein Bombardement von zu etwa 90 Prozent negativen Informationen. Nur Katrastrophenmeldungen scheinen die Menschen zu interessieren. Auch Eltern empfehle ich, auf die Abendnachrichten und besonders die Spätnachrichten im Fernsehen zu verzichten.

Es gibt Geräte, die automatisch die Werbung ausblenden. Durch Werbesendungen werden Kinder zu ungesunden oder überteuerten Konsumgütern verführt. Werbung für Alkohol ist immer noch nicht verboten. In der Werbung gibt es oft dramatische Zooms und Bildschnitte sowie Geräusche, mit denen die Aufmerksamkeit des Zuschauers gefangen werden soll. Dasselbe gilt für viele Videogames und so genannte Kinderfilme im Kinderprogramm. Auch die Filme aus der Disney-Filmfabrik werden immer dramatischer und schneller. Wo bei »Bambi« noch lange Bildeinstellungen vorherrschten, sind neuere Filme wie »Alladin« oder »Die Schöne und das Biest« nur noch ein Feuerwerk von Bildern und Grimassen. Auch die Sprache ist oft roh und sogar brutal.

Wie bei allem, muss man auch beim Thema Fernsehen und Videospiele mit gutem Beispiel vorangehen. Man kann von seinen Kindern nichts verlangen, was man nicht selbst zu befolgen bereit ist. Es ist unglaubwürdig, den Fernsehkonsum von Kindern zu beschränken, wenn die Eltern jeden Abend stundenlang vor der Glotze sitzen. Kinder lernen durch Beispiel. Fernsehen kann zu einer Sucht werden, und wir müssen auch als Erwachsene sehr bewusst mit dieser verführerischen »Droge« umgehen lernen.

Mit kleineren Kindern sollte man sich Fernsehsendungen grundsätzlich zusammen anschauen, weil Kinder das Gesehene verarbeiten und mit einem darüber sprechen wollen. Gemeinsam einen guten Tierfilm anzuschauen, kann ein schönes Erlebnis für die ganze Familie sein. Achten Sie darauf, welche Videospiele sich Ihr Kind von seinen Freunden überspielt, und schauen Sie sich die Spiele an. Ich habe unsere Wohnung zur »gewaltfreien Zone« erklärt, bei uns gibt es einfach keine Filme mit Gewaltszenen. Sie können auch die Zeit, in der Ihr Kind fernsieht oder Videogames spielt, zu einer Zeit des geistigen Wachstums werden lassen statt zu einer Zeit der Abstumpfung, Verrohung und Ablenkung.

Hyperaktive Kinder und Computer

> *» Computer haben das Potenzial, lustlose Schüler in neugierige Forscher zu verwandeln. «*
>
> Roger Schank

Viele Menschen sind Computern gegenüber negativ eingestellt oder zumindest skeptisch. Eltern haben Angst, dass ihre Kinder vor dem Bildschirm verdummen oder gar Schaden an ihrer Seele nehmen. Viele fürchten, dass ihre Kinder kein soziales Verhalten lernen können, wenn sich ihre soziale Interaktion auf virtuelle Begegnungen beschränkt. Die meisten, die so reden, haben selbst keine Erfahrungen beim Surfen im Internet oder bei Computerspielen. Wie bei allem, kommt es in meinen Augen auch bei diesem Thema auf das richtige Maß und auf die richtige Auswahl an. PC und Internet können die kindliche Intelligenz und Kontaktfreude fördern, aber nur, wenn die Software stimmt und genug Zeit für Spiel und Sport bleibt. Zwar gilt: »Computer können die kognitiven Fähigkeiten von Kindern fördern« (so der Medienpädagoge Stefan Aufenanger von der Universität Hamburg). Aber: »Wer zu viel vor dem PC hockt, dessen Gefühl für Körper und Umwelt könnte wegen des Reizmangels verkümmern«, so Detlef Linke, Professor für Klinische Neurophysiologie in Bonn.[218]

Ist es nicht ein Wunder, dass wir mit den 26 Buchstaben des Alphabets die ganze Welt beschreiben können? Und mit Zahlen unsere Umwelt strukturieren? Leider treibt die Art der Wissensvermittlung in unseren Schulen Kindern das Faszinierende der Schrift und der Zahlen aus. Nur wenige Pädagogen sind so begabt, Kindern die Freude am Schreiben und Lesen oder Rechnen zu erhalten. Der Computer aber kann das, weil Computerspiele die vier Bereiche der kindlichen Wahrnehmung aktivieren, das Numerische, das Schriftliche, das Topologische und das Sensuell-Motorische. Diese vier gleichzeitig präsenten Lern-»Wellen« werden durch gute Computerspiele wie »Pyjama Pit« wieder in Bewegung gesetzt. Lebendiges, phantastisches und phantasiereiches Denken und Lernen wird möglich.[219]

Kinder lernen in guten Computerspielen anders als in der Schule, nämlich entlang einer Fülle von Motiven, die sich mit Kinderphantasien verbünden und Lernen jenseits von Vernunft und Disziplin ermöglichen, weit weg von der Schwere der Vernunft. »Die Schulpädagogik blendet Phantastisches aus und macht Wissen gleichförmig. Schule ist in vielerlei Weise Verarmung von Wissen.« Im Computerspiel eröffnet sich jedes Mal eine neue Welt, in die das Kind eintauchen kann. Die Lust am Abenteuer, die in der Schule oft auf der Strecke bleibt – hier wird sie gefördert und befriedigt, und durch die Eröffnung einer phantastischen Bild- und Erlebniswelt werden oft sogar die Lerngegenstände der Schule wieder lebendig und aufregend. »Computer ermöglichen eine Vernetzung von Denken, Handeln und Phantasie – ein qualitativer Sprung in der Wissensvermittlung.«[220]

Computer scheinen wie geschaffen für die Bedürfnisse vieler Kinder, die mit ADS diagnostiziert wurden. Computer ermöglichen Kindern neue Möglichkeiten der Wahrnehmung und Kommunikation. Der Hannoveraner Kinderpsychologe Wolfgang Bergmann macht »heilsame Erfahrungen« mit geeigneter Software bei der Therapie von Kindern mit Lernstörungen oder Hyperaktivität. Sein Fazit: Auch hyperaktive Kinder, die sich normalerweise kaum drei Minuten lang auf eine Aufgabe konzentrieren können, sitzen in der Therapiestunde gebannt vor dem Bildschirm. Sie lernen Motivation, Geduld und die Fähigkeit, sich zu disziplinieren. Die Devise heißt: Erst nachdenken, dann klicken. Wenn sie vorankommen wollen, müssen sie Aufgaben wiederholen. Bergmann: »Um diese Eigenschaften zu trainieren, gibt es kein besseres Medium als den Computer.« Lieblingsspiele in der Therapie sind »Pyjama Pit«, »Fritzi Fisch« und »LolliPopp«.[221] Sogar Legastheniker lernen mit dem lustigen Fritzi erstmals Spaß an Buchstaben und stärken ihr Selbstbewusstsein.

Das Persönlich-Phantastische von guten Computerspielen setzt eine seelisch-intellektuelle Tätigkeit im Kind in Gang und liefert immer eine ganzheitliche, die ganze Persönlichkeit umfassende Erfahrung. Ich empfehle Ihnen, eine authentische Erfahrung zu machen, indem Sie Ihrem hyperaktiven Kind ein gutes Computerspiel wie zum Beispiel »Fritzi Fisch 3« kaufen und es beim Spielen beobachten. Sie werden ein Wunder erleben! Und erfahren, dass Ihr Kind sehr wohl und ganz und gar zu großer Konzentration und geistiger Anstrengung bereit und in der Lage ist. Sie werden beobachten können, dass Ihr Kind wieder Lust am Schreiben bekommt und ein beeindruckendes Gedächtnis hat.

Geeignete Computerspiele helfen lernbehinderten Kindern, die oft belastenden Erfahrungen ihres Alltags auszublenden und in einer Phantasiewelt ihre Schwächen zu besiegen. In der Cyberwelt hat ein Kind plötzlich den Mut, es mit dem Schreiben, Lesen und Rechnen neu zu versuchen, und dieser Mut wird in den Alltag hinübergenommen. »Die Symbolwelt von Computerspielen hilft, das falsch Gelernte zu löschen und neu Gelerntes an seine Stelle zu setzen.«[222] Sie ähneln den Rollenspielen, nur dass das Kind durch sie, durch die Erschaffung einer Symbolwirklichkeit, umfassender und schneller gelungene Selbsterfahrung gewinnt und negative Erlebnisse löscht. In der Computerwelt wird ein zwangloser Umgang mit Schrift und Zeichen gepflegt, und Benotung und Bestrafung finden nicht statt. Die Angst vor dem Lernen sinkt, eine befreiende Erfahrung für Kinder mit ADS. Bergmann: »Der Bildraum verspricht ein Maß des Nichtangepassten, das für die lernschwierigen und vermutlich für alle Kinder befreiend wirkt.«

Die Software liefert ein sofortiges Feedback, indem sie schnelle Antworten auf Fragen und prompte Bestätigung zum Beispiel in Form von Klingeln gibt. Computer funktionieren ähnlich wie Kinder mit Aufmerksamkeitsstörungen denken, aber auch, wie andere Kinder Probleme lösen oder lernen. Mit dem Cursor oder der beweglichen Maus kann man auf ein Wort oder einen Satz gehen, der einen interessiert, und durch Anklicken damit in Zusammenhang stehende Informationen abrufen.

Wenn davon etwas interessant ist, klickt man es an, oder man geht zurück an den Anfang. Das kreative Herumwandern eines sensiblen Geistes wird gefördert und belohnt. Vielleicht ist es kein Zufall, dass viele Pioniere der Computerwissenschaft wie Alan Kay (Apple) früher Verhaltensprobleme in der Schule hatten.

Der Vorteil beim Arbeiten am Computer: Der Anwender kann sein eigenes Tempo bestimmen. Probleme mit Autoritäten, wie Be- und Verurteilungen, entfallen. Oft sind die Programme optisch gut aufbereitet, sodass es ein Vergnügen ist, sich damit zu beschäftigen. Auch der Hörsinn wird angeregt, und das taktile Bedürfnis wird durch die Maus, den Joystick oder das Keyboard befriedigt. Die Spiele können allein oder auch zu mehreren gespielt werden. Der Computer kommt der Neigung von unkonzentrierten Kindern zu schnellem Handeln und Denken entgegen. Andererseits setzt er diesem Handeln und Denken wirksame Schranken, die ihre Konzentrationsfähigkeit fördern. Allerdings sind lernpsychologisch betrachtet »Ballerspiele« nichts für die Entwicklung von Kindern, weil sie atemloses Reagieren und Sprunghaftigkeit noch fördern.

»Es gibt keinen vernünftigen Grund, unsere Kinder einerseits mit meist staubtrockenen Lernübungen zu malträtieren und ihnen andererseits, wenn sie ebendasselbe mit viel Vergnügen im Computer freiwillig leisten und wollen, ein großes pädagogisches Mahnschild aufzustellen, auf dem unsinnigerweise steht: Computer hindern am Lernen. Das tun sie ganz bestimmt nicht.«[223] Bei Computerspielen brauchen wir uns um die Motivation der kleinen Lernspieler keine Gedanken zu machen: Sie ist da! Der Computer kann besser als irgendein anderes Medium Aufmerksamkeit binden.

Es gibt viele Computerprogramme, welche gleichzeitig die emotionalen und denkenden Teile des Gehirns stimulieren und so die Integration der beiden Gehirnhälften und Fähigkeiten zur emotionalen Intelligenz fördern. So werden etwa im Spiel »Die Sims« die soziale Wahrnehmung gefördert und Kommunikation sowie die Aufnahme von Beziehungen sozusagen als »Trockenübung« trainiert. In »Hanni und Nanni und die Pferde« lernen Pferdefreunde im Vorschulalter, wie man ausgemergelte Pferde aufpäppelt und richtig pflegt. Es gibt auch immer mehr Programme, welche Kreativität und realistisches Denken anregen und Werte wie Verantwortungsbewusstsein und Fairness vermitteln.

Empfehlenswerte Spiele sind: »Elroy und der Techno-Käfer« (Ravensburger interactive), »Secret Number« (Cornelsen), »Onkel Alberts geheimnisvoller Notizblock« (Tivoli), »Grim Fandango« (Lucas Arts), »Pyjama Pit: Keine Angst im Dunkeln« (Infogrames), »Fritzi Fisch« (Infogrames), »Oskar, der Ballonfahrer« (Tivoli), »CD-ROM mit der Maus« (Tivola), »Physikus« (Heureka Klett), »Cäsar« (Sierra), »Die Sims« (Maxis/Electronic Arts) oder »Dr. Brain – das verlorene Gedächtnis« (Sierra/Coktel).

Für Kinder in der Pubertät ist ein Internet-Anschluss nützlich. Sie können dann Freunde im World Wide Web finden und dabei Vorurteile und Klischees über Bord werfen. Sie haben Zugang zu Bibliotheken oder Zeitschriften für Kinder oder zu »virtuellen« Museen und Kunsthäusern. Auf Hunderten von Seiten können sich Kinder aus der ganzen Welt für Spiel und Spaß treffen (Beispiel: www.yahooligans.com und www.Learnetix.de) oder zu lehrreichen Projekten wie bei der Organisation »Earth Force« zum Schutz der Umwelt. Unter www.geo.de/geolino/ können sich Kinder über Themen aus Natur, Umwelt, Technik und Gesellschaft informieren, und auf www.autolernwerkstadt.de, der Kinderseite von VW, macht Verkehrserziehung Spaß. Unter www.fliegmalwe.de können wissbegierige Kinder Informationen abrufen, chatten, eine eigene Homepage erstellen oder per E-Mail Freundschaften pflegen. Selbstverständlich können Kinder im Internet auch Rollen- und Abenteuerspiele spielen.

Die Schulbuchverlage Cornelsen und Klett haben einen eigenen Internet-Service für Schüler eingerichtet, bei dem Lerntipps ausgetauscht werden, Nachhilfe organisiert wird und Hausaufgaben kontrolliert werden. Andere Verlage werden sicherlich nachziehen. Unter www.kidsville.de finden Kinder Angebote zum Malen und Schreiben sowie eine Reise um die Welt, und unter www.schuelerweb.de können sich Schüler Referate und Hausarbeiten zu fast allen Schulfächern ansehen und in Lexika stöbern. Unter www.hausaufgaben.de finden Schüler und Eltern Tipps für die Hausaufgabenbewältigung, mit Infos zu Lerntechniken und Beratung durch Pädagogen. Für jüngere Kinder ist www.blinde-kuh.de ein guter Ausgangspunkt, um sicher und mit Spaß im Internet zu surfen. Alle Links sind nach qualitativen Kriterien ausgewählt und gut kommentiert, und eine eigene Suchmaschine macht den Einstieg leicht.

Kinder und Teenager treffen sich in »Chat Rooms«, Gesprächsforen der Online-Dienste, oder schicken sich weltweit E-Mails. Solche Gesprächsforen sind eine gute Möglichkeit, Kontakte zu schließen und vielen sozialen Herausforderungen zu begegnen. Der Cyberspace kann ein Zufluchtsort für schüchterne Teenager sein, die sich abgelehnt fühlen. »Bevor ich online war, muss ich sagen, war ich ein einsames Kind. Online denkt niemand an dein Alter oder deine Augenfarbe oder Hautfarbe oder überhaupt irgendetwas. Man sieht dich von innen.«[224] Durch eingebaute elektronische Sperrsysteme können Eltern den Zugang zu speziellen Seiten, zum Beispiel mit Nacktfotos, sperren. Schutzprogramme wie Internet Guard. Dog bieten Schutz etwa vor Pornobildern. Provider wie FamilyHarbour.de bieten spezielle Filter an, sodass sich Kinder auf virtuellen Spielwiesen unbehelligt und gefahrlos austoben können. Viele Programme enthalten Zeitschalter, mit denen Eltern durch einen nur ihnen bekannten Code den Computergebrauch ihrer Kinder zeitlich begrenzen können, damit sie nicht zu »Computersüchtigen« werden und genug Zeit für Spiel und Sport übrigbleibt. Experten empfehlen, die Zeit vor dem Computer oder Fernseher pro Tag auf eine Stunde während der Woche und maximal zwei Stunden am Wochenende zu begrenzen.

Computer taugen weder als Retter noch als Sündenbock. Aber: Mit Computer und Internet ist ein ganz anderes Lernen in und außerhalb der Schule möglich.

»Eyelights«-Brillen

Ich kenne einen Hamburger Kinderarzt, der selbst zwei hyperaktive Kinder hat. Er ist Kinesiologe und Mitglied einer Vereinigung von ritalinkritischen Ärzten in den USA, die kinesiologisch arbeiten. Von ihm erfahre ich oft Neuigkeiten über die Anti-Ritalin-Bewegung in den Staaten. Neulich rief er mich an und sprach mit mir über eine Brille, die bei seinen Söhnen, neben der Afa-Alge, ein kleines Wunder bewirkt hätte. Seine Kinder seien jetzt nicht mehr solche »Zappelphilippe«, darüber hinaus würden sie auf dem Gymnasium nur noch Einsen und Zweien schreiben, seitdem sie zwei Monate zuvor eine Brillentherapie mit »Eyelights« begonnen hätten. In den USA sei diese Brille für Kinder mit ADS und Leistungssportler ein »Renner«.

Ich konnte mir nicht vorstellen, dass irgendeine Art Brille das Verhalten und die schulischen Leistungen von Kindern innerhalb von nur kurzer Zeit so beeindruckend verbessern könnte. Weil ich es aber nicht bei diesem Vorurteil belassen wollte und zumindest meine Neugier geweckt war, besuchte ich den Arzt in seiner Praxis, begleitet von meiner Tochter, meinem Sohn und seinem Cousin. Der Kinderarzt machte mit den Kindern einen einfachen Sehtest, in dem deutlich wurde, dass, wie bei den meisten Kindern mit Aufmerksamkeitsstörungen, die linke Gehirnhälfte im Vergleich zur rechten weniger aktiv ist. »Das Dumme«, so erklärte er mir, »ist, dass der Körper dieses Ungleichgewicht auszugleichen versucht, indem die ohnehin aktivere Gehirnhälfte noch aktiver wird.« Das verschlimmere das Problem noch.

Zum Ausgleich gibt es eine besonders konstruierte Brille, die in den USA entwickelt wurde, um Leistungstiefs von olympischen Sportlern durch optische Stimulation bestimmter Gehirnregionen mittels pulsierenden Lichts auszugleichen. Sehr bald fand man heraus, dass auch die verschiedensten Patienten von dieser Brillentherapie profitierten, indem die schwächere Gehirnhälfte aktiviert wird. Die beeindruckendsten Resultate erzielte man bei Kindern mit ADS und ADHD.

Auch mein Sohn hat gute Erfahrungen mit der Eyelights-Brille gemacht. Er ist in der Schule noch besser geworden, und auch seine sportlichen Leistungen – im Bereich Tischtennis, Windsurfen und Trampolinspringen – konnte er noch steigern. Die Therapie mit Eyelights ist sehr einfach. Michael setzt die Brille auf und betätigt einen Knopf, woraufhin kleine Lämpchen auf der linken oberen Hälfte zu blinken beginnen, aufhören und weiter blinken.

Zu Beginn sollte man die Brillentherapie 3 bis 5 Minuten etwa dreimal täglich durchführen. Nach einer gewissen Zeit kann man die Dauer der Therapie auf 15 bis 20 Minuten mehrmals täglich ausdehnen. Um sportlich fit zu sein, stellt man die Brille so ein, dass die Lämpchen am unteren Brillenrand pulsieren.

Es gibt auch Linsen in verschiedenen Farben zum Auswechseln. Klare Brillengläser sind ideal für drinnen, blaue bei Stress und Anspannung, rote bei sportlichen Höchstleistungen und niedrigem Blutdruck, gelbe für einen wachen Geist, Optimismus und Fröhlichkeit. Es gibt ein preiswertes Kombi-Paket mit austauschbaren Linsen in allen genannten Farben. Schulkindern werden während des Unterrichts blaue Linsen empfohlen, welche beruhigend wirken, aber gleichzeitig die Aufmerksamkeit wach halten. Während des Unterrichts sollten Kinder die Brille einige Male für jeweils zehn Minuten anstellen. Bei uns gibt es die »Eyelights«-Therapiebrillen exklusiv über die Firma »Wagner Design Produktentwicklung« mit deutschsprachigen Informationen (siehe Anhang).

Vollspektrumlicht

Wegen des wachsenden Ozonlochs und der Gefahren bei zu langer Sonneneinwirkung auf die Haut hat Sonnenlicht zurzeit eine schlechte Presse. Licht ist aber nicht nur Nahrung für Pflanzen, sondern auch Nahrung und Medizin für uns Menschen. Ohne Sonnenlicht gäbe es kein Leben auf diesem Planeten. Licht wurde in allen Kulturen als heilig verehrt. Der Wissenschaftler Fritz-Albert Popp hat durch Biophotonenmessung herausgefunden, dass ein Lebewesen Licht ausstrahlt und dass die Menge des Lichts ein Zeichen seiner Lebendigkeit, seiner Gesundheit und seines inneren Ordnungszustandes ist. Über Licht kommunizieren die Zellen eines Organismus miteinander.

Sonnenlicht wird vom Gehirnexperten Johannes Holler als »wichtigster Gehirnnährstoff« bezeichnet. Wenn nach einer längeren Zeit Dunkelheit die Sonne wieder scheint, würde der Körper innerhalb weniger Minuten die Produktion des Schlafhormons Melatonin stoppen, das »Wach-mach«-Hormon Adrenalin ausschütten, die Keimdrüsen würden Sexualhormone ausschütten, das Herz würde schneller schlagen, der Blutdruck steigen und der Körper würde mit Endorphinen überschwemmt. Glückshormone, die Depressionen vertreiben, würden uns versöhnlich stimmen. Holler: »Sie sehen, die Sonne ist der natürlichste Hersteller zahlreicher Gehirnbotenstoffe.«[225] Dr. John Ott aus den USA war der Erste, der feststellte, dass Pflanzen und Tiere nur gut gedeihen und sich fortpflanzen, wenn das künstliche Licht, unter dem sie wachsen, das gesamte Spektrum des Sonnenlichtes, also auch UV-Licht, enthält. Er entwickelte daraufhin die ersten Vollspektrumlampen. Solche Lichtquellen sind seit etwa dreißig Jahren im Wasservogelhaus des Zoos Bronx in New York installiert, nachdem man festgestellt hatte, dass Papageientaucher bei üblichem Kunstlicht ihre typische Färbung verlieren und ihr Paarungsverhalten einstellen. Vollspektrumlampen sind heute international in Gehegen für Reptilien in Zoos auf der ganzen Welt üblich. Nur so halten die empfindlichen Krokodile ihre Körpertemperatur und verhalten sich ruhig und friedlich.

Was für Planzen und Tiere gut ist, kann auch Kindern helfen: Wachstum, Verhalten und Lernerfolg werden vom Licht im Klassenzimmer entscheidend beeinflusst. Dies ist das Ergebnis einer zweijährigen kanadischen Studie mit 327 Schülern.[226] Die Zehn- bis Zwölfjährigen besuchten die vierte Klasse von fünf verschiedenen Schulen. Das Ergebnis: Je heller das Licht, desto besser waren die Leistungen. In Klassenräumen, die von UV-verstärkten Leuchtstoffröhren ausgeleuchtet waren, ging es den Schülern am besten. »Sie fehlten seltener, wuchsen kräftiger und hatten weniger Karies.« Eine weitere Studie am Pädagogischen Institut in Leningrad mit zwei sechsten und siebten Klassen ergab, dass Schüler, die unter Vollspektrumlicht lernten, weniger Fehler als die Kontrollklassen machten. Die Schüler, die der UV-Bestrahlung ausgesetzt waren, reagierten schneller auf Licht und Geräusche, zeigten weniger Ermüdungserscheinungen und verbesserte schulische Leistungen.

Künstliches Licht wird allein nach seiner Helligkeit gemessen, lässt aber dessen biologische Wirkung auf den menschlichen Körper unberücksichtigt. Künstliches Licht kann zu Augenermüdung, Lidzittern, Brillenzwang, Kopfschmerzen, allgemeiner Ermüdung, Reizbarkeit, Ängstlichkeit, Winterdepressionen, vermehrter Lust auf Süßes, Antriebsarmut sowie Konzentrations- und Motivationsstörungen führen.[227] Die

Weltgesundheitsorganisation WHO hat in Zusammenarbeit mit der UNO daher kürzlich Richtlinien zum Thema Sonnenlicht veröffentlicht: »Der prophylaktische Gebrauch von UV-Strahlen hat sich als sehr effektiv erwiesen, speziell bei Industriearbeitern und Schulkindern, denen natürliches Tageslicht fehlt.« Die WHO empfiehlt Vollspektrumleuchten für Schulen, und die Leuchtstoffröhre »TRUE-Lite« wurde 1983 vom amerikanischen Gesundheitsministerium als Heilmittel zugelassen. In den USA wurden bisher mehr als 25 Millionen dieser Röhren verkauft.

Licht beeinflusst direkt die Nerven des Gehirns und die Psyche des Menschen. Ein Licht, das dem natürlichen Sonnenlicht nachgebildet ist und auch das nicht sichtbare kurzwellige UV-Licht sowie das langwellige Infrarotlicht enthält, verbessert die Sehfähigkeit, reduziert Müdigkeit bei Schülern und hat einen positiven Einfluss auf die Produktivität und Lernfähigkeit von Schülern und Lehrern. Vollspektrumlampen wirken nicht wie herkömmliche Leuchtstoffröhren negativ auf den Hormonhaushalt ein und führen nicht zur Produktion von Stresshormonen wie Cortisol und Adrenalin und damit zu Dauerstress. Handelsübliche Lampen fördern unter anderem die Produktion des Schlafhormons Melatonin, was zu Ermüdung und mangelnder Leistungsfähigkeit führt.

Bei Schülern, die künstlicher Beleuchtung ausgesetzt sind, kann es besonders im Winter zu Stimmungsschwankungen, Energielosigkeit, Reizbarkeit, zunehmender Ängstlichkeit und depressiver Verstimmung kommen, wodurch die Lernmotivation und -leistung sinken. Bei Beleuchtung mit Vollspektrumlampen zeigte sich ein signifikanter Rückgang der depressiven Symptome der Schüler gegenüber der Beleuchtung mit kaltweißem Leuchtstofflampenlicht.

Die Verlängerung der visuellen Aufmerksamkeitsspanne unter Einwirkung von Vollspektrumbeleuchtung war bei einer Versuchsgruppe von Schülern fast viermal so stark wie bei der Kontrollgruppe, und ihr visuelles Erinnerungsvermögen war fast siebenmal stärker.[228] Hyperaktive Kinder beruhigten sich durch die Behandlung, und alle wurden emotional offener. Bei 75 Prozent der Versuchsgruppe wurde eine Verbesserung der schulischen Leistung beobachtet, bei 40 Prozent fand eine sichtliche Verbesserung der Handschrift statt, und die Kinder, die regelmäßig Ritalin nahmen, brauchten es nicht mehr.

Schulisches Lernen im Allgemeinen und Lesen im Besonderen stellt die höchsten Anforderungen an unsere visuellen Fähigkeiten und ist gleichzeitig mit dem stärksten Stress verbunden. »Möglicherweise verengt Stress das Sehfeld und ist insofern für die Reduktion der Informationsverarbeitung und einen Rückgang der Lernfähigkeit verantwortlich.«[229] Es gibt offenbar eine enge Beziehung zwischen Stress, Sehproblemen und Sehfeldbeschränkung.

Die Ergebnisse der internationalen Studien, die eine Verbesserung der Situation von Schulkindern unter Vollspektrumlicht belegen, sind überwältigend. Hyperaktivität, Erschöpfung, Reizbarkeit und Aufmerksamkeitsstörungen gingen zurück. Kinder mit Lernstörungen und extremer Hyperaktivität wurden merklich ruhiger und überwanden teilweise ihre Lese- und Lernprobleme. In Schulen, in denen die Beleuchtung auf Vollspektrumleuchten umgestellt und die Wände in warmen Farben gestrichen wurden, verbesserten die Schüler ihren IQ und ihre schulischen Leistungen deutlich, Disziplinarvergehen gingen zurück, und die Kinder waren nur ein Drittel so oft krank wie die Kinder in der Vergleichsschule.[230]

Salzkristalllampen – für Kinder mit ADS eine Wohltat!

Salzkristalllampen sind der »Renner« in deutschen Wohnzimmern, Firmen und Seminarräumen. Dieser Trend ist einfach zu erklären, weil eingeschaltete, sich erwärmende Salzkristalllampen einen ionisierenden Effekt haben; das heißt, sie reichern die Luft mit lebenspendenden negativen Ionen an, wie wir es vor Wasserfällen oder am Meer erleben können. Damit verbessern sie das Raumklima und wirken positiv auf Körper, Geist und Seele. Aber nicht nur durch die Ionisierung der Luft wirken die Salzkristalllampen harmonisierend und wohltuend, sondern auch durch ihre Farbe. Ihr warmes Orange oder Aprikot wirkt stimmungsaufhellend und beruhigend und hat neben der ästhetischen auch eine therapeutische Wirkung.

Das Salzgestein der Lampen ist rund 250 Millionen Jahre alt. Salz besitzt eine große Kraft und ist Symbol für Beständigkeit, Reinigung, Schutz und Nahrung. Salz reinigt die Atmosphäre und wird seit jeher eingesetzt, um »böse Geister« zu vertreiben. Paracelsus erhob das Salz in den Rang eines alchimistischen Grundelements. »Kristalle sind kein totes Gestein, sondern mit Intelligenz begabte Schöpfung.«[231] Salzkristalle sind, wie die Afa-Alge, Boten von der Urgeschichte der Erde. Kristalle wie Salzgestein schwingen in viel langsameren Zyklen als der Mensch. Das Steinsalz, aus dem die Salzkristalllampen bestehen, ist Yin oder weiblich, weil es aus dem Schoß der Erde stammt. In erster Linie ist es ein Mittel zur energetischen Reinigung und Harmonisierung.

Salzkristalllampen verbessern auch das Klima des »inneren Raums«. Sie bauen Ängste und Sorgen ab. Die Gedanken beruhigen sich und werden konstruktiver. Orange ist in der Farbtherapie *der* Auflöser von Schocks und die Heilfarbe für alle seelischen, emotionalen und physischen Probleme. Im Kinderzimmer kann eine durch ihre Eisenpartikel orangefarbene Salzkristalllampe helfen, Traumata zu bewältigen, Ängste und Blockaden aus dem Weg zu räumen und sich zu erden, sodass mehr Kreativität, Lebensfreude und Konzentration möglich werden.

Eine Salzkristalllampe hilft dem Kind, sich leichter zu konzentrieren, negative Gefühle beim Spiel zu neutralisieren, und sorgt für einen tiefen Schlaf ohne Albträume. Es gibt dunkle Lampen, die ein so gedämpftes Licht geben, dass sie die ganze Nacht lang brennen können.

Wenn im Kinderzimmer ein Computer oder andere Quellen von Elektrosmog stehen, hilft die Salzkristalllampe, die Zahl der Luftionen, die durch Elektrosmog reduziert wird, zu erhöhen. Wenn die Anzahl der negativ geladenen Ionen sinkt, kommt es beim Menschen zu Leistungsabfall, Nervosität, Konzentrationsstörungen und Kopfschmerzen. Bei Kindern kann ein solches schlechtes Raumklima zu seelischen Missstimmungen führen und Atemwegserkrankungen wie Asthma und Allergien auslösen. Eine Salzkristalllampe im Kinderzimmer und im »Familienraum« fördert eine zuversichtliche Stimmung, stärkt die Nerven, baut Stress, Sorgen und Ängste ab und fördert eine kommunikative Atmosphäre.

Seit im Zimmer meines Sohnes eine Salzkristalllampe ihr sanftes Licht verströmt, ist es dort viel ruhiger, und die Atmosphäre des Raumes ist harmonischer und lernfreundlicher geworden. Mein Sohn hat mit zwölf Jahren wieder angefangen, Bücher zu lesen. Das Lesen von Büchern hatte er, wie viele Jungs, in der dritten Klasse eingestellt. Außerdem schläft er jetzt ruhig durch und hat keine Albträume mehr. Meine nächs-

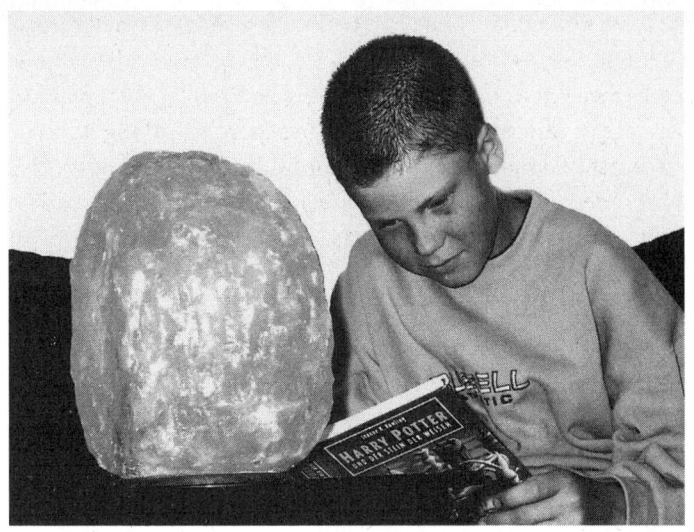

Salzkristalllampen verbessern auch das Klima des »inneren Raums«

te »gute Tat« wird sein, dass ich eine ausreichend große Salzkristalllampe für das Klassenzimmer meines Sohnes und meiner Tochter stifte. Auch Licht ist Nahrung, und nur die beste sollte gut genug für unsere Kinder sein.

Anhang

Plädoyer für eine neue Familienpolitik

> »Wer neu anfangen will, der muss Grenzen
> überschreiten, auch eigene.«
>
> Roman Herzog

> »Das Wissen vom Leben, das wir Erwach-
> senen den Jugendlichen mitzuteilen haben,
> lautet nicht: ›Die Wirklichkeit wird schon
> unter euren Idealen aufräumen‹, sondern:
> ›Wachset in eure Ideale hinein, damit das
> Leben sie euch nicht nehmen kann.‹«
>
> Albert Schweitzer

Themen wie Schulprobleme, Geldprobleme, Scheidungsraten, Betreuungsprobleme, neue Kinderkrankheiten und Renten-probleme beherrschen die Medien. Die Geburtenrate der Bundesrepublik ist sehr niedrig, und sogar die kindervernarr-ten Spanier und Italiener unterbieten sich gegenseitig, was Fortpflanzung betrifft. Ich kann mich mit meinen beiden Kin-dern schon fast als kinderreich ansehen. Bald hat der Staat, dem Schutz der Familie verpflichtet, nichts mehr zu schützen, wenn sich immer mehr (Ehe-)Paare gegen die Zeugung von Nachkommen entscheiden. Der Bevölkerungsschwund dürfte demnächst in jeder neuen Generation bei 50 Prozent liegen, wenn nichts geschieht. Hat uns die Gesellschaftsentwicklung nach der vaterlosen die mutterlose und damit endlich die kin-derlose Gesellschaft ohne Zukunft beschert?

Wie kann man den bestehenden Familien wirksam helfen und die Bedingungen für vorhandene Kinderwünsche verbessern? In meinen Augen ist dies nicht allein Thema der Betroffenen, aus dem man sich heraushalten könnte. In unserer Spaßgesellschaft, in der Selbstverwirklichung und persönliche Glücksmaximierung groß geschrieben werden, wird viel zu wenig für die getan, die sich entschieden haben, Kinder großzuziehen. Es bedeutet ein finanzielles und persönliches Risiko, Kinder in die Welt zu setzen und für sie über Jahrzehnte die Verantwortung zu übernehmen. Dabei ist Erziehungstätigkeit nicht nur privates Vergnügen, sondern eine Leistung, die gegenüber der gesamten Gesellschaft erbracht wird und als solche angemessen zu honorieren ist.

Jeder, der Kinder hat, weiß, dass auch das heraufgesetzte Kindergeld nicht annähernd ausreicht, um die Mehrkosten der Lebensführung als Familie zu decken. Man denke nur an den größeren Raumbedarf, den Bedarf an einem größeren Auto, die höheren Kosten für Essen, Reisen, Kleidung und das Ausüben von Hobbys.

Die Gesellschaft muss endlich die Bedürfnisse der Eltern und Kinder ernst nehmen und sie unterstützen. Die sicherste Methode, Kinder zu schützen, ist nach Ansicht von Steve Biddulph, sich mehr um die Eltern zu kümmern. Und: Kindern muss eine möglichst lange Kindheit gesichert werden. Wir alle müssen aktive Mentoren für junge Leute werden, uns um die Kinder anderer Leute kümmern und Kleinstfamilien von der Bürde der Kindererziehung entlasten.

Die Regierung schafft bisher hauptsächlich Anreize, welche die persönliche Betreuung der Kinder durch die eigenen Eltern auf ein Minimum reduziert, damit sie dem Arbeitsleben voll erhalten bleiben. Wer seine Kinder selbst erziehen möchte, ist in finanzieller Hinsicht der Dumme. 60 Prozent der Mütter mit noch nicht schulpflichtigen Kindern arbeiten, viele davon ganztags. Es wird Zeit, dass den Eltern die freie Entscheidung darüber, wer ihre Kinder betreut, erleichtert wird. Wer seine Kinder selbst betreuen möchte, darf dafür nicht benachteiligt werden. Kindererziehung braucht Zeit, Gelassenheit und Stehvermögen und kann in meinen Augen nicht »mit links« erledigt werden. Wer zum Beispiel meint, seine Kinder seien mit zwölf selbständig und man brauche sich nicht mehr um sie zu kümmern, unterliegt einem folgenschweren Irrtum und kreiert sich und der Gesellschaft eine tickende »Zeitbombe«.

Es geht mir keineswegs darum, Mütter an den »heimischen Herd« zu locken, aber darum, ihnen die Möglichkeit zu geben, ihre Kinder selbst zu betreuen und sie groß werden zu sehen. Jeder hat weiter das Recht, eine sinnvolle Arbeit zu suchen und hoffentlich auch zu finden. Oft sind aber gerade Frauen gezwungen, langweilige und schlecht bezahlte Jobs anzunehmen, während ihnen und ihrer Familie der Stress und das schlechte Gewissen, ihre Kinder Fremden anvertrauen zu müssen, zu schaffen macht.

Der Wert der Arbeit, den eine Mutter oder ein Vater für ganztägige Erziehungsarbeit leistet, wird von Experten auf mehr als 100 000 DM bzw. 50 000 Euro jährlich geschätzt. Eine angemessene Bezahlung für Eltern pro Kind dürfte daher eigentlich kaum unter 500 DM/250 Euro pro Woche liegen. Ein Erziehungsgehalt von monatlich etwa 2000 DM/1000 Euro für das erste und 1000 DM/500 Euro für jedes weitere Kind wird zum Beispiel von Familienforschern gefordert, und ich betrachte dies als angemessen.

Auch Politiker aller Couleur machen sich diesbezüglich Gedanken: Die Christlich-Demokratische Arbeitnehmerschaft (CDA) fordert in der ersten Stufe von der Schwangerschaft bis zum sechsten Lebensjahr ein Familiengehalt von 1400 DM/

700 Euro, wobei Alleinerziehende mit einem Zuschlag von 15 Prozent unterstützt werden sollen. Die Begründung: »Es muss endlich Schluss sein mit der strukturellen Benachteiligung der Familie.« Die Arbeitsgemeinschaft sozialdemokratischer Frauen (AsF) fordert ein monatliches Bruttoeinkommen von 4000 DM/2000 Euro für Haushalte, in denen mindestens ein Kind unter sechzehn Jahren oder ein anerkannter Pflegefall zu betreuen ist. Die Partei der Grünen spricht sich gegen das Konzept des Familiengehaltes und stattdessen für das Modell einer Grundsicherung aus, die über der heutigen Sozialhilfe liegen soll, weil ihrer Ansicht nach Männer für ein geringes Familiengehalt kaum ihre Erwerbstätigkeit aufgeben und damit Familienarbeit Frauensache bleibt.

Dieses Eltern- oder Familiengehalt geht weit über das heutige Kinder- und Erziehungsgeld hinaus. Vielleicht sind mit einem solchen Gehalt auch kinderreiche Familien kein Auslaufmodell und Armutsrisiko mehr. Elternbezahlung ist ein Weg, Familien dazu zu bringen, ihre Kinder wieder selbst großzuziehen. Neben einem Eltern- oder Erziehungsgehalt muss eine Arbeitsplatzgarantie für die Erziehenden kommen, mehr Erziehungsurlaub, flexiblere Arbeitszeiten, Kinderbetreuung am Arbeitsplatz und bezahlter Urlaub für die Zeit, in der ein Kind krank ist und häusliche Pflege braucht.

Viele junge Mütter und Väter, schätzungsweise etwa 60 Prozent, würden ihren Beruf sofort aufgeben, wenn ihre finanzielle Situation dies erlaubte. Studien zufolge sind 40 Prozent bereit, eine Teilzeitstelle anzunehmen – wenn es denn eine gäbe.[232] Ich weiß aus eigener Erfahrung, wie stressig Berufstätigkeit und Kinderbetreuung sein kann. Rückblickend habe ich nach der Geburt meiner Kinder als Alleinverdienende und bei meiner Tochter auch noch Alleinerziehende viel zu schnell wieder angefangen zu arbeiten, weil die Alternative Sozialhilfe und damit verbunden sozialer Abstieg und Wegzug aus unserer vertrauten Umgebung bedeutet hätte. Eine Entlastung bei der Kinderbetreuung durch die Großeltern kam nicht infrage, weil sich meine Mutter intensiv um unseren mittlerweile 105-jährigen Großvater kümmern muss.

Wenn Kinder unsere Zukunft sind, sollte uns nichts zu teuer für sie sein, und wir sollten dort investieren, wo unser Herz schlägt. Wir müssen auch in die Familie investieren! Wenn wir dies versäumen, werden uns die daraus resultierenden sozialen Probleme wie Verbrechensbekämpfung, Drogen, Scheidungen und Gesundheitsprobleme über kurz oder lang über den Kopf wachsen und in die Knie zwingen. Eine Investition in unsere Kinder hingegen macht sich doppelt und dreifach »bezahlt«: materiell und immateriell.

Zum Ideal einer kinderfreundlichen Gesellschaft gehören in meinen Augen eine kostenlose Haushaltshilfe mindestens zwei Stunden täglich für die ersten Monate nach der Geburt; Anspruch auf einen Babysitter für zwei Stunden täglich, damit die Mutter sich regenerieren kann; kleine Klassen; Förderung von Minder- und Hochbegabten; mehr Spielflächen ohne Autoabgase in den Städten; täglich eine Sportstunde an den Schulen; jeden Tag »aktive Pause« mit Spiel und Spaß in der Schule; mehr Tempo-30-Zonen in Städten und Dörfern; eine bessere Ausbildung von Kindergärtnern und Lehrern nicht nur als Wissensvermittler, sondern als menschliche Vorbilder; die Ausbildung von Kindern und Erwachsenen als Mediatoren (Konfliktvermittler) in Schulen; ein Recht auf einen Ausbildungsplatz für alle Jugendlichen; lebendiger Unterricht unter Beteiligung aller Sinne; Gesundheitslehre schon an Grundschulen; Förderung aller Typen von Intelligenz in den Schulen; biologische Vollwertkost mit Wasserspender, Frischsaft-Bar und Algen-Drinks in Kindergärten und Schulen; ein Ombudsmann für Kinder in jedem Parlament, der für Kinderfreundlichkeit im Alltag sorgt; »Anwälte des Kindes«, die Kindern in Not helfen und Pflegschaften übernehmen; Natur-, Umwelt-, Tier- und Sozialprojekte in Schule und Kindergärten; ergometrisches Mobiliar sowie Vollspektrumlicht und Salzlampen in allen Schulen und Kindergärten; mehr kinderfreundliche Wohnprojekte wie Öko-Dörfer und »Wohnen von Alt und Jung unter einem Dach«. Kinder brauchen Zeit und ungeteilte Aufmerksamkeit, Erwachsene als moralische Vorbilder, eigene Spiel- und Lebensräume und Räume für Bewegung und Erfahrung aller ihrer Sinne.

Diese Liste ist einem kurzen Brainstorming entsprungen und erhebt keineswegs den Anspruch auf Vollständigkeit. Machen Sie mit und überlegen Sie, wie Sie Familien mit Kindern das Leben erleichtern und eine kinderfreundliche Welt schaffen können. Vielleicht sind hyperaktive Kinder mit Aufmerksamkeitsstörungen nur die Spitze des Eisbergs, ein Ausdruck vom zunehmenden Druck und Stress, unter dem Kinder leiden. Was ihnen gut tut – mehr Zeit mit ihren Eltern, mehr Lob, Verständnis und Bestätigung, Wärme und Fürsorge, eine finanziell abgesicherte Kindheit, individueller und engagierter Unterricht –, tut allen Kindern gut. Und nur, wenn wir unsere Kinder nicht verbiegen und mit Chemie gefügig machen, haben wir eine Chance auf eine menschenwürdige Zukunft und bessere Welt jenseits von Hass, Krieg und Umweltzerstörung.

Literatur

Forschungsberichte

Benton, David, und Roberts, Gwilym, »Effects of Vitamin and Mineral Supplementation on Intelligence of Sample of Schoolchildren«, in: *The Lancet* vom 23. Januar 1988

Carter, Urbanowicz, Hemsley, Mantilla, Stobel, Graham und Taylor, »Effects of a few food diets in attention deficit disorder«, in: *Archives of Disease in Childhood,* Nr. 69/1993, S. 564–568

Egger, Joseph, »Controlled Trial of Oligoantigent Treatment in the Hyperkinetic Syndrome«, in: *The Lancet* vom 9. März 1985

Egger, Stolla, und McEwen, »Controlled trial of hyposensitisation in children with food-induced hyperkinetic syndrome«, in: *The Lancet,* Vol. 339, Mai 1992

Husen, Bernd van, *Indikation und Auswirkung der Stimulanzien,* Schriftenreihe zum Problem der Suchtgefahren, Bd. 34/1992

Kaplan, McNicol, Conte und Moghadam, »Dietry Replacement in Preschool-Aged Hyperactive Boys«, in: *Peatrics,* Vol. 83, Nr. 1/1989

Keup, Prof. Dr. med. Wolfram, »Methylphenidat (Ritalin): Missbrauchsmuster und Entwicklung des Missbrauchs in der Bundesrepublik«, in: *Frühwarn-System-Bericht,* Nr. 117/1997

Lensing-Hebben, Dieter, und Völler, Johannes, »Kindliche Psychose nach Ritalin- und Captagon-Medikation«, in: *der kinderarzt,* Nr. 12/2000

Rimland, Bernard, und Larson, Gerald, »Hair Mineral Analysis und Behavior: An Analysis of 51 Studies«, in: *Journal of Learning Disabilities,* Vol. 16, Nr. 5/1983

Scarnati, Richard, »An Outline of Hazardous Side Effects of Ritalin«, in: *The International Journal of the Addictions,* 21/1986: 837–841

Walker, Sydney, »Drugging the American Child: We're Too Cavalier About Hyperactivity«, in: *Journal of Learning Disabilities,* Vol. 8, Juni 1975

Zeitungen und Zeitschriften

Dommer, Dr. Willi: »Kinder der Zukunft?«, *Esotera* 11/2000

»INCB Sees Continuing Risk in Stimulant Prescribed for Children«, in: *United Nations Information Service,* März 1997

Scheurl-Defersdorf, von, »Lernschwierigkeiten – Was läuft in unseren Schulen falsch?«, in: *Natur & Heilen,* Nr. 9/2000

Simonsohn, Barbara, »Aufmerksamkeitsstörungen und Hyperaktivität – ein Problem unserer Zeit«, in: *Erfahrungsheilkunde,* Bd. 49, Nr. 8/2000

–, »Die Afa-Alge vom Klamath-See«, in: *Co-Med,* Nr. 8/2000

–, »Die blaugrüne Afa-Alge – Die Königin der Mikroalgen«, in: *Natur & Heilen,* Nr. 6/1999

Bücher

Abrams, Prof. Karl J., *Algae to the Rescue*, Studio City, USA, 1996

–, *Attention Deficit Hyperactivity Disorder. A Nutritional Approach*, Chelsea, USA, o. J.

Abrams, Prof. Karl J., und Ludwig, Hans, *ADHD. Aufmerksamkeitsstörung und Hyperaktivität bei Kindern und Erwachsenen. Alternativen zur medikamentösen Behandlung*, Neusiedl am See 2000

Aldridge, Susan, *Zaubermoleküle*, Basel, Boston, Berlin 2000

Armstrong, Louise, *And they call it Help*, Wilson-Ashley, USA, 1993

Armstrong, Thomas, *The Myth of the A.D.D. Child*, Plume Printing, Harmondsworth, GB, 1997

Aust-Claus, E., und Hammer, P.-M., *Das A.D.S-Buch*, Ratingen 1999

Ballinger, Erich, *Lerngymnastik für Kinder. Kinesiologische Übungen im Kindergarten- und Schulalter*, München 1995

Berger, Karola, *Salzkristall-Lampen*, München 1999

Bergmann, Wolfg., *Computer machen Kinder schlau*, München 2000

Biddulph, Steve, *Das Geheimnis glücklicher Kinder*, München, 2. Aufl. 1998

–, *Jungen! Wie sie glücklich heranwachsen*, München 2000

–, *Weitere Geheimnisse glücklicher Kinder*, München, 3. Aufl. 1999

Birch, Garfield, Hoffman und Uauy, *Developmental Medicine & Child Neurology*, London 2000

Block, Dr. Mary Ann, *No more Ritalin*, New York 1997

Breggin, Peter R., *Talking Back to Ritalin. What Doctors Aren't Telling You About Stimulants for Children*, Monroe, USA, 1998

Bund der freien Waldorfschulen (Hg.), *Erziehung zur Freiheit*, Stuttgart, 8. Aufl. 1996

Calatin, Anne (Hg.), *Ernährung und Psyche – Erkenntnisse der Klinischen Ökologie und der orthomolekularen Psychiatrie*, Heidelberg, 6. Aufl. 1995

–, *Das hyperaktive Kind*, München, 4. Aufl. 1997

–, *Kursbuch Eltern: Das hyperaktive Kind*, München 1992

Carroll, Lee, und Tober, Jan, *Die Indigo-Kinder*, Burgrain 2000

Chill, Gene, und Duff, John, *Fakten über Drogen. Sag nein zu Drogen*, Neuenkirch, CH, 1993

Clausnitzer, Christel, *Bachblüten für Konzentrationsstörungen bei Schülern*, München 1997

Colbert, Ty C., *Das verwundete Selbst*, München 1999

Conners, C. Keith, *Feeding the Brain – How Foods Affect Children*, Reading, USA, 1989

Coulter, Harris L., *Impfungen, der Großangriff auf Gehirn und Seele*, München, 3. Aufl. 1993

Cousens, Gabriel, *Harmonie und Gesundheit mit vegetarischer Ernährung*, Freiburg 1998

Dahlke, Rüdiger, *Wege der Reinigung*, München 2000

DeGrandpre, Richard, *Ritalin Nation,* New York 1999

Dietz, Felix, *Wenn ich doch nur aufmerksam sein könnte!,* Frankfurt 1999

Dilling und Reimer, *Psychiatrie und Psychotherapie,* Berlin u. a. 1995

Dreikurs, R., und Soltz, V., *Kinder fordern uns heraus,* Stuttgart, 7. Aufl. 2000

Friebel-Röhring, Gisela, und Hoffmann, Dr. med. Klaus, *Nahrung für die Seele,* Königstein, 4. Aufl. 1994

Friebel-Röhring, Gisela, *Ärzte sind nicht allwissend,* Rastatt, 5. Aufl. 1995

Galland, Leo, *Superimmunity for Kids,* New York 1989

Goleman, Daniel, *Emotionale Intelligenz,* München, Wien 1996

Göttlicher, Bernd, und Pilger, Monika, *Kinder am Computer,* München, 2. Aufl. 1998

Hamm, Prof. Dr. Michael, *Fett ja – aber wenig und richtig,* München 1999

–, *Brainfood: Fitmacher für kluge Köpfe,* München 1999

Hartmann, Thom, *Eine andere Art, die Welt zu sehen,* Lübeck, Berlin, Essen, 2. Aufl. 1997

Helmke-Hausen, Monika, *Lebensquell Schüßlersalze,* Freiburg 1999

Holler, Johannes, *Iß Dich klüger,* Frankfurt 1997

–, *Das neue Gehirn. Möglichkeiten moderner Gehirnforschung,* Paderborn 1996

Homuth, Kirsten, *Ernährungsumstellung – eine Chance für mein hyperaktives Kind,* Darmstadt 1999

Jahr des Gehirns (Hg.), *Das menschliche Gehirn,* Wien, München 1999

Kiefer, Schoberberger und Kunze, *Was Kinder wirklich brauchen,* Leoben, Wien, Stuttgart 1996

Klammrodt, Friedrich, *Unkonzentriert, aggressiv, überaktiv,* Leer 1999

Koerber, von, Männle und Leitzmann, *Vollwert-Ernährung – Konzeption einer zeitgemäßen Ernährungsweise,* Heidelberg, 9. Aufl. 1999

Koop, C. Everett, *A Parents' Guide to Attention Deficit Disorders,* New York 1991

Krause, Dr. med. Johanna, *Leben mit hyperaktiven Kindern,* Forchheim 1998

Kühne, Petra, *Was ernährt unsere Kinder?,* Bad Liebenzell 1999

Kurz-Simbruner (Hg.), *Ein natürlicher Dissident – Das Kind – Unsere Zukunft,* Graz 1991

Lang, Gunda, *Besser in der Schule,* München, 2. Aufl. 1989

Langbein, Martin und Weiss, *Bittere Pillen,* Köln, 72. Aufl. 1999

Laux, Dietmaier und König, *Pharmakopsychiatrie,* Stuttgart u. a., 2. Aufl. 1997

Lawson, Sarah, *Treibjagd auf dem Schulhof,* Zürich 1994

Lehmann, Peter, *Schöne neue Psychiatrie,* Band 1 u. 2, Berlin 1996

Libermann, Jacob, *Die heilende Kraft des Lichts,* München, 3. Aufl. 2000

Lindenberg, Christoph, *Waldorfschulen – angstfrei lernen, selbstbewußt handeln,* Reinbek 1975

Lintz, Martin, *Von der Würde des Kindes,* Stuttgart 1999

Mann, Iris, *Schlechte Schüler gibt es nicht*, Weinheim 1999

Marsden, Kathryn, *Was Ärzte Ihnen nicht erzählen*, Kernen, 4. Aufl. 2000

McKeith, Gillian, *Miracle Superfood: Wild Blue-Green-Algae*, Lincolnwood, USA, 1999

Mendelsohn, Dr. med. Robert S., *Wie Ihr Kind gesund aufwachsen kann... auch ohne Doktor!*, Holthausen, 2. Aufl. 1995

Miller, Alice, *Das Drama des begabten Kindes*, Frankfurt 1983

Mindell, Dr. Earl, *Parents' Nutrition Bible*, Carlsbad, USA, 1992

Mühlendal, Prof. Dr. med. K. E., und Otto, Dr. rer. nat. M., *Kinderarzt und Umwelt Jahrbuch 1995/1996*, Osnabrück 1996

Müller, Else, *Hilfe gegen Schulstreß*, Reinbek 1984

Needleman, Herbert L., und Landrigan, Philip J., *Umweltgifte: So schützen Sie Ihr Kind*, Stuttgart 1996

Niestroj, Dr. med. Irmgard, *Gesund trotz Gift*, München 1998

Procházka, Dr. Eleonore, *Hyperaktivität – eine Umweltkrankheit*, Eigenverlag, Hamburg 1995 (siehe »Adressen« am Ende des Buches)

–, *Krank durch Pestizide?*, Eigenverlag, Hamburg, 2. Aufl. 1998

–, *Psychische Störungen*, Eigenverlag, Hamburg 1996

Rapp, Prof. Doris, *Ist das Ihr Kind?*, Hamburg, 3. Aufl. 1998

Renzenbrink, Udo, *Ernährung unserer Kinder*, Stuttgart, 4. Aufl. 1981

Robb, Jean, und Letts, Hilary, *Clevere Kids... fallen nicht vom Himmel*, München, 2. Aufl. 1998

Rogge, Jan-Uwe, *Kinder brauchen Grenzen – Eltern setzen Grenzen*, Reinbek 2000

Roy, Ravi, und Lage-Roy, Carola, *Homöopathischer Ratgeber – Schulschwierigkeiten*, Murnau 1998

Rozman, Deborah, *Meditation für Kinder*, Freiburg, 2. Aufl. 1993

Ruesch, Hans, *Die Pharma Story*, München, 6. Aufl. 1998

Runow, Klaus-Dietrich, *Klinische Ökologie – Angewandte Umweltmedizin*, Stuttgart, 2. Aufl. 1994

Satir, Virginia, *Familienbehandlung – Kommunikation und Beziehung*, Freiburg, 10. Aufl. 1997

Schmidbauer, Wolfgang, und Scheidt, Jürgen vom, *Handbuch der Rauschdrogen*, München 1997

Schulz, Dieter, *Der Störenfried – Warum stört Frieder?*, Bad Liebenzell 1994

Schulz, Sylvia, *Auch Ihr Kind wird ruhig*, Heidelberg 1998

Schwinghammer, Herbert, *Essen, das intelligent macht*, Augsburg 1997

Shapiro, Lawrence E., *EQ für Kinder*, München, 3. Aufl. 1998

Simon, Tauscher und Pfeiffer, *Suchtbericht Deutschland 1999*, Hohengehren 1999

Simonsohn, Barbara, *Das authentische Reiki – Wirksame Hilfe gegen die körperlichen und seelischen Probleme der heutigen Zeit*, Bern, München, Wien 1996

–, *Die Fünf »Tibeter« mit Kindern – Gesundsein darf Spaß machen!*, Wesso-
brunn 1995

–, *Die Heilkraft der Afa-Alge*, München, 2. Aufl. 2000

–, *Die sagenhafte Heilkraft der Ananas – Ein ganzheitliches Gesundheits-
Handbuch*, Aitrang 1998

–, *Gerstengrassaft – Verjüngungselixier und naturgesunder Power-Drink*, Aitrang 1999

–, *Papaya – Heilen mit der Wunderfrucht*, Aitrang, 2. Aufl. 2000

–, *Stevia – sündhaft süß und urgesund*, Aitrang 1999

Skrodzki, Klaus, und Mentens, Krista (Hg.), *Hyperaktivität – Aufmerksamkeitsstörung oder Kreativitätszeichen?*, Dortmund 2000

Steiner, Rudolf, *Die Erziehung des Kindes vom Gesichtspunkte der Geistes-
wissenschaft*, Dornach 1969

Thelesklaf, Herbert, *Blüten heilen Kinderseelen*, Chieming, 2. Aufl. 1994

Train, Alan, *Ablachen, Fertigmachen, Draufstiefeln*, München, 2. Aufl. 1998

Webb, Colin, und Rowe, Wynne, *Kinder entdecken den Computer*, München,
2. Aufl. 1996

Weintraub, Skye, *Natural Treatments for ADD and Hyperactivity*, Pleasant
Grove, USA, 1997

Werbach, Melvyn R., *Nutriologische Medizin*, Weil der Stadt 1999

Wolfram, Katharina, *Salzlampen – Das Licht der Erde*, München 1999

Anmerkungen

1 Jacob Libermann, *Die heilende Kraft des Lichtes*, a. a. O.
2 *arznei-telegramm* vom 4. 8. 2000
3 Vgl. »Mehr Kinder erhalten Psychodrogen«, Kurt-Martin Mayer in »Focus« vom 7. 6. 1999, Internet: www.gbi.de/cgi-bin/gbiwww
4 Vgl. Professor Horst Dilling, Professor Christian Reimer, *Psychiatrie und Psychotherapie*, Berlin und Heidelberg 1995, S. 201
5 Peter Schlottke, *Rastlose Kinder, ratlose Eltern*, München 2000
6 Vgl. z. B. Renate Nimtz-Köster, »Familienkrieg um Zappelphilipp«, in: *Der Spiegel*, Nummer 51/1999; Karl-Heinz Rudat, »Gehirn- und Nervenstress – muss das sein? Die geistige Leistungsfähigkeit im Alltag erhalten«, in *Natur & heilen*, Nr. 10/1999
7 In: *Schrot & Korn*, Dezember 1999
8 Vgl. Artikel in *Der Spiegel*, a. a. O.
9 Nach Schätzungen der Vereinten Nationen; vgl. Abrams, *Attention Deficit Hyperactivity Disorder*, a. a. O., S. 4
10 In seinem Buch *Talking Back to Ritalin*, a. a. O.
11 Autor des Buches *Ökologie – Angewandte Umweltmedizin*, a. a. O.
12 Vgl. Skye Weintraub, *Nature Treatment For ADD and Hyperactivity*, Pleasant Grove, USA, 1997
13 In ihrem Buch *The Myth of the Hyperactive Child*, 1975
14 Eigendruck der Elternselbsthilfe ADS/Hyperaktivität, Frankfurt 1999
15 Vgl. ebenda
16 Birkhäuser Verlag, Berlin 2000
17 Hg. Medice, Chemisch-pharmazeutische Fabrik Pütter GmbH & Co. KG, Tel. 0 23 71/9 37-0, Fax -2 39, www.medice.de
18 Fernsehsendung »Ritalin – Kinder in Gefahr«, »Arte«, ausgestrahlt im September 2000
19 Facharzt für Pädiatrie und Neurologie, unabhängiger medizinischer Sachverständiger und als Kinderneurologe Mitglied der amerikanischen Akademie für Neurologie
20 Autor des Buches *The Learning Mystique*, Fawcett Books, 1989
21 Autorin des Buches *And they Call it Help*, a. a. O.
22 Zitiert in: Louise Armstrong, a. a. O., S. 197
23 Vgl. Breggin, a. a. O., S. 133
24 Carroll/Tober, *Die Indigo-Kinder*, a. a. O.
25 Vgl. Nancy Ann Tappe im Gespräch mit Jan Tober, »Erste Bekanntschaft mit den Indigos«, in: Carroll und Tober, a. a. O., S. 21 ff.
26 Ebenda, S. 16
27 Kathy McCloskey, »Die neuen Powerkids«, in: ebenda, S. 45
28 Vgl. ebenda, S. 51 ff.
29 Doreen Virtue, Ph. D., Autorin von z. B. *Das Heilgeheimnis der Engel*, München 2001

30 Goldmann-Verlag, München

31 Steve Biddulph, *Jungen! Wie sie glücklich heranwachsen,* a. a. O.; vgl. auch Olga Silverstein, Beth Rashbaum, *The Courage to Raise Good Men,* Melbourne 1994

32 Zu diesem Thema gibt es gute informative Bücher, zum Beispiel Alan Train, *Ablachen, Fertigmachen, Draufstiefeln. Strategien gegen Gewalt unter Kindern,* München 1998

33 Biddulph, a. a. O., S. 233

34 Vgl. Klaus-Dietrich Runow in seinem fundierten Buch *Klinische Ökologie, Angewandte Umweltmedizin,* a. a. O., S. 158

35 Zitiert nach ebenda

36 Vgl. den Artikel »Zappelphilipp und Hampelliese« in der Zeitschrift *Globuli,* Nr. 3/1999

37 Vgl. Needleman und Landrigan, a. a. O., S. 42

38 Ebenda, S. 50

39 Ebenda

40 Vollständige Tabelle: ebenda, S. 87

41 Ebenda, S. 97

42 Vgl. Johannes Holler, *Das neue Gehirn,* a. a. O., S. 149

43 Vgl. das Kapitel »Entgiftungsmittel und Schutz vor Umweltbelastungen« in meinem Buch *Die Heilkraft der Afa-Alge,* a. a. O., S. 132 ff.

44 Vgl. Faridun Batmanghelidj, *Wasser – die gesunde Lösung. Ein Umlernbuch,* Verlag Angewandte Kinesiologie, S. 120

45 »Viel Flüssigkeit – bessere Konzentration«, in: *Hamburger Abendblatt* vom 26. 1. 2000

46 *Deutsches Ärzteblatt,* Nr. 1/1997

47 Hg.: Stiftung Ökologie und Landbau

48 Nr. 8/1994

49 Ebenda

50 Deutscher Bundestag, Drucksache 13/3953: »Beschlussempfehlung und Bericht des Ausschusses für Umwelt, Naturschutz und Reaktorsicherheit« vom 5. 3. 1996

51 Ebenda

52 Vgl. Needleman und Landrigan, a. a. O., S. 95

53 Vgl. Eleonore Procházka, *Hyperaktivität – eine Umweltkrankheit,* a. a. O.

54 Bundesministerium für Gesundheit, *Trinkwasser, Hausinstallationen und pH-Wert,* 1993

55 Vgl. Procházka, a. a. O.

56 »Stern TV«, Sendung vom 19. 7. 1996

57 Vgl. das Internet-Angebot der Arbeitsgemeinschaft Aktiver Umwelt-Apotheker (siehe »Adressen« am Ende des Buches)

58 Vgl. »Blei-Alarm«, in: *Stiftung Warentest* vom September 1996

59 Vgl. Internet-Angebot der Arbeitsgemeinschaft Aktiver Umwelt-Apotheker, a. a. O.

60 Zitiert nach *Brigitte,* Nr. 4/1994
61 M. Bowman, »The copper hypothesis of schizophrenia«, in: *Neuroscience Biobehaviour,* Rev. 66, S. 321–328, 1982
62 Vgl. Melvyn R. Werbach, *Nuitriologische Medizin,* Weil der Stadt 1999, S. 203
63 Vgl. Umweltbundesamt, Jahresbericht 1994
64 Verlag für Wissenschaft und Bildung, 1993
65 Artikel »Tödliche Kupferzirrhose aus der Leitung. Trinkwasser vergiftete schon 17 Babys«, in: *Apotheken Praxis,* Nr. 12/1998, S. 11
66 Thomas Blasig, »Trinkwasser. Ursache chronischer Vergiftungen«, in: *Comed,* Sonderdruck 9/1998, S. 1 f.
67 Nr. 1/1996
68 Vgl. *Deutsches Ärzteblatt,* Nr. 1/1997
69 Needleman und Landrigan, a. a. O., S. 132
70 Vgl. ebenda, S. 177
71 Professor Hermann Dieter im Artikel »Blei-Alarm«, in: *Stiftung Warentest,* Nr. 9/1996
72 Vgl. das Kapitel über Entgiftung in meinem Buch *Die Heilkraft der Afa-Alge,* a. a. O., S. 132 ff.
73 Vgl. das Magazin *Natur,* Nr. 8/1987
74 Verbraucherzentrale, *Mineralwasser,* 5. Aufl. 1996
75 Vgl. »Mineral- und Heilwasser: Gesundbrunnen oder Hygienegefahr?«, *Münchener medizinische Wochenschau* 139, Nr. 12/ 1997
76 Z. B. in ihrer Broschüre *Ihr Trinkwasser* aus dem Jahr 1993
77 Vgl. Blasig, a. a. O., S. 3
78 *Öko-Test,* Nr. 3/1986
79 Schriftwechsel des Bundesministers für Gesundheit mit dem Institut für Wasser-, Boden- und Lufthygiene, Erlass 416-6460 vom 11. 8. 1992
80 Ergebnisse zum Feldversuch »Rohwasserfiltration«, Kreis Pinneberg 1994, Fa. Ökolimna GmbH, 30938 Burgwedel
81 Vgl. Leo Galland, *Superimmunity for Kids,* New York 1988, S. 138; Doris Rapp, *Ist das Ihr Kind? Versteckte Allergien bei Kindern und Erwachsenen aufdecken und behandeln,* Hamburg, 3. Aufl. 1998; und Anne Calatin, *Kursbuch Eltern: Das hyperaktive Kind,* a. a. O.
82 Vgl. Thomas Armstrong, a. a. O., S. 108
83 Egger et al., zitiert in Werbach, a. a. O., S. 199
84 Crook, zitiert in Werbach, a. a. O., S. 608
85 Vgl. mein Buch *Papaya,* a. a. O.; vgl. auch Galland, a. a. O., S. 138, 170
86 Vgl. G. Hilsheimer, *Allergy, Toxins and the Learning Disabled Child,* zitiert in Werbach, a. a. O., S. 609
87 Calatin, a. a. O., S. 244
88 Speisepläne siehe Rapp, a. a. O.
89 Vgl. Calatin, a. a. O., S. 106 ff.; und Simonsohn, *Stevia,* a. a. O.
90 Vgl. Calatin, a. a. O., S. 121
91 Rapp, a. a. O., S. 189

92 Martin H. Schmidt, Joseph Egger, *Die Wirksamkeit einer oligoantigenen Diät bei Kindern mit expansiven Verhaltensstörungen,* Hg.: Bundeszentrale für gesundheitliche Aufklärung, Köln
93 Heidelberg 1978
94 Sylvia Schulz, *Auch Ihr Kind wird ruhig. Gesund kochen für das hyperaktive Kind,* Heidelberg, 3., überarbeitete Aufl. 1998
95 Ebenda, S. 13
96 Hg.: Roland Simon, Martin Tauscher, Tim Pfeiffer, Schneider Verlag Hohengehren GmbH, 1999, S. 104 ff.
97 Kurt Langbein et al., a. a. O.
98 a. a. O.
99 *Talking Back To Ritalin,* a. a. O.
100 Ebenda, S. 116
101 Ebenda, S. 256
102 Lehmann, Band 1, a. a. O., S. 254
103 Schmidbauer/vom Scheidt, *Handbuch der Rauschdrogen,* a. a. O., S. 354
104 Vgl. Breggin, a. a. O., S. 82
105 Ebenda, a. a. O., S. 83
106 Vgl. ebenda, S. 86
107 Vgl. ebenda
108 Breggin, a. a. O., S. 90
109 Zitiert in: ebenda, S. 91
110 a. a. O.
111 Mendelsohn, a. a. O., S. 226
112 Vgl. B. B. Huff (Hg.), *Physicians Desk Reference,* Medical Economics, New Jersey 1983, S. 866
113 Vgl. Lehmann, Band 1, a. a. O., S. 252
114 Vgl. Huff, a. a. O., S. 866
115 Mary Ann Block, a. a. O.
116 Block, a. a. O., S. 69
117 Vgl. Lehmann, Band 2, a. a. O., S. 383 und 384
118 Lehmann, Band 1, a. a. O., S. 255
119 Zitiert in Lehmann, Band 1, a. a. O.
120 Vgl. Thomas Armstrong, a. a. O., S. 41
121 Vgl. Breggin, a. a. O., S. 19 f.
122 Ebenda, S. 9
123 *der kinderarzt,* Nr. 12/1989, S. 1799 ff.
124 Griechisch *enthousiázein* = »gottbegeistert, verzückt sein«
125 Lee, *Die Indigo-Kinder,* a. a. O., S. 155
126 Breggin, a. a. O., S. 115
127 Vgl. Lehmann, Band 2, a. a. O., S. 384
128 Ebenda, S. 382
129 Vgl. Lehmann, Band 1, S. 248
130 Vgl. ebenda, S. 250
131 Ebenda, S. 251

132 Louise Armstrong, a. a. O.

133 Vgl. Lehmann, Band 1, S. 246

134 Breggin, a. a. O., S. 216

135 Ebenda, S. 219. Sie können diesen Artikel im Internet unter www.breggin.com nachlesen.

136 Vgl. Breggin, a. a. O., S. 221

137 Zum Beispiel Hans Ruesch, *Die Pharma Story*, a. a. O., S. 29; Olle Hansson, *Arzneimittel-Multis und der SMON-Skandal*, Hg.: Z-Verlag Basel und Arzneimittel-Informationsdienst Berlin; ders., *Ciba-Geigy intern*, Zürich 1987 – u. v. a. m.

138 Breggin, a. a. O., S. 234

139 Vgl. ebenda, S. 263

140 Vgl. ebenda, S. 275

141 Vgl. ebenda

142 Zitiert nach ebenda, S. 279

143 Mendelsohn, a. a. O., S. 16

144 Vgl. »Erkennen unsere Schulen nicht mal mehr ein Genie?«, in: *Bild* vom 22. 7. 2000, S. 8

145 »Einsame Spitze«, in: *Focus* vom 20. 7. 2000

146 »Intelligente Schulversager«, in: *Pädiatrie* Nr. 12/1999

147 *Der Spiegel*, Nr. 1/2000, S. 14

148 »IQ-Test ist Voraussetzung«, in: *Mindelheimer Zeitung* vom 10. 3. 2000

149 Holler, *Das neue Gehirn*, a. a. O., S. 128

150 Biddulph, *Das Geheimnis glücklicher Kinder*, a. a. O., S. 182

151 Zitiert nach Randolph, a. a. O., S. 158

152 Über diese Zusammenhänge habe ich schon in meinem Buch *Stevia – sündhaft süß und urgesund* im Kapitel über Zucker geschrieben. Vgl. auch Biddulph, a. a. O., S. 183

153 In: Anne Calatin, a. a. O., S. 197

154 Mary Ann Block, a. a. O.

155 Runow in Calatin, a. a. O., S. 213

156 Biddulph, *Das Geheimnis glücklicher Kinder*, a. a. O., S. 184

157 »Unsere Ernährung deckt nicht den Vitaminbedarf«, in: *Welt am Sonntag* vom 24. 8. 1997

158 Hg.: Verein für Anthroposophisches Heilwesen, Tel. 0 70 52/ 9 30 01-0, Fax -10. In dieser Reihe sind drei weitere Hefte zum Thema erschienen, *Das unruhige Kind* von Johannes Bockemühl, *Der Störenfried* von Dieter Schulz, *Zucker – die süße Sucht* von Otto Wolf

159 Vgl. mein Buch *Die Heilkraft der Afa-Alge*, a. a. O.

160 Vgl. Abrams, a. a. O., S. 46

161 Vgl. Johannes Holler, *Das neue Gehirn*, a. a. O., S. 149

162 Vgl. Abrams, a. a. O., S. 17; und Michael Hamm, *Brainfood: Fitmacher für kluge Köpfe*, München 1999, S. 64

163 Vgl. Werbach, a. a. O., S. 206

164 Vgl. Herbert Schwinghammer, *Essen, das intelligent macht. Mit der rich-*

tigen Ernährung zu geistiger Höchstleistung, Weltbild Verlag, Augsburg 1997, S. 92

165 Vgl. Holler, *Das neue Gehirn,* a. a. O., S. 464
166 Abrams, *Attention...,* a. a. O., S. 17
167 Vgl. Holler, a. a. O., S. 472
168 Vgl. Werbach, a. a. O., S. 613
169 Vgl. ebenda, S. 204
170 Vgl. Holler, *Iß Dich klüger,* a. a. O., S. 113
171 Vgl. Holler, *Das Neue Gehirn,* a. a. O., S. 137
172 Vgl. Holler, *Iß Dich klüger,* a. a. O., S. 121
173 Schwinghammer, a. a. O., S. 60
174 Vgl. Lee, *Die Indigo-Kinder,* a. a. O., S. 213
175 Vgl. ebenda, S. 220
176 a. a. O.
177 Vgl. Studie mit neun- bis elfjährigen Schulkindern, zitiert nach Calatin, a. a. O., S. 100; und Connors-Studie, zitiert in Werbach, a. a. O., S. 607
178 Calatin, a. a. O., S. 101
179 Vgl. Artikel »Neue Aktion an Kölns Schulen: Das richtige Frühstück für Ihr Kind«, *Köln Extra* vom 12. 5. 2000
180 Werbach, a. a. O., S. 608
181 Conners, *Feeding the Brain,* a. a. O.
182 Vgl. Holler, *Das Neue Gehirn,* a. a. O., S. 135
183 Rezept aus Schwinghammer, a. a. O., S. 106
184 Vgl. Artikel »Gemeinsam mit der Familie essen ist für Jugendliche gesünder«, in: *Apotheken-Rundschau,* Nr. 9/2000, S. 56
185 Holler, a. a. O.
186 Abrams, a. a. O.
187 Vgl. Thomas Armstrong, a. a. O., S. 256
188 Vgl. ebenda, S. 219
189 Zitiert nach ebenda, a. a. O., S. 203
190 Vgl. Andrew Christensen et al., »Parental Characteristics and Interactional Dysfunction in Families with Child Behavior Problems: A Preliminary Investigation«, in: *Journal of Abnormal Child Psychology,* Vol. 11, Nr. 1/1983, S. 153–166
191 Vgl. J. Tallmadge und R. A. Barkley, »The Interactions of Hyperactive and Normal Boys with their Mothers and Fathers«, in: *Journal of Abnormal Child Psychology,* Vol. 11, Nr. 1/1983, S. 565–579
192 Vgl. Robert Ziegler und Lynn Holden, »Family Therapy for Learning Disabled and Attention-Deficit Disordered Children«, in: *American Journal of Orthopsychiatry,* Vol. 58, Nr. 2/1988, S. 196–210
193 Biddulph, *Das Geheimnis glücklicher Kinder,* a. a. O., S. 172
194 *The Age* vom 4. 10. 1993
195 Thomas Gordon, *Familienkonferenz,* Hamburg 1972
196 Vgl. Thomas Armstrong, a. a. O., S. 244
197 Rudolf Dreikurs, *Family Council,* Chicago 1974

198 Vgl. Biddulph, *Weitere Geheimnisse...*, a. a. O.
199 Vgl. Biddulph, *Jungen!...*, a. a. O., S. 110
200 Vgl. Shapiro, a. a. O., S. 249
201 Vgl. hierzu den Artikel »Familienkrieg um Zappelphilipp«, in: *Der Spiegel*, Nr. 51/1999
202 Howard Gardner, *Der ungeschulte Kopf. Wie Kinder denken*, Stuttgart, 3. Aufl. 1996
203 Vgl. Frans Carlgren, *Erziehung zur Freiheit. Die Pädagogik Rudolf Steiners*, Stuttgart 1996, S. 122
204 Zitiert nach Louise Armstrong, a. a. O., S. 158
205 Edward Bach, *Blumen, die durch die Seele heilen*, München 1981
206 München 1997
207 Monika Helmke-Hausen, *Lebensquell Schüßlersalze*, Freiburg 1999
208 Thomas Berry Brazelton, *Ein Kind wächst auf*, Stuttgart 1995
209 Zitiert nach Thomas Armstrong, a. a. O., S. 180
210 Vgl. ebenda, S. 194
211 Vgl. den Artikel »Sportunterricht an Schulen...«, in: *Hamburger Abendblatt* vom 2. 9. 2000
212 *Badische Zeitung* vom 16. 10. 2000
213 Vgl. Shapiro, a. a. O., S. 259
214 Vgl. *Aktionszeitung 2000*, herausgegeben von »Brot für die Welt«
215 Vgl. Shapiro, a. a. O., S. 45
216 Vgl. »Fernsehwütige Kinder«, in: *Die Welt* vom 27. 9. 2000
217 Verschiedene Versuche mit Kindern, vgl. hierzu Thomas Armstrong, a. a. O., S. 76
218 Zitiert nach »Der Kick fürs Leben«, in: *Focus*, Nr. 39/2000
219 Vgl. dazu das hervorragende Buch von Wolfgang Bergmann, a. a. O.
220 Ebenda, S. 47
221 Vgl. »Der Kick fürs Leben«, a. a. O.
222 Bergmann, a. a. O., S. 75
223 Ebenda, S. 97
224 Lawrence E. Shapiro, a. a. O., S. 279
225 Holler, *Das neue Gehirn*, a. a. O., S. 462
226 Vgl. »Kinder in hellen Räumen gescheiter und gesünder«, in: *Südkurier*, Nr. 194 vom 24. 8. 1993
227 Vgl. »Vollspektrumsbeleuchtung besser fürs Wohlbefinden«, in: *Arbeit & Ökologie-Briefe* Nr. 14 vom. 15. 7. 1998, AiB Verlag
228 Vgl. Jacob Libermann, a. a. O., S. 119
229 Ebenda, S. 112
230 Vgl. ebenda, S. 132
231 Katharina Wolfram, *Salzlampen. Das Licht aus der Erde*, München 1999, S. 14
232 Vgl. Biddulph, *Weitere Geheimnisse...*, a. a. O., S. 154

Adressen

Umwelteinflüsse

- Institut für Umweltkrankheiten (IFU) Bad Emstal, Leitung Prof. Klaus-Dietrich Runow, Im Kurpark 1, 34308 Bad Emstal, Tel. 0 56 24/80 61, Fax 86 95, Internet www.ifu.org, E-Mail ifu@ifu.org
- Arbeitsgemeinschaft Aktiver Umwelt-Apotheker, Willi-Grasser-Str. 5 und 7, 91056 Erlangen-Frauenaurach, Tel. 09 13/99 20 41, Internet www.umwelt-apotheker.de/wirueberuns/wuu.htm
- Arbeitsgemeinschaft ökologischer Landbau e.V. (AGÖL), Tel. 0 61 55/20 81
- Kind und Umwelt e.V., Tel. 0 30/6 24 86 10
- Deutsche Gesellschaft für Umwelterziehung, Tel. 0 40/4 10 69 22
- Verein zum Schutz der Kinder vor Schadstoffen e.V., Tel. 0 21 91/2 64 70
- Eltern für unbelastete Nahrung, Tel. 04 31/67 20 41
- Interessengemeinschaft Giftfreie Schule, Tel. 0 80 31/1 70 91
- Elternverein Restrisiko e.V., Tel. 06 11/54 71 82
- Infonetz für Kind und Umwelt, Tel. 0 21 58/61 82
- Allergie- und umweltkrankes Kind e.V., Tel. 02 09/3 05 30

Wasserfilter

- MultiPure Kohleblockfilter mit Seimeiba-Scheibe oder Arkanum zur Energetisierung über Sanacell, Dovestraße 1, 10587 Berlin, Tel. 0 30/39 80 67-0, Fax -19 (ausführliche Analysen und Gutachten gratis in einer Infomappe)
- WRG 2000 über Century One, Tel. 0 23 82/97 01 48, Fax 97 01 45 oder Tel. 01 71/2 60 29 36
- WiWa-System über Gesundheits-Versand Andreas Heine, Tel. 0 74 64/15 83, Fax 30 54

Afa-Algen, Gerstengrassaft

- Sanacell-Gesundheitsnetzwerk, Dovestr. 1, 10587 Berlin-Charlottenburg, Bestelltelefon 0 30/39 80 67-0, Fax -19, Faxabruf: 0 30/20 17 70 00 50-00 (Übersicht), E-Mail info@sanacell.de, Internet www.sanacell.de, für Mitglieder regelmäßig Seminare, Kongresse und Rundbriefe
- Algavital, Römerstr. 10, A-2424 Zurndorf, Tel. 0 21 47/70 00-2 00, Fax -2 03, E-Mail algavital@eunet.at, Internet www.algavital.com
- Vertrieb von Bluegreen-Algenprodukten, Groß- und Einzelhandel, Maria-Louisen-Str. 57, 22301 Hamburg, Tel. 0 40/4 10 85-45, Fax -30, E-Mail bluegreen.parkin@t-online.de, Internet www.afa-bluegreen.de
- allcura Heilmittel, Reichenäcker 7, 97877 Wertheim, Tel. 0 93 42/96 11-0, Fax -96 (»Green Magma« als Pulver und Tabs)

Natürliche Nahrungsergänzungen

- LifePlus, Beratungs- und Infoservice, Tel. 0 40/88 16 84 55, Fax
  88 16 84 54, E-Mail info@T-Hodapp.de (natürliche Nahrungsergänzungs-
  mittel aus Gemüse und Obst, bio, Rohkostqualität, z. B. »BioBasics«, natürliches OPC, Omega3-Kapseln)

Hochbegabte

- Hochbegabtenförderung e.V., Am Pappelbusch 45, 44803 Bochum,
  Tel. 02 34/93 56 70; gegen eine Gebühr kann man dort z. B. die Broschüre
  Das hochbegabte Kind in der heutigen Schule und im Elternhaus von Jutta
  Billhardt beziehen

Familienpolitik etc.

- Bundesministerium für Familie, Senioren, Frauen und Jugend, Tauben-
  straße 42/43 und Glinkastraße 18-24, 10117 Berlin, Tel. 0 30/2 06 55-0,
  Fax -11 45, Internet: www.bmfsfj.de, E-Mail info@bmfsfj.bund.de
- Bundesverband Alleinstehender Mütter und Väter e.V., Beethovenallee 7,
  53173 Bonn, Tel. 02 28/35 29 95, Fax 35 84 50
- Deutscher Kinderschutzbund e.V., Bundesvorstand, Schiffgraben 29,
  30159 Hannover, Tel. 05 11/3 04 85-0, Fax -49
- Elterntelefon: 02 02/7 57 05
- Kinder- und Jugendtelefon: 08 00/11 11 03 33 (Montag bis Freitag 15.00
  bis 19.00 Uhr)

Sport/Bewegung

- Zimmer- und Gartentrampoline sowie weitere Turngeräte für drinnen und
  draußen wie Zimmerreck, Biegegabel, Kletterwand, Ringe und Seile:
  Eviva, Seelauer Straße 35, 83313 Siegsdorf, Tel. 0 86 62/66 99-95, Fax -96

Musik von Alexander Aandersan

- Heidbüchel-Verlag, Dietramszeller Platz 6, 81371 München,
  Tel. 0 89/7 23 09 841, Fax 74 21 69 50

»Eyelights«

- Englischsprachige Informationen über Eyelights Inc.: Tel. 0 01/9 72/9 39-
  7 77, Fax 0 01-9 72/3 95-19 98, E-Mail contact@eyelights.com, Internet
  www.eyelights.com.
  Alleinvertrieb deutschsprachige Länder, deutschsprachige Informationen,
  Therapiebrillen für Arztpraxen, Versand für Einzelkunden: Wagner Design
  Produktentwicklung, Dipl.-Ing. Volker Wagner, Große Rainstraße 3,
  22765 Hamburg, Tel. 0 40/39 90 98 03, Fax 3 90 60 47,
  E-Mail wagnerdesign@t-online.de, Internet www.wagnerdesign.de

Bücher von Eleonore Procházka

- Eleonore Procházka, An der Düne 20, 25997 Hörnum/Sylt

Licht/Vollspektrumleuchten

- Video »Licht – Quell des Lebens«, erhältlich über ZDF, HA ABD, Programmverwertung und -übernahme, ZDF-Straße 1, Postfach 40 40, 55100 Mainz, Tel. 06 31/70-95 10, Fax 95 15
- Manfred Ross Gesundes Licht, Kleiner Kielort 3-5, 20144 Hamburg, Tel. 0 40/44 80 29 30, Fax 4 10 27 79, E-Mail info@ross-licht.de (kostenlose Infomappe und Beratung), Internet www.ross-licht.de

Salzkristalllampen

- Bezugsquelle für hochwertige Salzkristalllampen aus Pakistan: Wagner-Design, s. o. (»Eyelights«)

Vorträge und Seminare mit Barbara Simonsohn

- Barbara Simonsohn, Holbeinstr. 26, 22607 Hamburg, Tel. 0 40/89 53 38, Fax 89 34 97, E-Mail basim@barbara-simonsohn.de, Internet www.barbara-simonsohn.de
  - »Das authentische Reiki« (auch Behandlungen, Seminare bundesweit und Österreich)
  - »Azidose – fit durch Entsäuerung« (in Landshut, Hamburg, Hannover, Tirol und auf Anfrage; auch Behandlungen)
  - »Die Fünf ›Tibeter‹« (auch Einzelberatung)
  - »Die Heilkraft der Afa-Alge« (Vorträge)
  - »Hyperaktivität – warum Ritalin gefährlich ist und was Kindern hilft«
  - Gesundheitstage und -wochen »Gesundheit für Körper, Seele und Geist«
  - Rohköstlertreffen mit Vortrag und Tropenfrüchten in Hamburg
  - Ernährungsberatung auch am Telefon
  - Artikelservice: Abo ihrer Gesundheitsartikel zum Selbstkostenpreis möglich!

Register